医院会计制度讲解

财政部会计司编写组　编

经济科学出版社

图书在版编目（CIP）数据

医院会计制度讲解/财政部会计司编写组编 . —北京：

经济科学出版社，2011.8

ISBN 978 - 7 - 5141 - 0860 - 6

Ⅰ.①医…　Ⅱ.①财…　Ⅲ.①医院－会计制度－中国

Ⅳ.①R197.322

中国版本图书馆 CIP 数据核字（2011）第 152644 号

责任编辑：黄双蓉
责任校对：徐领柱
版式设计：代小卫
技术编辑：王世伟

医院会计制度讲解

财政部会计司编写组　编

经济科学出版社出版、发行　新华书店经销

社址：北京市海淀区阜成路甲 28 号　邮编：100142

总编部电话：88191217　发行部电话：88191540

网址：www. esp. com. cn

电子邮件：esp@ esp. com. cn

河北零五印刷厂印装

787×1092　16 开　26 印张　300000 字

2011 年 8 月第 1 版　2011 年 8 月第 1 次印刷

ISBN 978 - 7 - 5141 - 0860 - 6　定价：58.00 元

前　言

2010 年 12 月 31 日，财政部印发了新《医院会计制度》（财会〔2010〕27 号），规定自 2011 年 7 月 1 日起在公立医院改革国家联系试点城市施行，自 2012 年 1 月 1 日起在全国施行。这是贯彻落实《关于深化医药卫生体制改革的意见》（中发〔2009〕6 号）、《关于医药卫生体制改革近期重点实施方案（2009－2011）》（国发〔2009〕12 号）等文件精神的一项重要措施，也是推进和深化公立医院改革的一项重要内容，对于进一步规范公立医院的会计核算、提高公立医院会计信息的质量、透明度和公信力、全面提升公立医院的成本、绩效和财会管理水平、强化医院内部管理和外部监督、促进医院科学发展具有十分重要的意义。

为了指导和帮助广大医院财会人员及其他相关方面全面、准确地理解新制度，更好地贯彻执行新制度，财政部会计司组织新制度的起草人员以及长期从事医院会计工作的专家编写了《医院会计制度讲解》。本书对新《医院会计制度》的内容进行了全面、系统的解读，对新旧医院会计制度衔接工作在步骤、内容、转账调账方法等方面提供了具体指南。本书具有两个方面的突出特点：一是权威性高，由负责制度起草的人员承担具体编写工作，力求讲解口径的科学性和准确性；二是操作性强，通过难点、重点问题的解读以及列举大量的实例，将制度规定细化为具体的操作指南，力求增强对医院实务工作的指导性。本书可以作为医院执行新《医院会计制度》的实务操作工具书，也可作为广大会计人员继续教育的培训教材。

本书由财政部会计司制度一处张象至、张娟、程晓佳、常琦、黄赟以及中国医学科学院肿瘤医院总会计师徐元元、北京同仁医院财务处长侯常敏等编写，由张象至、张娟进行统稿，中国医学科学院协和医院财务处长向炎珍、广安门中医院财务处长樊俊芝、北京大学第三医院财务处长李春、福建省肿瘤医院财务科长陈新平、青岛医学院附属医院财务处长田立启等为本书编写提供了帮助和宝贵意见。财政部会计司刘光忠副司长对全书进行了审核修改，本书最后由财政部会计司杨敏司长总纂定稿。

本书的出版得到了经济科学出版社的大力支持和配合，在此一并致谢！

财政部会计司编写组

2011 年 7 月

目　　录

第一章 《医院会计制度》总说明

2010 年 12 月 31 日，财政部印发了新《医院会计制度》（财会 [2010] 27 号），规定自 2011 年 7 月 1 日起在公立医院改革国家联系试点城市施行，自 2012 年 1 月 1 日起在全国施行。这是贯彻落实《关于深化医药卫生体制改革的意见》（中发 [2009] 6 号）（以下简称《医改意见》）、《关于医药卫生体制改革近期重点实施方案（2009～2011)》（国发 [2009] 12 号）（以下简称《实施方案》）等文件精神的一项重要措施，也是推进和深化公立医院改革的一项重要内容，对于进一步规范公立医院的会计核算、提高公立医院会计信息的质量、透明度和公信力、全面提升公立医院的成本、绩效和财会管理水平、强化医院内部管理和外部监督、促进医院科学发展具有十分重要的意义。本章对新《医院会计制度》的修订背景、修订原则、修订过程、主要结构和内容、主要变化等进行说明。

一、《医院会计制度》修订背景

我国现行《医院会计制度》发布于 1998 年，自 1999 年 1 月 1 日起施行，对于规范公立医院的会计行为发挥了积极作用。随着我国公共财政体制的建立和完善，医疗卫生体制改革的不断深化，医院内外环境的深刻变化，十年前制定的医院会计制度已经难以满足新形势下医院改革与发展的需要，迫切需要进行修订。具体来讲，修订《医院会计制度》的必要性和迫切性包括如下几个方面：

（一）修订完善医院会计制度，提升医院会计核算和管理水平，是贯彻落实《医改意见》及《实施方案》的重要举措，也是促进和深化公立医院改革的重要内容

2009 年 4 月，随着《医改意见》和《实施方案》的相继出台，我国新一轮医药卫生体制改革进入实质推进阶段。《医改意见》明确提出要推进公立医院管理体制改革、建立规范的公立医院运行机制，并在具体措施中提出要进一步完善公立医院的财务、会计管理制度，严格预算管理，加强财务监管和运行监督。《实施方案》明确提出，要加强公立医院成本核算与控制，定期开展医疗服务成本测算，科学考评医疗服务效率。公立医院具有公益性质，坚持以病人为中心，以服务质量为核心，但同时又是一个独立核算的经济组织，具有资金规模大、业务活动复杂、需要持续运营和发展等特点。推进公立医院改革，提高医院的运营效率和社会效益，需要完善的会计制度作为支撑，以将有关医改精神落实到医院的日常核算和管理中，夯实会计基础数据、硬化成本计算与约束、提升医院的财务、绩效管理水平。因此，修订完善医院会计制度既是贯彻落实《医改意见》和《实施方案》的重要举措，也是促进和深化公立医院改革的重要内容。

（二）修订完善医院会计制度，提供更为真实、准确、完整的会计信息，是加强财政科学化、精细化管理的基础

全面推进财政科学化、精细化管理，是贯彻落实科学发展观的必然要求，也是新形势下做好财政工作的迫切需要，事关改革稳定的大局、财政职能作用的有效发挥、财政体制的健康发展，意义重大。推进财政科学化、精细化管理的主要任务之一，就是要加强管理基础工

作和基层建设，夯实财政管理的基础。近年来，在中央大力加强民生工程建设方针政策指引下，国家财政对医疗卫生领域的投入逐步加大，公立医院业务规模有了较快增长，如何管好、用好财政投入的巨额资金，引起各方高度关注。修订完善医院会计制度，健全医院会计核算体系，促使医院对外提供更为真实、准确、完整的有关单位财政补助预算收支执行情况、资产负债等财务状况以及收入、成本费用等运营成果的信息，既是摸清医院真实家底，加强财政科学化、精细化管理的基础，也是加强财政预算管理、单位财务和资产管理，防范和化解财政风险的必然要求。

（三）修订完善医院会计制度，规范财政预算改革相关问题核算，是公共财政体制建设的客观要求

自本世纪初开始，我国逐步实施了部门预算、政府收支分类、国库集中支付、收支两条线、政府采购、国有资产管理等一系列财政预算管理体制改革，基本构建了适应社会主义市场经济体制、与国际惯例相接轨的公共财政体制框架。这些财政预算改革政策很多涉及会计核算方法的调整与改进，迫切需要从修改完善会计规范入手，确保各项政策措施的贯彻落实。修订完善医院会计制度，对财政预算改革相关问题核算作出全面、科学的规范，实现会计规范和其他各项政策规范的有机衔接，既是公共财政体制建设的客观要求，也能够更好地发挥会计服务财政工作的职能作用。

（四）修订完善医院会计制度，着力解决当前医院核算中的突出问题，是提高会计信息质量、促进医院科学发展的迫切需要

现行医院会计制度执行已过十年，随着医院各方面情况和环境变化，制度的滞后性已引发了当前医院会计核算中的诸多问题，较为突出的有：资产负债项目不完整、价值不真实，医疗收支与药品收支不配比，成本核算体系不健全，科研、教学经费等核算混乱，会计报表

结构不合理，财务报告体系不完整，财政资金预算收支执行信息提供不准确等。这些问题削弱了医院现行会计信息的有用性，进而影响到医院日常管理、财政投资决策的有效性和科学性。广大医院财会工作者、医药卫生领域的专家学者对这些问题的反映十分强烈，迫切需要在修订会计制度中加以解决，以促使公立医院的财务状况和运营成果得到更为全面、真实、合理的反映，增强医院会计信息的纵向一致性和横向可比性，提高医院会计信息质量和财会管理水平，促进医院的健康、科学发展。

（五）修订完善医院会计制度，探索事业单位会计发展方向，是推进我国政府会计改革的现实要求

医院会计制度是我国预算会计体系的重要组成部分。截至目前，我国在企业会计领域有计划、有步骤、全方位地实施了一系列重大改革，已经建立并实施了适应市场经济发展要求、与国际财务报告准则实质趋同的企业会计准则体系，使我国企业会计跻身于国际先进行列，赢得了良好的国际声誉。但是，我国在预算会计领域的改革却相对滞后，与我国公共财政体制建设要求不相适应，也与国际政府会计发展水平差距较大。政府会计改革是一项复杂的系统工程，需要积极稳妥地加以推进。先行在权责发生制改革诉求较为强烈、各方面条件比较成熟的医院等事业单位推进会计改革，引入国际上政府会计改革的先进理念和通行做法，对重大改革内容进行有益尝试和探索，符合其他已成功实施政府会计改革国家的"渐进式"改革路径，是推进我国政府会计改革的现实要求。

二、修订《医院会计制度》的基本指导思想和原则

医院具有公益性质，资金流量大，业务活动复杂，社会关注度较高，属于国家部门预算的组成单位，其在会计主体、会计对象、会计

目标等方面既有与企业、一般事业单位的相似之处，又有区别于企业、一般事业单位的明显特点。在修订《医院会计制度》过程中，主要贯彻了以下基本指导思想和原则：

（一）充分考虑医院会计信息的使用者及其需要

医院会计信息使用者包括财政部门、卫生主管部门及其他监管部门、债权人、医院管理层、病人、社会公众和其他使用者。这些使用者有些侧重需要财政拨款预算收支执行信息，以满足对医院加强预算管理的需要；有些侧重需要全面反映医院资产负债、收入费用、现金流量等方面的信息，以满足加强医院财务管理、成本管理、绩效管理的需要。修订《医院会计制度》过程中，充分考虑了加强医院财务、预算等多方面管理需要，以相关性作为拟定会计政策、确定修订内容的基本原则。

（二）贯彻落实医改精神和相关政策

医院会计制度是公立医院一项重要的管理制度，医院会计改革是公立医院改革的重要内容之一。修订《医院会计制度》过程中，坚持与公立医院管理体制、运行机制、补偿机制和监管机制改革要求相适应，运用会计方法和手段将有关医改精神和相关政策落实到医院的日常核算与管理中，力求全面提升医院的财务、成本、绩效和信息化管理水平。

（三）借鉴国际惯例及企业会计改革经验

在会计改革中借鉴国际惯例是各国会计改革的基本经验，在公共部门引入企业会计的原则、理念和方法是国际上公共部门会计改革的基本趋势。在修订《医院会计制度》过程中，系统研究了国际公共部门会计准则（IPSASs）和美国、英国等国家涉及公立医院的会计准则及公立医院对外披露的会计报表，使我国医院会计制度与国际上通行的做法适当协调。同时，更大程度地运用权责发生制，吸收我国企业会计改革的经验，在考虑医院业务特点的基础上，尽可能使医院会计制度与企业会计准则、制度接轨，增强医院会计报表的通用性。

（四）解决医院实务问题并方便操作

修订《医院会计制度》在贯彻上述原则的基础上，着力于解决由于原制度的滞后性所引发的医院资产负债项目不完整、资产价值不真实、医疗收支与药品收支不配比、成本核算体系不健全、科研教学经费核算混乱、会计报表结构不合理，财务报告体系不完整等诸多问题，促使医院的财务状况、运营成果、预算执行情况得到更为全面、真实、合理的反映，提高医院会计信息的相关性和可靠性。在确定会计确认计量原则、选择会计政策时兼顾考虑了适当简化、方便操作的原则，如规定计提固定资产折旧不考虑预计净残值、长期股权投资采用成本法核算等。

三、《医院会计制度》修订过程

《医院会计制度》的修订酝酿已久。早在 2008 年 5 月，财政部就在上海主办了"医院财务会计改革与发展国际研讨会"，受邀来自美国、英国以及中国内地、香港、台湾等国内外医院财务会计领域的多位知名专家、学者提出了推动医院财务、会计改革，进一步提高医院财务管理和会计信息质量的呼吁和建议。2009 年 4 月，响应《医改意见》及《实施方案》要求，会计司迅速启动《医院会计制度》修订工作。经过大量调查研究、反复研究论证，分别于 2009 年 8 月和 2010 年 7 月形成和印发两次征求意见稿，广泛听取行业主管部门、医院财会实务界、医院财会理论界等社会各方面意见，并选择部分公立医院进行了实地模拟测试，最后经多轮修改完善，于 2010 年 12 月 31 日正式印发新《医院会计制度》。相关修订过程可以概括为以下四个阶段：

第一阶段（2009 年 4 月至 2009 年 8 月），调查研究和形成首次征求意见稿阶段。从 4 月份正式启动制度修订工作以来，采取召开座谈会、实地走访和调研等多种方式全面了解各方面对现行医院会计制度存在问题的反映，对改革的相关意见和建议，同时深入对国际公共部门会计准则以及美国、澳大利亚、英国等国涉及医院的会计标准和实务做法进行了认真研究。在此基础上，确定了修订医院会计制度的基本原则和主要内容，并经反复推敲、数易其稿，形成制度的首次征求意见稿，于 2009 年 8 月下发全国征求意见。征求意见稿体现了计提固定资产折旧、基建纳入"大账"、兼顾预算会计和财务会计信息、合并医疗药品收支、规范科教收支核算、强化成本核算、完善科目报表体系等重大改革思路。

第二阶段（2009 年 8 月至 2009 年 12 月），征求意见、重点攻关和形成模拟测试稿阶段。首次征求意见稿下发后，引起了理论和实务界特别是医院的强烈反响。在会计司于 2009 年 8 月召开的武汉"政府会计改革研讨会"上，与会众多专家、学者、医院实务工作者对医院会计制度征求意见稿进行了充分肯定，普遍认为其解决了长期困扰事业单位会计改革的几大难题，具有重大突破和创新，其所体现的改革思路和改革内容具有科学性和操作性，有利于提升医院的管理水平，同时也在计提折旧、确认资本性财政补助等重大问题上提出了疑问和不同意见。根据社会各界反馈意见，对集中的几个难点问题进行了攻坚研究，经反复修改，形成制度及其新旧衔接的模拟测试稿。

第三阶段（2010 年 1 月至 2010 年 7 月），模拟测试和修改形成第二次征求意见稿阶段。2010 年第一季度，医院会计制度模拟测试稿在参与测试的医院顺利运行。根据测试情况，结合社会各界反馈的新的意见和建议，在对计提折旧等重大问题确定妥善解决方案的基础上，经多轮修改，形成二次征求意见稿，于2010年7月下发全国征求意见。

第四阶段（2010年7月至2010年12月），定稿发布阶段。这一阶段，根据社会各方面意见对二次征求意见稿作了进一步修改完善，于2010年12月31日正式印发。

四、新《医院会计制度》的结构和主要内容

新《医院会计制度》包括总说明、会计科目名称和编号、会计科目使用说明、会计报表格式、会计报表编制说明和成本报表参考格式六大部分。

第一部分"总说明"，共十五条，明确了制度的制定目的和制定依据，对制度适用范围、核算基础、会计要素种类、会计科目运用基本要求、财务报告的构成及签章、基建投资会计核算原则、制度实施时间等基本问题做了规定。

第二部分"会计科目名称和编号"，列示了五大类共52个科目。其中，资产类科目23个，负债类科目13个，净资产类科目7个，收入类科目4个，费用类科目5个。

第三部分"会计科目使用说明"，逐一对52个科目的核算内容、明细科目设置、确认计量原则和主要账务处理作了详细说明。

第四部分"会计报表格式"，列示了资产负债表、收入费用总表、现金流量表、财政补助收支情况表4张主表和医疗收入费用明细表1张附表的格式，并规定了每张报表的编制期间。

第五部分"会计报表编制说明"，对上述4张主表和1张附表所反映的内容、表中各项目的内容和填列口径、方法作了详细说明。

第六部分"成本报表参考格式"，提供了"总说明"部分所要求的作为财务情况说明书附表的成本报表的参考格式。

五、新旧《医院会计制度》的主要变化

新《医院会计制度》（以下简称新制度）在篇幅上较 1998 年发布的《医院会计制度》（以下简称原制度）增加近两倍，是对原制度的全面修订。与原制度相比较，新制度主要有如下十大方面的变化：

（一）调整制度适用范围

原制度适用于各级各类独立核算的公立医疗机构，包括卫生院等基层医疗卫生机构。

考虑到《医改意见》及《实施方案》对基层医疗卫生机构与公立医院提出了不同要求，新形势下两者在职能定位、财务管理、补偿政策等方面存在较大差异，新制度的适用范围不再包括基层医疗卫生机构。基层医疗卫生机构应按照单独制定发布的《基层医疗卫生机构会计制度》进行会计核算和编制财务报告。

此外，考虑到随着《医改意见》有关"鼓励社会资本依法兴办非营利性医疗机构"等政策的贯彻落实，社会资本举办的非营性医院将会有较快发展，并且公立医院和其他非营利性医院在运营目标、运营方式、监管要求等方面具有一定的相似性，为便于实施统一评价和管理，新制度在维持"公立医院"这一主要适用主体基础上，规定"企业事业单位、社会团体及其他社会组织举办的非营利性医院可参照本制度执行"。

（二）增加财政预算改革相关核算内容

我国自本世纪初逐步实施的国库集中支付、政府收支分类、部门预算、国有资产管理等财政预算改革政策很多都涉及到会计核算方法的调整与改进，而原制度的滞后性造成缺乏与这些改革政策的全面、有机衔接，给医院全面执行各项政策带来不便。

新制度新增了与国库集中支付、政府收支分类、部门预算、国有

资产管理等财政预算改革相关的会计核算内容，实现了会计规范与其他财政政策规范的有机衔接，有利于各项政策的全面贯彻落实。如：按照国库管理改革要求，增设"零余额账户用款额度"、"财政应返还额度"科目；按照部门预算管理要求，增设"财政补助结转（余）"科目，并要求"财政补助结转（余）"、"财政补助收入"、"财政项目补助支出"、"医疗业务成本"、"管理费用"等科目按照或参照政府收支分类科目设置明细科目；在"固定资产清理"、"无形资产"等科目说明中考虑了国有资产管理的相关规定；等等。

（三）将基建账数据并入会计"大账"

原制度下，医院的基本建设执行《国有建设单位会计制度》，与基本建设相关的资产、负债及收支都只在基建账套中反映，基建账数据长期"游离"会计"大账"。

为了提高医院会计信息的完整性，全面加强资产负债管理，防范和降低财政风险，新制度规定"医院对基本建设投资的会计核算除按照本制度执行外，还应按国家有关规定单独建账、单独核算"。即：医院应当按照新制度的要求，在按国家有关规定单独核算基本建设投资的同时，将基建账相关数据并入医院会计"大账"。

（四）取消固定基金和修购基金，计提固定资产折旧

原制度没有规定对固定资产计提折旧，但规定按固定资产原值的一定比例从相关支出中提取修购基金，用于固定资产更新和大型修缮。这一方面使固定资产长期按原值反映在资产负债表中，造成资产价值虚增；另一方面造成资产购置支出重复列支，如以财政补助资金购置固定资产时，购置支出已全额计入财政专项支出，再提取修购基金造成重复列支。

新制度取消固定基金和修购基金，规定对医院除图书外的所有固定资产计提折旧，以反映资产因使用中的消耗而发生的价值减少，进

而真实反映资产价值。同时，规定对固定资产折旧区分不同的资金来源进行不同的会计处理：对于财政补助、科教项目收入形成的固定资产折旧，在计提折旧时增加累计折旧，但不计入医疗成本而是冲减待冲基金（待冲基金于使用财政补助、科教项目收入购建固定资产时形成）；对于医院其他资金形成的固定资产折旧，则应在计提折旧时增加累计折旧并计入医疗成本。新制度对无形资产摊销的会计处理也作了相同规定。采用权责发生制原则，将医院财政补助、科教项目收入以外的资金（主要是医疗收费）形成的固定资产折旧、无形资产摊销计入各期医疗成本，有利于完善医疗成本核算范围、夯实医疗成本数据，体现医疗成本与医疗收入之间的配比关系。对财政补助及科教项目资金形成的固定资产折旧、无形资产摊销不计入医疗成本，既可更好地体现医院的补偿机制，又有利于按照预算管理要求和项目管理要求核算反映财政补助项目、科教项目的收支及结转、结余情况。

（五）合并医疗药品收支核算

原制度将医院提供医疗服务取得的收入和发生的支出分为医疗收支和药品收支，医疗支出和药品支出主要按照医疗人员和药品部门人员的身份来界定，管理费用期末按照医疗、药品部门人数比例进行分摊。这种机械割裂医疗支出与药品支出的处理方法没有在药品支出中体现医疗人员与药品活动相关的脑力劳动付出，造成药品收支结余过大、医疗收支结余过小或出现亏损、医疗药品收支不配比等问题。

新制度将原制度下的"医疗收入"与"药品收入"两个科目合并为"医疗收入"一个科目，将原制度下的"医疗支出"与"药品支出"两个科目合并为"医疗成本"一个科目。主要基于如下考虑：一是药品收入与治疗收入、化验收入等一样，都是医院提供医疗服务所取得的收入；医院耗用的药品与医院耗用的卫生材料、发生的医务人员工资一样，都构成医院提供医疗服务所发生的成本。从国际惯例以及我国医院公益性质考虑，药品收支都应构成医疗收支的组成部分，在医疗收支下单列，而没有必要将其并列于医疗收支。二是这样处理避免了管理费用在医疗支出和药品支出之间的不合理分摊，解决了药品医疗收支不配比问题。

（六）完善医疗成本归集核算体系

原制度缺乏对医院医疗成本核算对象、核算范围和口径、核算方法等的合理、统一规定，加之将医疗成本机械割裂为医疗支出和药品支出，造成实践中各医院成本核算口径不一、成本信息缺乏可靠性、可比性和科学性，难以为政府部门制定医疗改革政策、医疗服务价格以及实施医院绩效评价等提供合理依据。

新制度就完善成本归集和核算体系所作的改进包括两个方面：一是在"在加工物资"科目核算说明中，对自制物资的成本项目、成本归集和核算方法作了详细规定；二是要求在"医疗业务成本"科目下按"人员经费"、"卫生材料费"、"药品费"等费用项目以及各具体科室进行明细核算，归集直接成本，这一规定明确了成本核算对象和范围，有利于为各医院进一步分配间接成本（管理费用）、医疗技术成本、医疗辅助成本，进而计算临床服务科室成本提供口径一致、可供验证的基础数据。

（七）明确原制度"缺失"的重要规范要求

原制度缺乏对科研教学收支、医疗风险基金、医疗收入结算差额、应用软件等重要业务或事项的处理规定，造成实务中相关事项核算上的混乱，既影响了会计信息质量，也给医院监管带来难度。

新制度对原制度"缺失"的一些重要业务或事项的会计处理做出了明确规范。主要的有：

1. 明确了科教收支的会计处理。即：适应科教项目收支需专款专用、单独核算的要求，规定医院取得的科研、教学项目资金通过

"财政补助收入"、"科教项目收入"科目核算，医院使用科研、教学项目资金所发生的支出通过"财政项目补助支出"、"科教项目支出"科目核算，医院留待下期继续使用的科研、教学结转资金和结余资金通过"财政补助结转（余）"、"科教项目结转（余）"科目核算；明确医院取得的与教学相关的培训收入等通过"其他收入"科目核算；考虑医院的补偿机制，规定医院开展科研、教学项目使用自筹配套资金发生的支出，以及医院开展的不与特定项目相关的医疗辅助科研、教学活动发生的支出，通过"医疗业务成本"科目核算。

2. 明确了计提医疗风险基金的会计处理。新制度规定在"专用基金"科目下增设"医疗风险基金"明细科目，核算医院按规定提取的医疗风险基金。计提医疗风险基金时，计入医疗业务成本并增加专用基金中的医疗风险基金；按规定使用医疗风险基金时，冲减专用基金中的医疗风险基金。

3. 明确了医疗收入结算差额的会计处理。医院同医疗保险机构结算时，医疗保险机构实际支付金额与医院确认的应收医疗款金额之间存在差额的，对于除医院因违规治疗等管理不善原因被医疗保险机构拒付所产生的差额以外的差额，应当调整医疗收入；医院因违规治疗等管理不善原因被医疗保险机构拒付而不能收回的应收医疗款，应按规定确认为坏账损失。

4. 明确了应用软件的会计处理。即对于应用软件，如果其构成相关硬件不可缺少的组成部分，应当将该软件价值包括在所属硬件价值中，一并作为固定资产进行核算；如果其不构成相关硬件不可缺少的组成部分，应当将该软件作为无形资产核算。

（八）改进完善会计科目体系

新制度按照此次改革要求，对原制度下的科目体系进行了全面梳理和完善，新增、取消了部分科目，对个别科目名称进行了修改，同时全面完善了各科目的确认、计量等核算内容。主要变化包括：

1. 增设科目。按照国库管理改革要求，增设"零余额账户用款额度"、"财政应返还额度"科目；按照部门预算管理要求，增设"财政补助结转（余）"科目，并要求"财政补助结转（余）"、"财政补助收入"、"财政项目补助支出"、"医疗业务成本"、"管理费用"等科目按照或参照政府收支分类科目设置明细科目；适应医院业务核算需要，增设"短期投资"、"预付账款"、"固定资产清理"、"长期待摊费用"、"应付票据"、"应付福利费"、"应交税费"等科目；适应本次改革要求，增设"累计折旧"、"累计摊销"、"待冲基金"、"科教项目结转（余）"、"科教项目收入"、"科教项目支出"等科目。

2. 取消、合并科目。因取消药品售价核算而取消了原"药品进销差价"科目，并将原"药品"、"库存物资"科目合并为"库存物资"科目；适应本次改革取消了原"开办费"科目；因本次计提折旧改革取消了原"固定基金"科目、"专用基金"科目中的"修购基金"明细科目；因合并医疗药品收支而将原"医疗收入"、"药品收入"科目合并为"医疗收入"科目，将原"医疗支出"、"药品支出"科目合并为"医疗业务成本"科目；因考虑重要性原则取消了原"上级补助收入"科目，而将相关内容转由"其他收入"科目核算。

3. 名称变化科目。因医院业务变化将原"应缴超收款"科目改为"应缴款项"科目；因工资津补贴改革将原"应付工资"科目改为"应付职工薪酬"科目；出于合理性、一致性等考虑，将原"现金"、"应收在院病人医药费"、"在加工材料"、"收支结余"、"财政专项支出"科目分别改为"库存现金"、"应收在院病人医疗款"、"在加工物资"、"本期结余"、"财政项目补助支出"科目。

4. 对各科目的核算内容、明细科目设置、确认计量原则和主要账务处理作了更为全面、细化的说明。

（九）改进完善财务报告体系

与原制度相比较，新制度增加了现金流量表、财政补助收支情况表和报表附注，规定了财务情况说明书至少应包括的内容，提供了作为财务情况说明书附表的成本报表的参考格式，并全面改进了各报表的结构、项目及其排列方式，特别是：为便于对医院进行财务分析，按照流动性和非流动性排列资产负债表项目；为合理反映医院的收支补偿机制，按照多步式结构设计收入费用总表；按照性质分类和功能分类分别列示医疗成本明细项目；等等。这一方面使医院的财务报表格式与国际惯例和企业会计更为协调，增强了通用性；另一方面，也兼顾了医院的实际情况，使医院的财务报告体系更为完整，以满足财务管理、预算管理、成本管理等多方面的信息需求。

（十）引入注册会计师审计制度

新制度规定医院对外提供的年度财务报告应按规定经过注册会计师审计。建立医院年度财务报告注册会计师审计制度的重要意义具有如下几个方面：一是贯彻落实国务院办公厅转发财政部《关于加快发展我国注册会计师行业的若干意见》（国办发〔2009〕56号）精神的重要举措。国办发〔2009〕56号文件中明确提出："将医院等医疗机构、大中专院校以及基金会等非营利组织的财务报表纳入注册会计师审计范围"。二是配合深化医药卫生体制改革的需要。卫生部会同财政部等印发的《关于公立医院改革试点的指导意见》（卫医管发〔2010〕20号）等医改配套文件均对发挥会计师事务所的审计监督作用提出明确要求。落实医改意见及实施方案有关要求，摸清医院家底、防范财务风险、完善激励约束机制、加强医院内部预算和成本管理、加强医改资金的使用监督等各项工作，都离不开真实、可靠的会计信息。建立医院财务报告注册会计师审计制度，有助于增强医院会计信息的质量、透明度和社会公信力。三是创新医院会计监督机制的需要。引入注册会计师审计制度，有助于确保新医院会计制度的有效实施，有利于进一步加强对政府卫生投入资金使用情况的监督管理，健全医院会计监督体系，创新监督机制。

第二章　资　　产

第一节　资产概述

一、资产的概念和特征

资产是医院会计核算中一项重要的会计要素，与负债、净资产、收入、费用共同构成医院会计要素。

根据《事业单位会计准则》和医院实际特点，医院的资产是指医院过去的交易或者事项形成并由医院拥有或者控制的资源，该资源预期会给医院带来经济利益或者服务潜力。

根据资产的定义，资产应当同时具备以下特征：

1. 资产预期会给医院带来经济利益或者服务潜力。

资产预期会给医院带来经济利益或者服务潜力，是资产的本质特征。这里所指的"服务潜力"是指医院从事宗旨所规定的活动，向公众提供医疗服务的能力。

资产预期会给医院带来经济利益，是指资产预期会直接或间接导致现金或现金等价物流入医院。例如，医院的应收医疗款在债务人偿付时可以直接为医院带来现金流入；医院采购的药品、卫生材料，购置的固定资产等，可以单独或组合起来用于提供医疗服务，并按照相关标准取得收入。

我国卫生体制改革的总体目标是要求医院用较低的成本提供比较优质的医疗服务，不断满足人民群众对基本医疗服务的需求。与企业不同，医院属于公益性质，是非营利性组织，不以营利为最终目的。医院持有很多资产并非是为了获取经济利益，而是为了向社会公众提供医疗服务。医院的资产更大的意义在于其使用效益和社会效益，医院致力于使用合理的资产提供更好、更多的满足人民群众需要的医疗服务。因此，对于医院而言，是否具备服务潜力是衡量一项资源是否符合资产定义、是否应当作为资产予以确认和计量的重要标志，预期能够给医院带来服务潜力是医院资产的重要特征。

2. 资产是医院所拥有或者控制的。

资产是医院所拥有的，或者即使不为医院所拥有也能为医院所控制的。医院拥有资产，就能排他性地从资产中获取经济利益或服务潜力。有些资产虽不为医院拥有，但是医院能够支配这些资产，并排他性地从资产中获取经济利益或服务潜力。如果医院不能拥有或控制资产所能带来的经济利益或服务潜力，该资产就不能作为医院的资产。比如，对于以融资租赁方式租入的固定资产来说，虽然医院并不拥有其所有权，但是由于租赁合同规定的租赁期相当长，接近于该资产的使用寿命；租赁期满，承租医院一般有优先购买该资产的选择权；在租赁期内，承租医院有权支配资产并从中受益或者可以向病人提供服务。所以，以融资租赁方式租入的固定资产应视为医院的资产。对于以经营租赁方式租入的固定资产来说，由于医院不能控制它，不应视同为医院的资产。

3. 资产是由过去的交易或事项形成的。

资产必须是现时的资产，而不能是预期的资产。只有过去的交易或者事项才能增加或减少医院的资产，预期未来发生的交易或者事项不形成资产。比如，医院购买医疗设备、自行建造住院楼、自行研制生产药品等，已经发生的购买、自行建造、生产等交易或者事项即为过去的交易或者事项。而医院有购买计划但尚未发生的购买交易则不会形成医院的资产。

二、资产的分类

资产可以按照不同的标准进行分类。

按照流动性对资产进行分类，可以分为流动资产和非流动资产。流动资产是指可以在 1 年内（含 1 年）变现或耗用的资产，主要包括货币资金、短期投资、应收及预付款项、存货等。除流动资产以外的其他资产，统称为非流动资产，如长期投资、固定资产、在建工程、无形资产等。

按照有无实物形态对资产进行分类，可以分为有形资产和无形资产。有形资产通常具有物质实体，如存货、固定资产等；无形资产通常表现为某种法定权利或技术，如专利权、商标权等。

三、资产的确认和计量

（一）资产的确认

确认资产的一般标准是：首先，符合资产的定义；第二，其成本或者价值能够可靠地计量。医院在取得一项资源时，如果同时满足上述条件，应当将该项资源确认为一项资产。某项资源即使符合了资产的定义，但如果不能可靠计量，则无法体现在会计凭证、账簿直至会计报表中，也就不能被确认为医院的资产。

（二）资产的计量

1. 资产的初始计量

资产的初始计量，是指资产初始确认时入账金额的确定。医院在确认资产时，通常应当按照取得资产或自制资产所发生的实际成本予以计量。对于接受捐赠、无偿划拨的非现金资产，其成本比照同类或类似物资的市场价格或有关凭据注明的金额加以确定。对于无偿调入的长期股权投资，因其同类或类似投资的市场价格难以确定，其成本应以调出单位的原账面价值为基础确定。

2. 资产的后续计量

资产的后续计量，是指在资产的存续期间内的各个会计期末，资产账面金额的确定。新制度出于会计信息有用性和会计谨慎性原则的考虑，要求医院在每年年度终了，对应收款项进行全面检查，对预计可能发生的坏账损失计提坏账准备并计入当期费用；对于固定资产和无形资产，要求按月计提折旧和摊销，以如实反映资产在期末真实的折余或摊余价值。医院的其他资产，除非新增或减少，期末一般不调整其账面金额。

四、资产类会计科目的设置

资产类科目

1	1001	库存现金
2	1002	银行存款
3	1003	零余额账户用款额度
4	1004	其他货币资金
5	1101	短期投资

6	1201	财政应返还额度
	120101	财政直接支付
	120102	财政授权支付
7	1211	应收在院病人医疗款
8	1212	应收医疗款
9	1215	其他应收款
10	1221	坏账准备
11	1231	预付账款
12	1301	库存物资
13	1302	在加工物资
14	1401	待摊费用
15	1501	长期投资
	150101	股权投资
	150102	债权投资
16	1601	固定资产
17	1602	累计折旧
18	1611	在建工程
19	1621	固定资产清理
20	1701	无形资产
21	1702	累计摊销
22	1801	长期待摊费用
23	1901	待处理财产损溢

五、资产核算新旧制度主要变化

（一）新旧会计科目对照

新医院会计制度会计科目			原医院会计制度会计科目 + 相关补充规定会计科目	
序号	编号	名称	编号	名称
一、资产类				
1	1001	库存现金	101	现金
2	1002	银行存款	102	银行存款
3	1003	零余额账户用款额度		+零余额账户用款额度
4	1004	其他货币资金	109	其他货币资金
5	1101	短期投资		
6	1201 120101 120102	财政应返还额度 财政直接支付 财政授权支付		+财政应返还额度 财政直接支付 财政授权支付
7	1211	应收在院病人医疗款	111	应收在院病人医药费
8	1212	应收医疗款	113	应收医疗款
9	1215	其他应收款	119	其他应收款
10	1221	坏账准备	114	坏账准备
11	1231	预付账款		
12	1301	库存物资	121	药品
			122	药品进销差价
			123	库存物资
13	1302	在加工物资	125	在加工材料
14	1401	待摊费用	131	待摊费用
15	1501 150101 150102	长期投资 股权投资 债权投资	141	对外投资
16	1601	固定资产	151	固定资产
17	1602	累计折旧		
18	1611	在建工程	153	在建工程
19	1621	固定资产清理		
20	1701	无形资产	161	无形资产
21	1702	累计摊销		
22	1801	长期待摊费用		
23	1901	待处理财产损溢	181	待处理财产损溢
			171	开办费

（二）新旧制度主要变化

与原医院会计制度相比较，新医院会计制度在资产核算上主要有以下变化：

1. 应收款项

（1）新制度下"应收医疗款"科目增加有关同医疗保险机构结算的处理规定。

（2）新制度下"其他应收款"科目增加应收长期投资利息或利润的核算内容，进一步提高权责发生制核算程度。

（3）新制度下坏账准备核算发生较大变化：一是计提范围：原制度规定对应收在院病人医药费和应收医疗款计提坏账准备，新制度规定对应收医疗款和其他应收款计提坏账准备；二是计提方法：原制度规定采用应收款项余额百分比法计提，新制度允许按应收款项余额百分比法、账龄分析法、个别认定法等方法计提；三是计提限定：原财务制度规定坏账准备统一的计提比例为 3%~5%，新财务制度不再规定统一的计提比例，但规定了坏账准备的提取上限，即坏账准备金额不超过年末应收医疗款和其他应收款科目余额的 2%~4%；四是新制度明确了坏账准备的计提公式。

（4）新制度增设"预付账款"科目，规定预付账款出现坏账迹象时先转入其他应收款，再按规定进行处理。

2. 存货

（1）新制度下，"库存物资"科目核算范围扩大，包括药品、卫生材料、低值易耗品和其他材料；药品核算由原售价核算改为进价核算，相应取消"药品进销差价"科目；全面规定了取得、发出、盘盈盘亏物资的确认、计量和账务处理。

（2）新制度明确"在加工物资"科目核算内容包括自制物资和委托加工物资；要求健全自制物资成本核算体系、采用适当方法对生产费用进行归集与分配，明确了自制物资成本核算对象、成本构成内容等。

3. 投资

（1）新制度区分投资的长短期分设"短期投资"和"长期投资"科目核算，明确"短期投资"科目核算内容主要是短期国债，"长期投资"科目核算内容包括股权投资和债权投资。

（2）新制度下投资的账务处理不再与"事业基金——投资基金"相对应。

（3）新制度明确了投资成本的构成以及投资持有期间取得收益、处置投资的会计处理。

4. 固定资产和在建工程

（1）新制度下固定资产的单位价值标准提高，由原一般固定资产500元、专用设备800元，提高到一般固定资产1 000元、专用设备1 500元。

（2）新制度取消固定基金和修购基金，增设待冲基金；规定对固定资产计提折旧，增设"累计折旧"科目，并规定计提折旧时，将财政补助、科教项目收入形成的折旧冲减待冲基金，将其他资金形成的折旧计入相关成本费用。

（3）新制度明确了固定资产后续支出的会计处理。

（4）对于盘盈固定资产的计价，原制度规定采用重置完全价值计价，新制度规定按同类或类似资产市场价格确定的价值计价。

（5）新制度下"在建工程"科目核算范围扩大，不仅包括医院原来在本科目核算的在建工程成本，还包括至少按月从基建账套中并入的在建工程成本。

5. 无形资产

（1）原制度下无形资产的摊销通过直接冲减"无形资产"的账面余额予以核算，新制度增设"累计摊销"科目作为"无形资产"

科目的备抵科目，专门核算无形资产累计计提的摊销。

（2）新制度明确了无形资产后续支出的会计处理。

6. 其他资产

（1）新制度适应国库管理制度改革需要，增设"零余额账户用款额度"、"财政应返还额度"科目。

（2）新制度为满足进行固定资产清理核算的需要，增设"固定资产清理"科目。

（3）新制度增设"长期待摊费用"科目，核算医院已经发生、分摊期限在1年以上（不含1年）的各项费用。

（4）新制度取消原"开办费"科目，医院筹建期间发生的费用直接计入当期管理费用。

第二节　货币资金

一、货币资金概述

医院的货币资金是指医院经济活动过程中处于货币形态的那部分资金，是医院资产的重要组成部分，包括库存现金、银行存款、零余额账户用款额度和其他货币资金。

医院货币资金核算的任务是：如实反映医院货币资金的活动情况；执行医院的收支预算，促使医院合理安排货币资金的收支，增加收入，节约不合理支出；认真执行国家有关的方针政策，严格遵守货币资金管理制度，保护资金的安全和完整。

二、库存现金

（一）库存现金的管理

库存现金是医院货币资金的重要组成部分，是通用的支付手段，使用方便，收付频繁，也容易被挪用或侵吞。因此，医院应当严格遵循《现金管理暂行条例》等有关现金管理的规定，建立健全库存现金内部控制制度，对库存现金进行严密的管理和控制，保证库存现金使用的合法性和合理性，保护库存现金的安全与完整。

1. 遵循现金库存限额

库存现金的限额，指的是为了保证医院日常零星开支的需要，允许医院保留的库存现金的最高金额。这一限额一般由医院的开户银行根据医院业务的实际需要，按照《现金管理暂行条例》核定。

库存现金限额一经核定，医院应当按核定的限额控制库存现金，超过库存限额部分的现金须及时解交开户银行，以保证现金的安全。需要增加或减少库存现金限额的医院，需向开户银行提出申请，由其重新核定。

2. 控制现金使用范围

根据国家现金结算制度的规定，医院收支的各种款项必须按照国务院颁布的《现金管理暂行条例》的规定办理。医院与其他单位或个人的经济往来，除在规定范围内可以使用现金外，其他收付款均须通过银行转账结算。

根据《现金管理暂行条例》的规定，现金的使用范围主要有：

（1）职工工资、津贴。

（2）个人劳务报酬。

（3）根据国家制度条例的规定，颁发给个人的科学技术、文化艺术、体育等方面的各种奖金。

（4）各种劳保、福利费用以及国家规定的对个人的其他支出，如退休金、抚恤金、学生助学金、职工困难生活补助。

（5）收购单位向个人收购农副产品和其他物资的价款，如金银、工艺品、废旧物资的价款。

（6）出差人员必需随身携带的差旅费。

（7）结算起点（1 000 元人民币）以下的零星支出。超过结算起点的应实行银行转账结算，结算起点的调整由中国人民银行确定报国务院备案。

（8）中国人民银行确定需要用现金支付的其他支出。如采购地点不确定，交换不便，抢险救灾以及其他特殊情况，办理转账结算不够方便，必须使用现金的支出。对于这类支出，现金支取单位应向开户银行提出书面申请，由本单位财会部门负责人签字盖章，开户银行审查批准后予以支付现金。

3. 不得"坐支"现金

医院不得"坐支"现金。所谓"坐支"，即以本单位的现金收入直接支付现金支出。按照《现金管理暂行条例》及其实施细则的规定，开户单位支付现金，可以从本单位的现金库存中支付或者从开户银行提取，不得从本单位的现金收入中直接支出（即"坐支"）。这主要是因为单位"坐支"现金会使银行无法准确掌握各单位的现金收入来源和支出用途，干扰开户银行对各单位现金收付的管理。

因特殊需要确实需要"坐支"现金的，须按规定报经有关部门批准并在核定的范围和限额内开支。

4. 完善库存现金内部控制

医院应当在严格遵守国家现金管理制度的同时，建立并不断完善现金内部控制制度，强化对关键环节的风险控制。至少需要做到以下几点：

第一，会计、出纳要分设，不能一人兼任。出纳工作应由专人负责，库存现金由出纳人员保管。

第二，定期或不定期对库存现金进行盘点，确保现金账面余额与实际库存金额相符。若有不符，应及时查明原因，作出相应处理。

第三，不得私立"小金库"，违反国家财经纪律。

（二）库存现金的会计处理

1. 会计科目的设置

医院应当设置"库存现金"科目，核算医院的库存现金。该科目属于资产类科目，借方登记库存现金的增加，贷方登记库存现金的减少，期末借方余额反映医院实际持有的库存现金。

医院应当设置"现金日记账"，由出纳人员根据审核无误的收付款凭证，按业务发生顺序逐笔登记。每日终了，应当计算当日的现金收入合计数、现金支出合计数和结余数，并将结余数与实际库存数核对，做到账款相符。每日账款核对中发现现金溢余或短缺的，应当及时进行处理。

2. 主要账务处理

（1）从银行提取现金，按照提取金额，借记"库存现金"科目，贷记"银行存款"科目；将现金存入银行，按照存入金额，借记"银行存款"科目，贷记"库存现金"科目。

【例 2-1】 201×年 1 月 10 日，某医院开出现金支票从银行提取现金 100 000 元。财会部门根据有关凭证，作会计分录如下：

借：库存现金	100 000
贷：银行存款	100 000

【例 2-2】 201×年 1 月 12 日，某医院将现金 50 000 元存入银行。财会部门根据有关凭证，作会计分录如下：

借：银行存款	50 000
贷：库存现金	50 000

（2）从零余额账户中提取现金，借记"库存现金"科目，贷记"零余额账户用款额度"科目。

【例 2-3】 201×年 1 月 13 日，某医院从零余额账户中支取现金

480 元用于支付某项目受试者劳务费。财会部门根据有关凭证，作会计分录如下：

> 借：库存现金　　　　　　　　　　　　　480
>
> 　　贷：零余额账户用款额度　　　　　　　480

（3）因支付内部职工出差等原因所需的现金，按照借出金额，借记"其他应收款"科目，贷记"库存现金"科目；收到出差人员交回的差旅费剩余款并结算时，按实际收回的现金，借记"库存现金"科目，按应报销的金额，借记有关科目，按实际借出的现金，贷记"其他应收款"科目。

【例 2 - 4】201×年 1 月 12 日，某医院院办张某出差预支现金 2 000 元。2 月 18 日，张某报销差旅费 1 800 元，退回现金 200 元。财会部门根据有关凭证，作会计分录如下：

201×年 1 月 12 日预支现金

> 借：其他应收款　　　　　　　　　　　2 000
>
> 　　贷：库存现金　　　　　　　　　　　2 000

201×年 2 月 18 日报销差旅费

> 借：库存现金　　　　　　　　　　　　　200
>
> 　管理费用　　　　　　　　　　　　1 800
>
> 　　贷：其他应收款　　　　　　　　　　2 000

（4）因其他原因收到现金，借记"库存现金"科目，贷记有关科目；支出现金，借记有关科目，贷记"库存现金"科目。

【例 2 - 5】201×年 1 月 13 日，某医院收到当日门诊病人以现金交纳的医疗收费共计 1 500 000 元。财会部门根据有关凭证，作会计分录如下：

> 借：库存现金　　　　　　　　　　　1 500 000
>
> 　　贷：医疗收入　　　　　　　　　　1 500 000

【例2－6】201×年1月15日，某医院收到住院病人预交金1 400 000元。财会部门根据有关凭证，作会计分录如下：

借：库存现金　　　　　　　　　　　　　1 400 000

　　贷：预收医疗款　　　　　　　　　　　　1 400 000

【例2－7】201×年1月20日，某医院收费处从财会部门借取备用金50 000元。财会部门根据有关凭证，作会计分录如下：

　　借：其他应收款　　　　　　　　　　　　50 000

　　　　贷：库存现金　　　　　　　　　　　　50 000

[说明：医院内部各部门、各单位周转使用的备用金，在"其他应收款"科目核算。]

（5）每日账款核对中发现现金溢余或短缺的，应当及时进行处理。如发现现金溢余，属于应支付给有关人员或单位的部分，借记"库存现金"科目，贷记"其他应付款"科目；属于无法查明的其他原因的部分，借记"库存现金"科目，贷记"其他收入"科目。如发现现金短缺，属于应由责任人赔偿的部分，借记"其他应收款"科目，贷记"库存现金"科目；属于无法查明原因的部分，报经批准后，借记"其他支出"科目，贷记"库存现金"科目。

【例2－8】201×年1月25日，某医院盘点库存现金时发现现金溢余50元。经查，原因不明，经批准作其他收入处理。财会部门根据有关凭证，作会计分录如下：

　　借：库存现金　　　　　　　　　　　　　50

　　　　贷：其他收入　　　　　　　　　　　　50

【例2－9】201×年1月31日，某医院盘点库存现金时发现现金短缺80元。经查，原因不明，经批准由个人承担。财会部门根据有关凭证，作会计分录如下：

　　借：其他应收款　　　　　　　　　　　　80

贷：库存现金 80

三、银行存款

（一）银行账户的管理

银行存款是医院存放在开户银行的货币资金。医院的货币资金，除保留库存限额内的少量现金外，其余必须存入开户银行。医院应当按照相关规定，加强银行存款户的管理，遵守银行结算纪律。

一家医院只能开立一个基本存款账户，用于办理日常的转账结算和现金收付。为了加强对基本存款账户的管理，单位开立基本存款账户，要实行开户许可证制度，必须凭中国人民银行当地分支机构核发的开户许可证办理，单位不得为还贷、还债和套取现金而多头开立基本存款账户；不得出租、出借银行存款账户；不得违反规定在异地存款和贷款而开立账户。任何单位和个人不得将单位的资金以个人名义开立账户存储。

（二）银行结算方式

在我国，各单位日常大量的与其他组织或个人的经济业务往来，都是通过银行结算的。银行是社会经济活动中各项资金流转清算的中心，为了保证银行结算业务的正常开展，使社会经济活动中各项资金得以通畅流转，《中华人民共和国票据法》、《票据管理实施办法》以及《支付结算办法》等相关法律法规对结算票据及相关业务进行了规范。根据《支付结算办法》的规定，单位目前可以使用的票据结算工具主要包括银行汇票、商业汇票、银行本票和支票等票据，可以选择使用的结算方式主要有汇兑、托收承付和委托收款三种结算方式，还包括信用卡。另外还有一种国际贸易间采用的结算方式，即信用证结算方式。

医院的银行本票结算方式、银行汇票结算方式、信用证结算方式、商业汇票结算方式等的核算在"其他货币资金"科目核算，不在"银行存款"科目核算。

单位采用的支付结算方式不同，其处理手续也会有所不同：

1. 采用支票方式

支票是出票人签发的，委托办理支票存款业务的银行在见票时无条件支付确定的金额给收款人或持票人的票据，分为现金支票和转账支票。支票的提示付款期限为自出票日起10天。

采用支票方式的，收款单位应将收到的支票，连同填制好的两联进账单一并送银行，根据银行盖章退回的进账单第一联和有关的原始凭证，编制收款凭证；付款单位向银行提交支票时，要同时填制三联进账单，并根据银行盖章退回的进账单（回单）第一联和有关原始凭证，编制付款凭证。

2. 采用汇兑结算方式

汇兑是汇款人委托银行将其款项支付给收款人的结算方式。

采用汇兑结算方式的，付款单位委托银行办理信汇时，应向银行填制一式四联信汇凭证，第一联回单，第二联借方凭证，第三联贷方凭证，第四联收账通知或代取款凭证，根据银行盖章退回的第一联信汇凭证，编制付款凭证。收款单位对于通过信汇的方式汇入的款项，应在收到银行的收账通知时，编制收款凭证。

付款单位委托银行办理电汇时，应向银行填制一式三联电汇凭证，第一联回单，第二联借方凭证，第三联发电依据，根据银行盖章退回的第一联电汇凭证，编制付款凭证。收款单位对于通过电汇的方式汇入的款项，应在收到银行的收账通知时，编制收款凭证。

3. 采用委托收款结算方式

委托收款是收款人委托银行向付款人收取款项的结算方式。委托收款方式只适用于单位和个人已承兑商业汇票、债券、存单等付款人债务证明办理款项的结算。

采用委托收款结算方式的，收款人办理委托收款时，采取邮寄划款的，应填制邮划委托收款凭证。邮划委托收款凭证一式五联，第一联回单，第二联贷方凭证，第三联借方凭证，第四联收账通知，第五联付款通知。采取电报划款的，应填制电划委托收款凭证。电划委托收款凭证一式五联，第一联回单，第二联贷方凭证，第三联借方凭证，第四联发电依据，第五联付款通知。收款人在第二联委托收款凭证上签章后，将有关委托收款凭证和债务证明提交开户银行，在收到银行转来的收账通知时，编制收款凭证。付款单位根据收到的委托收款凭证和有关债务证明，编制付款凭证。

4. 采用托收承付结算方式

托收承付是根据购销合同由收款人发货后委托银行向异地付款人收取款项，由付款人向银行承认付款的结算方式。

采用托收承付结算方式的，收款人办理托收时，采取邮寄划款的，应填制邮划托收承付凭证。邮划托收承付凭证一式五联，第一联回单，第二联贷方凭证，第三联借方凭证，第四联收账通知，第五联付款通知。采取电报划款的，应填制电划托收承付凭证。电划托收承付凭证一式五联，第一联回单，第二联贷方凭证，第三联借方凭证，第四联发电依据，第五联付款通知。收款人在第二联托收凭证上签章后，将有关托收凭证和有关单证提交开户银行，在收到银行转来的收账通知时，编制收款凭证。付款单位根据收到的托收承付凭证的承付付款通知和有关交易单证，编制付款凭证。

5. 采用银行本票方式

银行本票是银行签发的，承诺自己在见票时无条件支付确定金额给收款人或者持票人的票据。银行本票的提示付款期限为自出票日起最长不得超过 2 个月。

采用银行本票方式的，收款单位应将收到的银行本票连同进账单送交银行办理转账，根据银行盖章退回的进账单第一联和有关原始凭证，编制收款凭证。付款单位在填送"银行本票申请书"并将款项交存银行，收到银行签发的银行本票后，根据申请书存根联编制付款凭证。

申请人因本票超过提示付款期限或其他原因要求退款时，应填制一式两联进账单连同本票交给出票行，并按照支付结算办法的规定提交证明或身份证件，根据银行审核盖章后退回的进账单第一联，作为收账通知，编制收款凭证。

6. 采用银行汇票方式

银行汇票是由单位或个人将款项交存开户银行，由银行签发给其持往异地采购商品时办理结算或支取现金的票据。

单位使用银行汇票，应向银行提交银行汇票申请书，详细填明申请人名称、申请人账号或住址、用途、汇票金额、收款人名称、申请人账号或住址、代理付款行等项内容，并将款项交存银行。单位收到银行签发的银行汇票和解讫通知后，根据"银行汇票申请书（存根）"联编制付款凭证。如有多余款项，应根据多余款项收账通知，编制收款凭证；申请人由于汇票超过付款期限或其他原因要求退款时，应交回汇票和解讫通知，并按照支付结算办法的规定提交证明或身份证件，根据银行退回并加盖了转讫章的多余款收账通知，编制收款凭证。

收款单位应将汇票、解讫通知和进账单交付银行，根据银行退回并加盖了转讫章的进账单和有关原始凭证，编制收款凭证。

7. 采用信用证结算方式

信用证起源于国际间的贸易结算，是适应贸易（购销）双方清偿债权、债务的需要而产生的。根据《国内信用证结算办法》的规定，信用证是指开证行依照申请人的申请开出的，凭符合信用证条款的单据支付的付款承诺，且为不可撤销、不可转让的跟单信用证。

8. 采用商业汇票方式

商业汇票是出票人签发的，委托付款人在指定日期无条件支付确定的金额给收款人或者持票人的票据。商业汇票的付款期限最长不得超过六个月。

采用商业承兑汇票方式的，收款单位应将到期的商业承兑汇票连同填制的邮划或电划委托收款凭证，一并送交银行办理收款，在收到银行的收账通知时，编制收款凭证；付款单位在收到银行的付款通知时，编制付款凭证。

采用银行承兑汇票方式的，收款单位将要到期的银行承兑汇票连同填制的邮划或电划委托收款凭证，一并送交银行办理收款，在收到银行的收账通知时，编制收款凭证；付款单位在收到银行的付款通知时，编制付款凭证。

收款单位将未到期的商业汇票向银行申请贴现时，应根据汇票填制贴现凭证，在贴现凭证第一联上按照规定签章后，连同汇票一并送交银行，根据银行退回并加盖转讫章的贴现凭证第四联（收账通知），编制收款凭证。

（三）银行存款的会计处理

1. 会计科目的设置

医院应当设置"银行存款"科目，核算医院存入银行的各种存款。该科目属于资产类科目，借方登记银行存款的增加，贷方增加银行存款的减少，期末借方余额反映医院实际存放在银行的款项。

医院应当按开户银行、存款种类及币种等，分别设置"银行存款日记账"，由出纳人员根据收付款凭证，按照业务的发生顺序逐笔登记，每日终了应结出余额。"银行存款日记账"应定期与"银行对账单"核对，至少每月核对一次。月度终了，医院账面余额与银行对账单余额之间如有差额，必须逐笔查明原因并进行处理，按月编制"银行存款余额调节表"，调节相符。

医院的银行本票存款、银行汇票存款、信用卡存款等在"其他货币资金"科目核算，不在"银行存款"科目核算。

2. 主要账务处理

（1）将款项存入银行，借记"银行存款"科目，贷记"库存现金"、"应收医疗款"、"医疗收入"、"科教项目收入"等科目。

【例2－10】201×年1月5日，某医院收到以银行转账形式拨付的科研项目拨款100 000元。财会部门根据有关凭证，作会计分录如下：

借：银行存款 100 000

　　贷：科教项目收入 100 000

【例2－11】201×年2月5日，某医院收到支票为20 000元的无条件捐赠，并于当日终了将款项存入银行。财会部门根据有关凭证，作会计分录如下：

借：银行存款 20 000

　　贷：其他收入——捐赠收入 20 000

（2）提取和支出存款时，借记"库存现金"、"应付账款"、"医疗业务成本"、"科教项目支出"、"管理费用"等科目，贷记"银行存款"科目。

【例2－12】201×年2月10日，某医院购买了一批急需药品，以银行存款实际支付购买价款150 000元，当日经验收入库。财会部门根据有关凭证，作会计分录如下：

借：库存物资 150 000

　　贷：银行存款 150 000

【例2－13】201×年3月25日，某医院支付电费900 000元，其中临床科室应负担 300 800 元、医疗技术科室应负担 210 400 元、医疗辅助科室应负担 190 000 元，行政后勤科室应负担 198 800 元。财会部门根据有关凭证，作会计分录如下：

借：医疗业务成本   701 200

         管理费用   198 800

         贷：银行存款   900 000

（3）医院发生外币业务的，应当按照业务发生当日（或当期期初）的即期汇率，将外币金额折算为人民币记账，并登记外币金额和汇率。

期末，各种外币账户的外币余额应当按照期末汇率折合为人民币。按照期末汇率折合的人民币金额与原账面人民币金额之间的差额，作为汇兑损益计入当期管理费用。

①以外币购入库存物资、设备等，按照购入当日（或当期期初）的即期汇率将支付的外币或应支付的外币折算为人民币金额，借记"固定资产"、"库存物资"等科目，贷记"银行存款"、"应付账款"等科目的外币账户。

②会计期末，根据各外币账户按期末汇率调整后的人民币余额与原账面人民币余额的差额，作为汇兑损益，借记或贷记"银行存款"、"应付账款"等科目，贷记或借记"管理费用——其他费用"科目。

【例 2 - 14】201×年 1 月 1 日，某医院银行存款（美元户）账户余额为 52 000 美元，当日汇率为 1 美元 = 6.58 元人民币。201×年 1 月 25 日，从该账户中支出 3 500 美元用于购买外科设备，当日汇率为 1 美元 = 6.54 元人民币。1 月 31 日汇率为 1 美元 = 6.49 元人民币。财会部门根据有关凭证，作会计分录如下：

1 月 25 日支付设备购置款：

银行存款（美元户）折算金额 = 3 500 × 6.54 = 22 890（元）

借：固定资产   22 890

贷：银行存款——外币户（3 500 美元）　　　　　22 890

1 月 31 日计算汇兑损溢：

1 月 1 日，外币账户人民币余额 = 52 000 × 6.58 = 342 160（元）

1 月 31 日，银行存款（美元户）账户余额 = 52 000 – 3 500 = 48 500（美元）

按当日汇率折算金额 = 48 500 × 6.49 = 314 765（元）

汇兑差额 = 314 765 –（342 160 – 22 890）= – 4 505（元）（汇兑损失）

借：管理费用　　　　　　　　　　　　　　　　4 505

贷：银行存款——外币户　　　　　　　　　　　　4 505

（四）银行存款的对账

银行存款的对账主要包括三点内容：一是银行存款日记账与银行存款收款、付款凭证相核对，做到账证相符；二是银行存款日记账与银行存款总账相核对，做到账账相符；三是银行存款日记账与银行存款对账单相核对，做到账实相符。

"银行存款日记账"的记录与银行开出的"银行存款对账单"的记录若有差额，一般有以下两种情况原因：一是双方记账发生错误，如漏记、重记、串户等，这种情况下应及时查明原因，予以更正。二是单位与银行之间存在"未达账项"。所谓"未达账项"，是指由于期末银行结算凭证传递时间的差异，而造成的银行与开户单位之间一方入账，另一方尚未入账的账项。产生未达账项有以下四种原因：（1）银行已收款入账，而单位尚未收款入账；（2）银行已付款入账，而单位尚未付款入账；（3）单位已付款入账，而银行尚未付款入账；（4）单位已收款入账，而银行尚未收款入账。在有未达账项的情况下，应编制"银行存款余额调节表"进行调节，使银行存款日记账与银行对账单的金额调节相符。

银行存款余额调节表是在银行对账单余额与单位银行存款账面余额相核对的基础上，各自加上对方已收而本单位未收的未达账项数额，减去对方已付而本单位未付的未达账项数额，以调整两者余额使其相符。计算公式如下：

1. 医院银行存款账面存款余额＝银行对账单存款余额＋医院已收而银行未收款项－医院已付而银行未付款项＋银行已付而医院未付款项－银行已收而医院未收款项

2. 银行对账单存款余额＝医院账面存款余额＋医院已付而银行未付款项－医院已收而银行未收款项＋银行已收而医院未收款项－银行已付而医院未付款项

3. 银行对账单存款余额＋医院已收而银行未收款项－医院已付而银行未付款项＝医院账面存款余额＋银行已收而医院未收款项－银行已付而医院未付款项

"银行存款日记账"应定期与"银行对账单"核对，至少每月核对一次。若核对相符，通常说明本单位和银行双方账簿记录是正确的。若核对不符，则先要检查本单位账簿记录是否有错误，存在错误的，要及时更正；不存在错误或更正后仍不相符的，应当编制"银行存款余额调节表"调整未达账项。调整未达账项后仍未调节相符的，可能是未达款项未全部查出，可能是一方或双方记账仍有差错，需要进一步查明原因，加以调节或更正。

需要注意的是，对于银行已入账但单位尚未入账的未达款项，须待银行结算凭证到达后，才能据以入账，不能以"银行存款调节表"作为记账依据。

【例2－15】201×年2月初，某医院收到银行送来的银行对账单，核对医院1月份银行存款，1月底银行对账单余额为55 400元，银行存款日记账余额为53 000元。经审核，未发现记账差错。经逐笔核对，发现以下未达账项：

（1）1月6日，某医院收到支票1张，金额为3 000元，某医院已入账而银行尚未入账。

（2）1月10日，银行代某医院支付水电费840元，某医院尚未收到结算凭证和水电费缴款收据，银行已入账而某医院尚未入账。

（3）1月12日，银行代收退回的采购款2 800元，某医院尚未收到银行通知单，银行已入账而某医院尚未入账。

（4）1月20日，某医院已签发转账支票1张，金额为3 440元，持票单位尚未到银行办理转账手续，某医院已入账而银行尚未入账。

根据以上资料，编制银行存款余额调节表见表2－1：

表2－1　　　　　　　　　　　　银行存款余额调节表

单位名称：某医院（＊＊银行）　　　　　　　　　　　　　　　　201×年1月31日

银行对账单余额		55 400	银行存款日记账账面余额		53 000
加：银行未收 单位已收	内容	金额	加：银行已收 单位未收	内容	金额
	收到支票1张	3 000		代收退回的采购款	2 800
小计		3 000	小计		2 800
减：银行未付 单位已付	内容	金额	减：银行已付 单位未付	内容	金额
	签发转账支票 1张	3 440		代付水电费	840
小计		3 440	小计		840
调整后余额		54 960	调整后余额		54 960

四、零余额账户用款额度

（一）国库集中支付制度

1. 国库集中支付制度的内容

国库集中收付制度是指以国库单一账户体系为基础，将所有财政性资金都纳入国库单一账户体系管理，收入直接缴入国库或财政专户，支出通过国库单一账户体系支付到商品和劳务供应者或用款单位的一项国库管理制度。逐步建立和完善以国库单一账户体系为基础，资金拨付以国库集中收付为主要形式的财政国库管理制度，是财政管理体制改革的有机组成部分和主要内容。

在国库集中支付制度下，财政资金的拨付包括财政直接支付和财政授权支付两种方式。

（1）财政直接支付。是指由财政部门向代理银行签发支付指令，代理银行根据支付指令通过国库单一账户体系将资金直接支付到收款人（即商品或劳务的供应商）或用款单位（即具体申请和使用财政性资金的预算单位）的账户。以医院为例，财政直接支付流程见图 2 – 1。

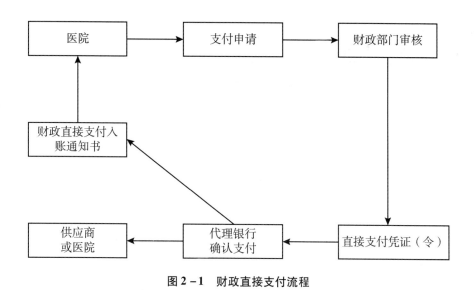

图 2 – 1　财政直接支付流程

（2）财政授权支付。是指预算单位按照财政部门的授权，向代理银行签发支付指令，代理银行根据支付指令，在财政部门核准下达的授权用款额度内，通过国库单一账户体系将资金支付到收款人或预算单位账户。以医院为例，财政授权支付流程见图 2－2。

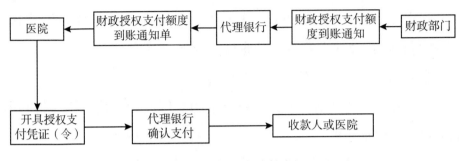

图 2－2　财政授权支付流程

2. 国库集中支付的核算程序

（1）财政直接支付核算程序。医院实行财政直接支付的支出一般包括工资支出、基建支出、政府采购支出及其他专项支出。财政直接支付的申请由卫生主管部门汇总，填写"财政直接支付汇总申请书"，报财政部门国库支付执行机构。

步骤 1：医院向财政部门国库支付执行机构申请用款，填制"财政直接支付申请书"。

步骤 2：财政部门审核无误后，签发直接支付指令，开具"财政直接支付凭证"，经财政部门国库管理机构盖章后，分别送中国人民银行和代理银行。

步骤 3：代理银行根据"财政直接支付凭证"及时将资金直接支付给收款人或用款医院。

步骤 4：代理银行办理支付后，开具"财政直接支付入账通知书"给医院，医院据此做账。

（2）财政授权支付核算程序。适用于未纳入工资支出、工程采购支出、物品和服务采购支出管理的购买支出和零星支出，包括单件物品或单项服务购买额不足 10 万元人民币的购买支出；年度财政投资不足 50 万元人民币的工程采购支出；特别紧急的支出和经财政部门批准的其他支出。

步骤 1：医院按照批复的部门预算与资金使用计划（即用款计划），申请授权支付的月度用款限额。

步骤 2：财政部门根据批复的用款计划，以"财政授权支付额度通知单"的形式分别通知中国人民银行和代理银行。

步骤 3：代理银行收到"财政授权支付额度通知单"时，向医院发出"财政授权支付额度到账通知书"。

步骤 4：医院收到"财政授权支付额度到账通知书"时，进行账务处理。

步骤 5：医院使用授权额度时，填制"财政授权支付凭证"，并进行相关会计处理。

（二）零余额账户用款额度的管理

1. 零余额账户用款额度。是用于核算实行国库集中支付的医院根据财政部门批复的用款计划收到的零余额账户用款额度。该账户每日发生的支付，于当日营业终了前由代理银行在财政部门批准的用款额度内与国库单一账户清算；单笔支付额 5 000 万元人民币以上（含 5 000 万元），应及时与国库单一账户清算。财政授权的转账业务一律通过医院零余额账户办理。

2. 零余额账户的管理。零余额账户需由同级财政部门批准开立，并出具证明文件，由开户银行报经中国人民银行核准后核发开户许可证。

（1）医院新开立零余额账户的，财政部门在批准开户时，应在相关证明文件中明确账户性质。零余额账户的变更、合并与撤销，须经同级财政部门批准，并按照财政国库管理制度规定的程序和要求办理。

（2）医院因特殊管理需要（如存在异址办公并独立核算的非法人机构等情形），需开立一个以上账户的，应当通过主管部门向同级财政部门提出申请，经同级财政部门批准后开立。

（3）医院零余额账户印鉴卡必须按规定的格式和要求填写，印鉴卡内容如有变动，应当及时向同级财政部门提出变更申请，办理印鉴卡更换手续。

（4）医院零余额账户的用款额度具有与人民币存款相同的支付结算功能，可办理转账、汇兑、委托收款和提取现金等支付结算业务。可以向本单位按账户管理规定保留的相应账户划拨工会经费、住房公积金及提租补贴，以及划拨经财政部门批准的特殊款项。

（5）医院应建立全面的对账制度，在认真处理各项财政资金支付账务的基础上，定期、及时地核对账务。

（三）零余额账户用款额度的会计处理

1. 会计科目设置

医院应当设置"零余额账户用款额度"科目，核算实行国库集中支付的医院根据财政部门批复的用款计划收到的零余额账户用款额度。该科目属于资产类科目，借方登记收到授权支付到账额度，贷方登记支用的零余额用款额度，本科目期末借方余额，反映医院尚未支用的零余额用款额度。本科目年末应无余额。

2. 零余额账户用款额度的主要账务处理

（1）在财政授权支付方式下，收到授权支付到账额度时，根据收到的额度金额，借记"零余额账户用款额度"科目，贷记"财政补助收入"科目。

【例2－16】201×年1月×日某医院收到财政部门批复的分月用款计划及代理银行盖章的"授权支付到账通知书"，金额为50 000

元，财会部门根据有关凭证，作会计分录如下：

借：零余额账户用款额度　　　　　　　　　　　50 000

　　贷：财政补助收入　　　　　　　　　　　　　　50 000

（2）支用零余额账户用款额度时，按照支付金额，借记"医疗业务成本"、"财政项目补助支出"等科目，贷记"零余额账户用款额度"科目；对于支用额度为购建固定资产、无形资产或购买药品等库存物资发生的支出，还应借记"在建工程"、"固定资产"、"无形资产"、"库存物资"等科目，贷记"待冲基金——待冲财政基金"科目。

【例2－17】201×年×月×日，某医院根据财政部门审定的统发工资清单，合计金额4 000 000元送代理银行办理资金支付。编制会计分录如下：

借：医疗业务成本——人员经费　　　　　　　4 000 000

　　贷：零余额账户用款额度　　　　　　　　　4 000 000

【例2－18】201×年×月×日，某医院用零余额账户用款额度购买固定资产50 000元（属于项目支出），财会部门根据有关凭证，作会计分录如下：

借：财政项目补助支出　　　　　　　　　　　50 000

　　贷：零余额账户用款额度　　　　　　　　　　50 000

同时，

借：固定资产　　　　　　　　　　　　　　　50 000

　　贷：待冲基金——待冲财政基金　　　　　　　50 000

（3）从零余额账户提取现金时，借记"库存现金"科目，贷记"零余额账户用款额度"科目。

【例2－19】201×年1月13日，某医院从零余额账户中支取现金480元用于支付某项目受试者劳务费。财会部门根据有关凭证，作会计分录如下：

借：库存现金 480

　　贷：零余额账户用款额度 480

（4）年度终了，依据代理银行提供的对账单中的注销额度，借记"财政应返还额度——财政授权支付"科目，贷记"零余额账户用款额度"科目。医院本年度财政授权支付预算指标数大于零余额账户用款额度下达数的，根据未下达的用款额度，借记"财政应返还额度——财政授权支付"科目，贷记"财政补助收入"科目。

医院依据下年初代理银行提供的额度恢复到账通知书中的恢复额度，借记"零余额账户用款额度"科目，贷记"财政应返还额度——财政授权支付"科目。下年度医院收到财政部门批复的上年末未下达零余额账户用款额度时，借记"零余额账户用款额度"科目，贷记"财政应返还额度——财政授权支付"科目。

【例2－20】年度终了，医院经与代理银行提供的对账单核对无误后，将9 500 000元零余额账户用款额度予以注销，财会部门根据有关凭证，作会计分录如下：

借：财政应返还额度 9 500 000

　　贷：零余额账户用款额度 9 500 000

【例2－21】年度终了，本年度财政授权支付预算指标数大于零余额账户用款额度下达数8 000 000元，医院根据两者的差额，编制会计分录如下：

借：财政应返还额度 8 000 000

　　贷：财政补助收入 8 000 000

【例2－22】承例2－20，下年初恢复用款额度时，编制会计分录如下：

借：零余额账户用款额度 9 500 000

贷：财政应返还额度　　　　　　　　　　9 500 000

五、其他货币资金

（一）其他货币资金概述

医院的其他货币资金是指医院除库存现金、银行存款之外的银行本票存款、银行汇票存款、信用卡存款等货币资金。

其中，银行本票存款，是指医院为取得银行本票按规定存入银行的款项。

银行汇票存款，是指医院为取得银行汇票按规定存入银行的款项。

信用卡存款，是指医院为取得信用卡按照规定存入银行的款项。

医院应加强对其他货币资金的管理，及时办理结算，对于逾期尚未办理结算的银行汇票、银行本票等，应按规定及时转回，按规定进行处理。

（二）其他货币资金的会计处理

1. 会计科目设置

医院应当设置"其他货币资金"科目，核算医院的银行本票存款、银行汇票存款、信用卡存款等各种其他货币资金；并在该科目下设置"银行本票存款"、"银行汇票存款"、"信用卡存款"等明细科目，进行明细核算。

该科目属于资产类科目，借方登记其他货币资金的增加，贷方登记其他货币资金的减少，期末借方余额反映医院实际持有的其他货币资金。

2. 主要账务处理

（1）银行本票、银行汇票存款

将款项交存银行取得银行本票、银行汇票，按照取得的银行本票、银行汇票金额，借记"其他货币资金"科目，贷记"银行存款"科目。使用银行本票、银行汇票发生支付，按照实际支付金额，借记"库存物资"等科目，贷记"其他货币资金"科目。如有余款或因本票、汇票超过付款期等原因而退回款项，按照退款金额，借记"银行存款"科目，贷记"其他货币资金"科目。

【例 2 – 23】201×年 1 月 6 日，某医院向银行填交"银行本票申请书"，将 5 000 元银行存款转作银行本票存款，当日取得金额为 5 000 元的银行本票。1 月 8 日，某医院用银行本票购买办公用品 5 000 元。

财会部门根据有关凭证，作会计分录如下：

201×年 1 月 6 日，取得银行本票

借：其他货币资金　　　　　　　　　　　　5 000

　　贷：银行存款　　　　　　　　　　　　　　5 000

201×年 1 月 8 日，以银行本票购买商品

借：库存物资　　　　　　　　　　　　　　5 000

　　贷：其他货币资金　　　　　　　　　　　　5 000

【例 2 – 24】201×年 1 月 10 日，某医院开出票面金额为 15 000 元的银行汇票，用于购买医疗耗材。1 月 12 日，医疗耗材经验收入库，实际支付的价款为 14 000 元。1 月 13 日，根据银行的收款通知，余款 1 000 元退回开户银行。财会部门根据有关凭证，作会计分录如下：

201×年 1 月 10 日，办理银行汇票

借：其他货币资金　　　　　　　　　　　15 000

　　贷：银行存款　　　　　　　　　　　　　15 000

201×年 1 月 12 日，结算款价/耗材验收入库

借：库存物资——卫生材料　　　　　　　14 000

　　贷：其他货币资金　　　　　　　　　　　14 000

201×年1月13日，余款退回开户银行

借：银行存款   1 000

  贷：其他货币资金   1 000

（2）信用卡存款

将款项交存银行取得信用卡，按照交存金额，借记"其他货币资金"科目，贷记"银行存款"科目。用信用卡购物或支付有关费用，借记有关科目，贷记本"其他货币资金"科目。医院信用卡在使用过程中，需向其账户续存资金的，按照续存金额，借记"其他货币资金"科目，贷记"银行存款"科目。

【例2－25】201×年1月20日，某医院向银行申领信用卡，以银行存款交存信用卡存款50 000元。3月5日，某医院以信用卡向某饭店支付会议费25 000元。财会部门根据有关凭证，作会计分录如下：

201×年1月20日，申领信用卡

借：其他货币资金   50 000

  贷：银行存款   50 000

201×年3月5日，以信用卡支付会议费

借：管理费用   25 000

  贷：其他货币资金   25 000

第三节 应收及预付款项

一、应收及预付款项概述

应收及预付款项是医院流动资产的重要组成部分，包括应收款项和预付款项，具有较强的流动性和变现能力。其中，应收款项是指医院在提供医疗服务等业务活动过程中发生的各项应收未收债权，包括应收在院病人医疗款、应收医疗款、财政应返还额度和其他应收款等。预付款项是指医院预付给商品供应单位或者服务提供单位的款项。

对于应收医疗款和其他应收款，医院应当按照实际发生额入账；期末，应当分析应收款项的可收回性，对预计可能产生的坏账损失计提坏账准备并计入当期费用。对于预付款项，医院应当按照其实际发生额入账；不再符合预付款项性质或无望再收到所购货物的，应当先将其转入其他应收款，再按规定计提坏账准备。

医院应当加强对应收及预付款项的管理，及时结清，保证资金周转顺畅。对于逾期未能收回的款项，应分析原因，采取相应的措施予以收回或核销。

二、财政应返还额度

（一）财政应返还额度概述

财政应返还额度是指实行国库集中支付的医院，年度终了应收财政下年度返还的资金额度，即反映结转下年使用的用款额度。

（二）财政应返还额度的会计处理

1. 会计科目设置

医院应当设置"财政应返还额度"科目，核算实行国库集中支付的医院应收财政返还的资金额度，并按财政直接支付和财政授权支付设置明细科目，进行明细核算。

该科目属于资产类科目，借方登记财政应返还额度增加数，贷方登记财政应返还额度减少数，期末借方余额，反映医院应收财政下年度返还的资金额度。

2. 主要账务处理

（1）财政直接支付

年度终了，医院根据本年度财政直接支付预算指标数与当年财政直接支付实际支出数的差额，借记"财政应返还额度——财政直接支付"科目，贷记"财政补助收入"科目。

下年度财政直接支付上年未支付的预算指标数时，借记相关科目，贷记"财政应返还额度——财政直接支付"科目。

【例2-26】年终某医院将尚未支付的财政直接支付项目"病房楼改造"5 000 000元转入财政应返还额度。财会部门根据相关凭单，填制会计分录如下：

借：财政应返还额度——财政直接支付　　　5 000 000
　　贷：财政补助收入　　　　　　　　　　　　5 000 000

【例2-27】承【例2-26】，次年初财政直接支付"病房楼改造"项目支出5 000 000元（属于上年预算指标数）。财会部门根据相关凭单，填制会计分录如下：

借：财政项目补助支出　　　　　　　　　　5 000 000
　　贷：财政应返还额度——财政直接支付　　　5 000 000

（2）财政授权支付

年度终了，医院依据代理银行提供的对账单中的注销额度，借记"财政应返还额度——财政授权支付"科目，贷记"零余额账户用款额度"科目。医院本年度财政授权支付预算指标数大于零余额账户用款额度下达数的，根据未下达的用款额度，借记"财政应返还额度——财政授权支付"科目，贷记"财政补助收入"科目。

下年初，医院依据代理银行提供的额度恢复到账通知书中的恢复额度，借记"零余额账户用款额度"科目，贷记"财政应返还额度——财政授权支付"科目。下年度医院收到财政部门批复的上年末未下达零余额账户用款额度时，借记"零余额账户用款额度"科目，贷记"财政应返还额度——财政授权支付"科目。

【例2-28】年终某医院根据代理银行提供的对账单中的注销额度，将某财政授权支付项目"排水工程"的注销额度2 000 000元转入财政应返还额度。编制会计分录如下：

借：财政应返还额度——财政授权支付   2 000 000

    贷：零余额账户用款额度   2 000 000

【例2-29】承【例2-28】，下年初医院收到恢复上年度财政授权支付额度2 000 000元通知时，编制会计分录如下：

借：零余额账户用款额度   2 000 000

    贷：财政应返还额度——财政授权支付   2 000 000

三、应收款项

除财政应返还额度外，医院的应收款项还包括应收在院病人医疗款、应收医疗款和其他应收款。其中，应收在院病人医疗款，仅指由在医院住院的病人所发生医药费用而引起的应收账款。应收医疗款，指由门诊病人或已经出院的住院病人未能及时交纳医药费而引起的应收账款，以及应由医疗保险机构承担但尚未支付给医院的款项，具体包括应由医疗保险机构支付但尚未结算的医疗款、门诊病人或出院病人的欠费等。其他应收款是指除财政应返还额度、应收在院病人医疗款、应收医疗款以外的其他各项应收、暂付款项，包括职工预借的差旅费、拨付的备用金、应向职工收取的各种垫付款项、应收长期投资的利息或利润等。

应收款项应当按照其实际发生额入账。由于应收款项的确认往往与收入的确认相对应，因此，应收款项的确认时点及其金额应当依据相对应的收入确认时点和金额而定。

（一）应收在院病人医疗款

1. 会计科目设置

医院应当设置"应收在院病人医疗款"科目，核算医院因提供医疗服务而应向住院病人收取的医疗款；并在该科目下按照住院病人对应收在院病人医疗款进行明细核算。该科目属于资产类科目，借方登记应收在院病人医疗款的增加，贷方登记应收在院病人医疗款的减少，期末借方余额反映医院尚未结算的应收在院病人医疗款。

2. 主要账务处理

（1）发生应收住院病人医疗款时，按照应收未收金额，借记"应收在院病人医疗款"科目，贷记"医疗收入"科目。

【例2－30】201×年1月10日，某医院住院部向财务处报来住院病人收入日报表，在院病人医疗收入2 680 000元。

财会部门根据有关凭证，作会计分录如下：

201×年1月10日

借：应收在院病人医疗款　　　　　　　　　　2 680 000

　　贷：医疗收入——住院收入　　　　　　　　　2 680 000

（2）住院病人办理出院手续，结算医疗费时，如病人应付的医疗款金额大于其预交金额，应按病人补付金额，借记"库存现金"、"银行存款"等科目，按病人预交金额，借记"预收医疗款"科目，按病人应付的医疗款金额，贷记"应收在院病人医疗款"科目；如病人应付的医疗款金额小于其预交金额，应按病人预交金额，借记"预收医疗款"科目，按病人应付的医疗款金额，贷记"应收在院病人医疗款"科目，按退还给病人的差额，贷记"库存现金"、"银行存款"等科目。结转住院病人自负部分以外的应收医疗款或结转病人结算欠费，按应收在院病人医疗款总额中扣除病人自负部分以外的金额，或病人结算欠费金额，借记"应收医疗款"科目，贷记"应收在院病人医疗款"科目。

【例2－31】201×年1月10日，某医院住院部向财务处报来出院费用结算表，取得医疗收入 2 500 000 元，其中以预付医疗款抵交医疗收入 2 380 000 元，以现金缴纳医疗收入 120 000 元。

财会部门根据有关凭证，作会计分录如下：

201×年 1 月 10 日

借：库存现金   120 000

    预收医疗款   2 380 000

    贷：应收住院病人医疗款   2 500 000

【例 2－32】201×年 1 月 11 日，某医院住院部向财务处报来出院病人费用结算表，取得医疗收入 2 400 000 元，已收预付医疗款 2 410 000 元，以现金退回预收医疗款 10 000 元。

财会部门根据有关凭证，作会计分录如下：

201×年 1 月 10 日

借：预收医疗款   2 410 000

    贷：应收住院病人医疗款   2 400 000

        库存现金   10 000

【例 2－33】201×年 1 月 13 日，某医院住院部向财务处报来出院病人费用结算表，取得医疗收入 2 390 000 元，其中，应由基本医疗保险机构负担 800 000 元，以预收医疗款抵交医疗收入 1 500 000 元，病人补交现金 88 000 元，病人出院欠费 2 000 元。

财会部门根据有关凭证，作会计分录如下：

201×年 1 月 10 日

借：库存现金   88 000

    预收医疗款   1 500 000

    应收医疗款——××医疗保险机构   800 000

             ——出院病人   2 000

    贷：应收在院病人医疗款   2 390 000

（二）应收医疗款

1. 会计科目设置

医院应当设置"应收医疗款"科目，核算医院因提供医疗服务而应向门诊病人、出院病人、医疗保险机构等收取的医疗款；并在该科目下按照门诊病人、出院病人、医疗保险机构等设置明细账，进行明细核算。该科目属于资产类科目，借方登记应收医疗款的增加，贷方登记应收医疗款的减少，期末借方余额反映医院尚未收回的应收医疗款。

2. 主要账务处理

（1）结算门诊病人医疗费时，发生病人欠费的，按应收未收金额，借记"应收医疗款"科目，贷记"医疗收入"科目。

门诊病人发生的医疗费中应由医疗保险机构等负担的部分，借记"应收医疗款"科目，贷记"医疗收入"科目。

【例2-34】201×年1月5日，某医院门诊收费处报来门诊收入日报表，取得医疗收入1 500 000元，其中收取现金800 000元、应由基本医疗保险负担700 000元。

财会部门根据有关凭证，作会计分录如下：

201×年1月5日

借：库存现金　　　　　　　　　　　　　　800 000

　　应收医疗款——××医疗保险机构　　　700 000

　　贷：医疗收入——门诊收入　　　　　　　　　1 500 000

【例2-35】201×年1月10日，某医院门诊收费处报来急诊病人甲某欠费1 000元。

财会部门根据有关凭证，作会计分录如下：

201×年1月10日

借：应收医疗款——门诊病人　　　　　　　1 000

贷：医疗收入——门诊收入　　　　　　　　　　　　1 000

　　（2）住院病人办理出院手续结算医疗费时，结转出院病人自付部分以外的应收医疗款或结转出院病人结算欠费，按应收在院病人医疗款总额中扣除病人自付部分以外的金额，或病人结算欠费金额，借记"应收医疗款"科目，贷记"应收在院病人医疗款"科目。

　　【例2－36】201×年1月20日，某医院住院部向财务处上报病人乙某欠费3 000元，该病人应由基本医疗保险机构负担1 000元。

　　财会部门根据有关凭证，作会计分录如下：

　　201×年1月20日

　　借：应收医疗款——××医疗保险机构　　　　　　1 000

　　　　　　　　　——出院病人　　　　　　　　　　3 000

　　　贷：应收在院病人医疗款　　　　　　　　　　　　4 000

　　（3）收到病人等交来的医疗欠费时，按照实际收到的金额，借记"银行存款"、"库存现金"等科目，贷记"应收医疗款"科目。

　　【例2－37】201×年5月10日，某医院收到门诊病人甲某交来的医疗欠费1 000元现金。

　　财会部门根据有关凭证，作会计分录如下：

　　201×年5月10日

　　借：库存现金　　　　　　　　　　　　　　　　　1 000

　　　贷：应收医疗款——门诊病人　　　　　　　　　　1 000

　　（4）同医疗保险机构结算应收医疗款时，按照实际收到的金额，借记"银行存款"科目，按照医院因违规治疗等管理不善原因被医疗保险机构拒付的金额，借记"坏账准备"科目，按照应收医疗保险机构的金额，贷记"应收医疗款"科目，按照借贷方之间的差额，借记或贷记"医疗收入——门诊收入、住院收入（结算差额）"科目。

【例2－38】 201×年2月5日，某医院收到基本医疗保险机构银行转账4 800元（系住院病人发生），因医疗保险机构采用单病种收费计算方式实际支付金额比医院记账金额少200元，因违规治疗医疗保险机构拒付500元。

财会部门根据有关凭证，作会计分录如下：

201×年2月5日

借：银行存款 4 800

　　医疗收入——住院收入——结算差额 200

　　坏账准备 500

　　贷：应收医疗款 5 500

（5）医院应当于每年年度终了，对应收医疗款进行全面检查，计提坏账准备。对于账龄超过规定年限、确认无法收回的应收医疗款，应当按照有关规定报经批准后，按照无法收回的应收医疗款金额，借记"坏账准备"科目，贷记"应收医疗款"科目。

如果已转销的应收医疗款在以后期间又收回，应按实际收回的金额，借记"应收医疗款"科目，贷记"坏账准备"科目；同时，借记"银行存款"等科目，贷记本科目。

【例2－39】 201×年12月31日，某医院对应收医疗款进行了全面检查，确定按应收医疗款余额的4%计提坏账准备。12月31日，该医院应收医疗款余额为60 000元，坏账准备余额为2 000元。

财会部门根据有关凭证，作会计分录如下：

201×年12月31日

该医院应计提坏账准备 = 60 000 × 4% = 2 400（元）

该医院已计提坏账准备2 000元

该医院应补提坏账准备 = 2 400 - 2 000 = 400（元）

借：管理费用 400

贷：坏账准备   400

【例 2 - 40】201×年 12 月 31 日，某医院对应收医疗款进行了全面检查，发现乙某欠住院医疗费 4 000 元，已逾期三年未能偿还，乙某表示因经济困难确实无力偿还。报经批准后，某医院将这笔欠费确认为坏账，准予转销。

财会部门根据有关凭证，作会计分录如下：

201×年 12 月 31 日

借：坏账准备   4 000

    贷：应收医疗款   4 000

【例 2 - 41】201×年 10 月 5 日，乙某经济情况好转，偿还某医院所欠医疗费 4 000 元现金。

该医院的账务处理如下

201× 年 10 月 5 日

借：应收医疗款   4 000

    贷：坏账准备   4 000

同时：

借：库存现金   4 000

    贷：应收医疗款   4 000

（三）其他应收款

1. 会计科目的设置

医院应当设置"其他应收款"科目，核算除财政应返还额度、应收在院病人医疗款、应收医疗款以外的其他各项应收、暂付款项，包括职工预借的差旅费、拨付的备用金、应向职工收取的各种垫付款项、应收长期投资的利息或利润等；并在该科目下按其他应收款的项目分类以及不同的债务人设置明细账，进行明细核算。

该科目属于资产类科目，借方登记其他应收款的增加，贷方登记其他应收款的减少，期末借方余额反映尚未收回的其他应收款。

2. 主要账务处理

（1）持有长期股权投资期间，被投资单位宣告分派利润时，按应享有的份额，借记"其他应收款"科目，贷记"其他收入——投资收益"科目。实际收到所分派的利润，按照实际收到的金额，借记"银行存款"科目，贷记"其他应收款"科目。

【例 2-42】 2011 年 5 月 15 日，某医院投资了一家三产企业甲企业，医院出资 500 000 元，占甲企业 30% 的股份。2011 年底，甲企业实现利润 100 000 元。2012 年 3 月 2 日，甲企业宣告分派 2011 年度的利润 50 000 元。医院于 2012 年 4 月 20 日实际收到分派的利润。

2012 年 3 月 2 日，甲企业宣告分派利润

某医院享有的利润金额 = 50 000 × 30% = 15 000（元）

借：其他应收款——应收利润   15 000

    贷：其他收入——投资收益   15 000

2012 年 4 月 20 日，实际收到甲企业分派利润

借：银行存款   15 000

    贷：其他应收款——应收利润   15 000

（2）持有的分期付息、到期还本的长期债券投资，已到付息期而尚未领取的利息，应于确认利息收入时，借记"其他应收款"科目，贷记"其他收入——投资收益"科目。实际收到利息，按实际收到的金额，借记"银行存款"科目，贷记"其他应收款"科目。

到期一次还本付息的长期债券投资应收取的利息，在"长期投资"科目核算，不在"其他应收款"科目核算。

【例 2-43】 2012 年 7 月 1 日，某医院以银行存款购入 5 年期国债 100 000 元，年利率为 3%，按年付息、到期还本。为简化示例，假设于每年 6 月底和 12 月底计息，每年 7 月 1 日付息。财会部门根

据有关凭证，作会计分录如下：

2012 年 12 月 31 日应确认的利息收入为 1 500 元（100 000 ×3% ÷2）。

借：其他应收款——应收利息   1 500

    贷：其他收入——投资收益   1 500

2013 年 6 月 30 日应确认的利息收入为 1 500 元（100 000 ×3% ÷2）。

借：其他应收款——应收利息   1 500

    贷：其他收入——投资收益   1 500

2013 年 7 月 1 日，收到第一年利息

利息收入 = 100 000 ×3% = 3 000（元）

借：银行存款   3 000

    贷：其他应收款——应收利息   3 000

（3）发生的其他各种应收、暂付款项等，借记"其他应收款"科目，贷记"银行存款"、"库存现金"等科目；收回或转销各种款项时，借记"库存现金"、"银行存款"等科目，贷记"其他应收款"科目。

【例 2 - 44】某医院将一处闲置门面房以经营租赁方式出租给某商户，每月租金 20 000 元，假设双方约定按月支付租金。201 × 年 1 月 31 日，某医院尚未收到该商户当月应当缴纳的租金。2 月 25 日，某医院收到该商户缴纳的 1 月份和 2 月份两个月的租金，共计 40 000 元。

财会部门根据有关凭证，作会计分录如下：

201 × 年 1 月 31 日

借：其他应收款——某商户   20 000

    贷：其他收入   20 000

201 × 年 2 月 25 日

借：银行存款   40 000

    贷：其他收入   20 000

其他应收款——某商户　　　　　　　　　　　　　20 000

实行定额备用金制度的医院，对于领用的备用金应定期向财会部门报销。财会部门根据报销数用现金补足备用金定额时，借记有关科目，贷记"库存现金"、"银行存款"科目，报销数和拨补数都不再通过"其他应收款"科目核算。

【例 2 - 45】 201×年 1 月 1 日，某医院设备科借备用金 500 元。201×年 3 月 25 日采购维修材料 300 元到财务科报销。

财会部门根据有关凭证，作会计分录如下：

201×年 1 月 1 日

借：其他应收款——备用金　　　　　　　　　　　　500

　　贷：库存现金　　　　　　　　　　　　　　　　　　500

201×年 3 月 25 日

借：库存物资　　　　　　　　　　　　　　　　　　300

　　贷：库存现金　　　　　　　　　　　　　　　　　　300

（4）医院应当于每年年度终了，对其他应收款进行全面检查，计提坏账准备。对于账龄超过规定年限、确认无法收回的其他应收款，应当按照有关规定报经批准后，按照无法收回的其他应收款金额，借记"坏账准备"科目，贷记"其他应收款"科目。

如果已转销的其他应收款在以后期间又收回，应按实际收回的金额，借记"其他应收款"科目，贷记"坏账准备"科目；同时，借记"银行存款"等科目，贷记"其他应收款"科目。

四、坏账准备

（一）坏账的概念

坏账是指医院无法收回或收回的可能性极小的应收款项。由于发生坏账而产生的损失，称为坏账损失。医院在会计期末，应当分析应收款项的可收回性，对预计可能产生的坏账损失计提坏账准备，确认坏账损失并计入当期费用。

医院在判断坏账时，应当具体分析各应收款项的特性、金额的大小、信用期限、债务人的信誉和当时的财务状况等因素。一般来讲，医院对有确凿证据表明确实无法收回的应收款项，如应收医疗款中因违规管理医保拒付的部分和病人无力支付的部分，其他应收款中因债务人已撤销、破产、资不抵债、现金流量严重不足等而无法收回的部分，按医院管理权限，报经批准后作为坏账损失。

（二）坏账损失的核算方法

应收款项坏账损失的核算方法主要有两种：一是直接转销法；二是备抵法。直接转销法是指只有在坏账实际发生时，才将坏账损失予以确认，并冲销应收款项。而备抵法是采用一定的方法按期预计坏账损失，计提坏账准备，计入当期费用，当某项应收款项全部或部分被确认已经成为坏账时，按确认的坏账金额冲减已计提的坏账准备，同时转销相应的应收款项的一种核算方法。

医院应当采用备抵法核算坏账损失。计提坏账准备的范围为应收医疗款和其他应收款。医院应当根据应收款项的实际可收回情况合理计提坏账准备，不得多提或少提。

医院应当于每年年度终了，对应收款项进行全面检查，分析其可收回性，对预计可能产生的坏账损失计提坏账准备、确认坏账损失并计入当期费用。计提坏账准备的方法由医院根据应收款项的性质等自行确定，可以采用的方法有应收款项余额百分比法、账龄分析法、个别认定法等。医院应当以适当方式列出目录，具体注明计提坏账准备的范围、提取方法、账龄的划分和提取比例，并按照管理权限报经批准。坏账准备提取方法一经确定，不得随意变更。如需变更，应当按照管理权限报经批准，并在会计报表附注中予以说明。医院在确定坏账准备的计提比例时，应当根据医院以往的经验、债务人或债务单位的还款能力，以及其他相关信息合理地估计。

医院每期应补提或者冲减的坏账准备可按照以下公式计算：

$$\begin{array}{l}\text{当期应补提（或冲}\\ \text{减）的坏账准备}\end{array} = \begin{array}{l}\text{当期按应收医疗款和其他应收款}\\ \text{计算应计提的坏账准备金额}\end{array}$$

$$-\text{坏账准备科目贷方余额（或 + 坏账准备科目借方余额）}$$

按照上述公式，如果当期按应收款项计算应提坏账准备金额大于"坏账准备"科目的贷方余额，应当按其差额提取坏账准备；如果当期按应收款项计算应提坏账准备金额小于"坏账准备"科目的贷方余额，应按其差额冲减前期已提取的坏账准备。

（三）坏账准备的会计处理

1. 会计科目设置

医院应当设置"坏账准备"科目，核算医院对应收医疗款和其他应收款提取的坏账准备。该科目属于资产备抵科目，借方登记坏账准备的减少，贷方登记坏账准备的增加，期末贷方余额反映医院提取的坏账准备金额。

2. 主要账务处理

（1）提取坏账准备时，借记"管理费用"科目，贷记"坏账准备"科目；冲减坏账准备时，借记"坏账准备"科目，贷记"管理费用"科目。

（2）医院同医疗保险机构结算时，存在医院因违规治疗等管理不善原因被医疗保险机构拒付情况的，按照拒付金额，借记"坏账准备"科目，贷记"应收医疗款"科目。

（3）对于账龄超过规定年限并确认无法收回的应收医疗款或其他应收款，应当按照有关规定报经批准后，按照无法收回的应收款项金额，借记"坏账准备"科目，贷记"应收医疗款"、"其他应收款"

科目。

如果已转销的应收医疗款、其他应收款在以后期间又收回，按照实际收回的金额，借记"应收医疗款"、"其他应收款"科目，贷记"坏账准备"科目；同时，借记"银行存款"等科目，贷记"应收医疗款"、"其他应收款"科目

3. 坏账准备的具体计提方法举例

①应收款项余额百分比法

应收款项余额百分比法，是根据会计期末应收款项的余额和估计的坏账比率，估计坏账损失，计提坏账准备的方法。

【例2－46】201×年12月31日，某医院应收医疗款余额为100 000元，该医院估计有4%的应收医疗款可能无法收回，因此确定坏账准备的提取比例为应收医疗款余额的4%。（假设该医院在201×年度之前未曾计提过坏账准备。）次年10月，该医院发现有2 000元的应收医疗款已经确实无法收回，将其确认为坏账损失。次年12月31日，该医院应收医疗款余额为200 000元（假定坏账准备的计提比率仍然为年末应收款余额的4%）。

财会部门根据有关凭证，作会计分录如下：

201×年12月31日

该医院应计提的坏账准备金额为：

应计提的坏账准备金额 = 100 000 × 4% = 4 000（元）

借：管理费用　　　　　　　　　　　4 000

　　贷：坏账准备　　　　　　　　　　　　　4 000

次年10月

借：坏账准备　　　　　　　　　　　2 000

　　贷：应收账款　　　　　　　　　　　　　2 000

次年12月31日

该医院次年末"坏账准备"科目余额应为：

200 000 × 4% = 8 000（元）

年末计提坏账准备前，"坏账准备"科目的贷方余额为：

4 000 - 2 000 = 2 000（元）

次年末应补提的坏账准备金额为：

8 000 - 2 000 = 6 000（元）

借：管理费用   6 000

  贷：坏账准备   6 000

②账龄分析法

账龄分析法，是根据应收款项账龄的长短来估计坏账的方法。账龄指的是债务人所欠账款的时间。虽然应收账款能否收回以及能收回多少，不一定完全取决于时间的长短，但一般来说，账龄越长，发生坏账的可能性就越大。

【例 2 - 47】201 × 年 12 月 31 日，某医院应收医疗款金额、账龄、根据经验估计的坏账损失比率及预计坏账损失金额如表 2 - 2所示。

表 2 - 2

应收医疗款账龄	应收医疗款金额	估计损失（％）	预计损失金额
1 年以内	200 000	5%	10 000
1~2 年（含 1 年）	100 000	20%	20 000
2~3 年（含 2 年）	50 000	40%	20 000
3 年以上（含 3 年）	10 000	60%	6 000
合 计	360 000		56 000

由上表可知，该医院在 201 × 年 12 月 31 日的 360 000 元应收医疗款金额预计坏账损失为 56 000 元，假定期初"坏账准备"科目的

账面余额为 30 000 元，则当期应补提的坏账准备金额 26 000 元，计算过程如下：

当期应补提的坏账准备金额 = 56 000 – 30 000 = 26 000（元）

财会部门根据有关凭证，作会计分录如下：

201×年 12 月 31 日

借：管理费用　　　　　　　　　　　　　　　　26 000

　　贷：坏账准备　　　　　　　　　　　　　　　　26 000

需要说明的是，在采用账龄分析法计提坏账准备时，收到债务单位当期偿还的部分债务后，剩余的应收款项，不应改变其账龄，仍应按原账龄加上本期应增加的账龄确定；在存在多笔应收款项、且各笔应收款项账龄不同的情况下，收到债务单位当期偿还的部分债务，应当逐笔认定收到的是哪一笔应收款项；如果确实无法认定的，按照先发生先收回的原则确定，剩余应收账款的账龄按上述同一原则确定。

③个别认定法

个别认定法就是根据每一项应收账款的情况来估计坏账损失的方法。

在采用账龄分析法、余额百分比法等方法的同时，如果某项应收款项的可收回性与其他各项应收款项存在明显的差别（例如，债务单位所处的特定地区等），导致该项应收款项如果按照与其他应收款项同样的方法计提坏账准备将无法真实地反映其可收回金额的，可对该项应收款项采用个别认定法计提坏账准备，在同一会计期间内运用个别认定法的应收款项，应从用其他方法计提坏账准备的应收款项中剔除。

五、预付账款

（一）预付账款概述

医院的预付账款，是指医院预付给商品供应单位或者服务提供单位的款项。

（二）预付账款的会计处理

1. 会计科目设置

医院应当设置"预付账款"科目，核算医院预付给商品供应单位或者服务提供单位的款项；并在该科目下按商品供应单位或服务提供单位设置明细账，进行明细核算。

该科目属于资产类科目，借方登记预付账款的增加，贷方登记预付账款的减少，期末借方余额反映医院实际预付尚未结算的款项。

2. 主要账务处理

（1）因采购设备等而预付款项时，按照实际预付的金额，借记"预付账款"科目，贷记"银行存款"等科目。

【例2-48】2012年2月10日，某医院与某医疗设备厂签订了购买合同，合同约定：某医院从该厂购买两台医疗设备，每台价款为100 000元；某医院于2012年2月15日支付该厂10%预付价款，该厂应在2012年4月10日前将设备运抵某医院并负责调试成功，某医院于验收合格当日支付该厂85%价款，待使用1年后若无质量问题再支付5%尾款。2012年2月15日，某医院按合同约定支付该厂预付价款20 000元。假定该医院购买两台医疗设备的资金为自有资金。

财会部门根据有关凭证，作会计分录如下：

2012年2月15日

借：预付账款——某医疗设备厂 20 000

　　贷：银行存款 20 000

（2）收到所购设备等时，按照应计入购入资产成本的金额，借记"固定资产"等科目，按预付的款项，贷记"预付账款"科目，按退回或补付的款项，借记或贷记"银行存款"等科目。

【例2-49】承【例2-48】，2012年4月5日，该厂将设备运抵某医院并调试成功，某医院经验收合格后，按约定于当日支付该厂170 000元。2013年4月5日，某医院按合同约定支付该厂医疗设备尾款10 000元。

财会部门根据有关凭证，作会计分录如下：

2012年4月5日

借：固定资产——××医疗设备　　　　　　　200 000

　　贷：预付账款——某医疗设备厂　　　　　　　20 000

　　　　应付账款——某医疗设备厂　　　　　　　10 000

　　　　银行存款　　　　　　　　　　　　　　170 000

2013年4月5日

借：应付账款——某医疗设备厂　　　　　　　　10 000

　　贷：银行存款　　　　　　　　　　　　　　　10 000

（3）医院应当于每年年度终了，对预付账款进行检查。如果有确凿证据表明预付账款并不符合预付款项性质，或者因供货单位破产、撤销等原因已无望再收到所购货物的，应当先将其转入其他应收款，然后再按规定进行处理。预付账款转入其他应收款前后的账龄可连续计算。将预付账款账面余额转入其他应收款时，借记"其他应收款"科目，贷记"预付账款"科目。

【例2－50】承【例2－48】，假设该厂未能按合同约定在2012年4月10日前向某医院提供医疗设备。5月31日，该厂因经营困难，向法院申请破产。某医院预计无望收到所购货物。2013年2月10日，该厂破产清算结束，该医院确定无法收回预付价款，经批准予以转销。

财会部门根据有关凭证，作会计分录如下：

2012年5月31日

借：其他应收款——某医疗设备厂　　　　　　　20 000

贷：预付账款——某医疗设备厂 20 000

2012 年 12 月 31 日，医院对其应收医疗款和其他应收款（包括由预付账款转入的其他应收款）计提坏账准备，会计分录略。

2013 年 2 月 10 日

借：坏账准备 20 000

　　贷：其他应收款——某医疗设备厂 20 000

第四节　存　　货

一、存货概述

存货是指医院为开展医疗服务及其他活动而储存的低值易耗品、卫生材料、药品、其他材料、在加工物资等。

医院的存货主要有以下特征：

1. 医院持有存货的目的是为了出售给病人用于治疗，或者在从事医疗服务及其他活动中加以耗用，它既不是为了投资增值，也不是为了长期持有，即它往往会在短期内被使用或者流出医院，这使得存货与投资、固定资产、无形资产等区分开来。

2. 医院存货的状态可能是多样的，它有可能是药品或者其他外购物资，可以直接出售给病人或者直接用于提供医疗服务及从事其他业务活动；它有可能是购入的可以直接耗用的或者尚需加工的材料等；它也有可能是尚处于生产过程但尚未制成产成品的在加工物资等。

二、取得存货的计量

库存物资在取得时，应当以其成本入账。取得的库存物资单独发生的运杂费，能够直接计入医疗业务成本的，计入医疗业务成本；不能直接计入医疗业务成本的，计入管理费用。

1. 外购的库存物资，其成本按照采购价格（含增值税额）确定。

2. 自制的库存物资加工完成并验收入库，其成本按照所发生的实际成本（包括耗用的直接材料费用、发生的直接人工费用和分配的间接费用）确定。

直接材料指直接耗用、构成所生产物资实体的材料。生产物资所耗用的直接材料能单独区分的直接计入所生产药品、材料的成本；生产多种药品/材料共同耗用的材料应采用适当方法分配计入各种药品、材料的成本。

直接人工指医院专门从事、直接进行物资生产人员的薪酬。生产物资所耗用的直接人工能单独区分的直接计入所生产药品、材料的成本；生产多种药品/材料共同耗用的直接人工应采用适当方法分配计入各种药品、材料的成本。

间接费用指上述直接费用以外的归属于自制物资成本的费用，包括专门从事物资生产管理但不直接进行物资生产人员的薪酬、生产场所的办公水电费、生产厂房及设备折旧修理费等。生产物资所发生的间接费用应先进行归集，期末按适当方法分配计入有关药品、材料的成本。

3. 委托外单位加工收回的库存物资，其成本按照所发生的实际成本（包括加工前发出物资的成本和支付的加工费）确定。

4. 接受捐赠的库存物资，其成本比照同类或类似物资的市场价格或有关凭据注明的金额确定。

三、发出存货的计量

存货在发出时，应当根据实际情况采用个别计价法、先进先出法或者加权平均法，确定发出存货的实际成本。计价方法一经确定，不得随意变更。

（一）个别计价法

个别计价法，亦称个别认定法、具体辨认法，其特征是注重所发出存货具体项目的实物流转与成本流转之间的联系，逐一辨认各批发出存货和期末存货所属的购进批别或生产批别，分别按其购入或生产时所确定的单位成本计算各批发出存货和期末存货的成本。即把每一种存货的实际成本作为计算发出存货成本和期末存货成本的基础。

（二）先进先出法

先进先出法是以先购入的存货应先发出（出售或耗用）这样一种存货实物流动假设为前提，对发出存货进行计价。采用这种方法，先购入的存货成本在后购入存货成本之前转出，据此确定发出存货和期末存货的成本。

（三）加权平均法

加权平均法，亦称全月一次加权平均法，是指以当月全部进货数量加上月初存货数量作为权数，去除当月全部进货成本加上月初存货成本，计算出存货的加权平均单位成本，以此为基础计算当月发出存货的成本和期末存货的成本。

计算存货的平均单位成本的公式如下：

$$存货单位成本 = \left[月初库存存货的实际成本 + \sum \left(\begin{matrix}本月各批进货的\\实际单位成本\end{matrix} \times \right.\right.$$

$$\left.\left.本月各批进货的数量\right)\right] / (月初库存存货数量$$

$$+ 本月各批进货数量之和)$$

本月发出存货的成本 ＝ 本月发出存货的数量 × 存货单位成本

本月月末库存存货成本 ＝ 月末库存存货的数量 × 存货单位成本

四、存货的会计处理

（一）会计科目的设置

1. "库存物资"科目

医院应当设置"库存物资"科目，核算医院为了开展医疗服务及其辅助活动而储存的药品、卫生材料、低值易耗品、其他材料的实际成本。该科目应当按照库存物资的类别，设置"药品"、"卫生材料"、"低值易耗品"和"其他材料"一级明细科目。"药品"一级明细科目下应设置"药库"、"药房"两个二级明细科目，并按西药、中成药、中草药设置三级明细科目，进行明细核算。

该科目属于资产类科目，借方登记库存物资的增加，贷方登记库存物资的减少，期末借方余额反映医院库存物资的实际成本。

医院物资管理等部门应当在本科目明细账下，按品名、规格设置数量金额明细账，仓库应设置实物收、发、存数量明细账和卡。

2. "在加工物资"科目

医院应当设置"在加工物资"科目，核算医院自制或委托外单位加工的各种药品、卫生材料等物资的实际成本。该科目应按"自制物资"和"委托加工物资"设置一级明细科目，并按照物资类别或品种设置明细账，进行明细核算。自制药品、卫生材料的，应当在本科目的相关明细科目下归集自制药品、卫生材料等发生的直接材料、直接人工（专门从事药品、卫生材料等物资制造的生产工人工资）等直接费用；生产多种药品、卫生材料发生的间接费用，在本科目的"自制物资"一级明细科目下单独设置"间接费用"二级明细科目予以归集，会计期末，再按一定的分配标准和方法，分配计入有关药品、卫生材料的成本。

该科目属于资产类科目，借方登记在加工物资的增加，贷方登记在加工物资的减少，期末借方余额反映医院自制或委托外单位加工但尚未完工的各种物资的实际成本。

（二）库存物资的主要账务处理

1. 取得库存物资

（1）外购的库存物资，其成本按照采购价格（含增值税额，下同）确定。

外购的物资验收入库，按确定的成本，借记"库存物资"科目，贷记"银行存款"、"应付账款"等科目。

使用财政补助、科教项目资金购入的物资验收入库，按确定的成本，借记"库存物资"科目，贷记"待冲基金"科目；同时，按照实际支出金额，借记"财政项目补助支出"、"科教项目支出"等科目，贷记"财政补助收入"、"零余额账户用款额度"、"银行存款"等科目。

（2）自制的库存物资加工完成并验收入库，按照所发生的实际成本（包括发生的直接材料费用、发生的直接人工费用和分配的间接生产费用），借记"库存物资"科目，贷记"在加工物资"科目。

（3）委托外单位加工收回的库存物资，按照所发生的实际成本（包括加工前发出物资的成本和支付的加工费），借记"库存物资"科目，贷记"在加工物资"科目。

（4）接受捐赠的库存物资，其成本比照同类物资的市场价格或有关凭据注明的金额确定。接受捐赠的物资验收入库，按照确定的成本，借记"库存物资"科目，贷记"其他收入"科目。

2. 发出库存物资

（1）开展业务活动领用或加工发出库存物资，按照其实际成本，借记"医疗业务成本"、"在加工物资"、"管理费用"等科目，贷记"库存物资"科目。

低值易耗品应当于内部领用时一次性摊销，个别价值较高或领用报废相对集中的，可采用五五摊销法。

（2）药房从药库领取药品，按照领取药品的成本，借记"库存物资——药品——药房"科目，贷记"库存物资——药品——药库"。确认药品收入结转药品成本时，按照发出药品的实际成本，借记"医疗业务成本"科目，贷记"库存物资——药品——药房"科目。

（3）确认卫生材料收入结转材料成本时，按照发出材料的实际成本，借记"医疗业务成本"科目，贷记"库存物资"科目。

（4）对外捐赠发出库存物资，按照其实际成本，借记"其他支出"科目，贷记"库存物资"科目。

（5）使用财政补助、科教项目资金形成的库存物资，应在发出、领用物资时，按发出物资对应的待冲基金金额，借记"待冲基金"科目，贷记"库存物资"科目。

（6）低值易耗品报废时，应按报废低值易耗品的残料变价收入扣除相关处置费用后的金额，借记"库存现金"、"银行存款"等科目，贷记"医疗业务成本"、"管理费用"等科目或"应缴款项"科目〔按规定上缴时〕。

3. 库存物资的清查盘点

医院的各种库存物资，应当定期进行清查盘点，每年至少盘点一次。对于发生的盘盈、盘亏以及变质、毁损等物资，应当先记入"待处理财产损溢"科目，并及时查明原因，根据管理权限报经批准后及时进行账务处理：

（1）盘盈的库存物资，按比照同类或类似物资的市场价格确定的价值，借记"库存物资"科目，贷记"待处理财产损溢——待处理流动资产损溢"科目。报经批准处理时，借记"待处理财产损溢——待处理流动资产损溢"科目，贷记"其他收入"科目。

（2）盘亏、变质、毁损的库存物资，按照库存物资账面余额减去该物资对应的待冲基金数额后的金额，借记"待处理财产损溢——待处理流动资产损溢"科目，按该库存物资对应的待冲基金数额，借记"待冲基金"科目，按该库存物资账面余额，贷记"库存物资"科目。

报经批准处理时，按照相关待处理财产损溢金额扣除可以收回的保险赔偿和过失人的赔偿等后的金额，借记"其他支出"科目，按照已收回或应收回的保险赔偿和过失人赔偿等，借记"库存现金"、"银行存款"、"其他应收款"等科目，按照相关待处理财产损溢的账面余额，贷记"待处理财产损溢——待处理流动资产损溢"科目。

（三）在加工物资的主要账务处理

1. 自制物资

（1）为自制物资领用库存药品、材料等，借记"在加工物资——自制物资——××药品、材料"科目，贷记"库存物资"科目。

（2）专门从事物资制造的人员发生的直接人工费用，借记"在加工物资——自制物资——××药品、材料"科目，贷记"应付职工薪酬"、"应付福利费"、"应付社会保障费"等科目。

（3）为自制物资发生其他直接费用，借记"在加工物资——自制物资——××药品、材料"科目，贷记"银行存款"等科目。

（4）为自制物资发生的间接费用，借记"在加工物资——自制物资——间接费用"科目，贷记"银行存款"、"应付职工薪酬"等科目。

期末按照受益对象及规定的标准和方法分配间接费用时，借记"在加工物资——自制物资——××药品、材料"科目，贷记"在加工物资——自制物资——间接费用"科目。

间接费用一般可以按生产工人工资、生产工人工时、机器工时、耗用材料的数量或成本、直接费用（直接材料和直接人工）或药品、材料产量等进行分配。医院可根据自己的具体情况自行选择分配方法。分配方法一经确定，不得随意变更。

（5）已经制造完成并验收入库的药品、卫生材料，按所发生的实际成本（包括直接生产费用和分配的间接生产费用），借记"库存物资"科目，贷记"在加工物资——自制物资"科目。

2. 委托加工物资

（1）发给外单位加工的药品、卫生材料等，按照其实际成本，借记"在加工物资——委托加工物资"科目，贷记"库存物资"科目。

（2）医院支付加工费用，按实际支付的金额，借记"在加工物资——委托加工物资"科目，贷记"银行存款"等科目。

（3）委托加工完成的药品、卫生材料等验收入库，按加工前发出物资的成本和加工成本，借记"库存物资"科目，贷记"在加工物资——委托加工物资"科目。

五、药品的核算

药品是医院为了开展医疗服务、用于诊断和治疗疾病的特殊商品，是医疗服务必不可少的物资保证和重要手段，是医院最重要的一种存货。在医院的医疗服务过程中，药品的消耗占医院各种物资消耗的比重很大，药品的采购、储备、周转与处置关系到医院医疗服务的开展，是医院存货管理的重点。

药品通过"库存物资——药品"、"在加工物资——自制物资、委托加工物资"科目核算；"药品"明细科目下还需区分"药库"、"药房"，进而区分"西药"、"中成药"、"中草药"进行明细核算。

（一）外购药品

购入药品验收入库时，借记"库存物资——药品"科目，贷记"银行存款"、"应付账款"、"待冲基金"等科目。

1. 货款尚未支付，药品已验收入库

【例2-51】201×年2月5日，某医院从医药公司购入西药200 000元（含增值税，下同），中成药100 000元，中草药10 000元，价款尚未支付，当日收到药品，经验收合格入库。3月10日，某医院以银行存款支付了药品价款310 000元。

财会部门根据有关凭证，作会计分录如下：

201×年2月5日

借：库存物资——药品——药库——西药　　　　200 000

　　　　　　　　　　　　　——中成药　　　　100 000

　　　　　　　　　　　　　——中草药　　　　 10 000

　　贷：应付账款　　　　　　　　　　　　　　　　310 000

2. 货款已支付或开出、承兑商业汇票，同时药品已验收入库

【例2-52】201×年2月10日，某医院向某药厂购入一批中草药，药品价款为150 000元，于当日验收入库，同时开出银行承兑汇票。财会部门根据有关凭证，作会计分录如下：

借：库存物资——药品——药库——中草药　　150 000

　　贷：应付票据　　　　　　　　　　　　　　　150 000

（二）自制药品

1. 从药库领用药品等用于加工时，借记"在加工物资——自制物资——××药品"科目，贷记"库存物资——药品、卫生材料——药库"科目。

2. 加工过程中发生生产费用

（1）加工过程中发生直接生产费用时，借记"在加工物资——自制物资——××药品"科目，贷记"银行存款"、"应付职工薪酬"等科目。

（2）加工过程中发生间接生产费用时，借记"在加工物资——自制物资——间接费用"科目，贷记"银行存款"、"累计折旧"、"应付职工薪酬"等科目。

会计期末，按照受益对象和规定的标准和方法进行分配时，借记"在加工物资——自制物资——××药品"科目，贷记"在加工物资——自制物资——间接费用"科目。

3. 已经生产完成并验收入库的药品，按所发生的实际成本（包括直接生产费用和分配的间接生产费用），借记"库存物资——药品——药库"科目，贷记"在加工物资——自制物资——××药品"科目。

需要注意的是，如果医院月末既有完工入库药品，又有未完工药品，则需采用合理方法将生产费用在完工药品和未完工药品之间进行分配，确定完工入库药品的成本。医院本月完工药品成本的计算公式可以表达如下：

本月完工药品成本 = 月初未完工药品成本 + 本月发生生产费用
－ 月末未完工药品成本

【例 2 - 53】201×年3月初，某医院制剂室从中药库领用了两批中草药，账面价值分别为 80 000 元和 60 000 元，分别用于加工中成药蜜丸甲和蜜丸乙。加工过程中，蜜丸甲耗用直接人工 80 工时，蜜丸乙耗用直接人工 60 工时，每工时职工薪酬为 20 元。3月底，中成药制作完成，经验收入库，共发生间接生产费用 4 200 元（假定均为固定资产折旧）。间接费用分摊标准为生产蜜丸所耗用的直接人工工时。财会部门根据有关凭证，作会计分录如下：

（1）201×年3月初，领用中草药

借：在加工物资——自制物资——蜜丸甲　　80 000

　　　　　　　　　　　　　——蜜丸乙　　60 000

　　贷：库存物资——药品——药库——中草药　　140 000

（2）201×年3月，加工过程中发生直接生产费用

蜜丸甲直接人工费用 = 80 × 20 = 1 600（元）

蜜丸乙直接人工费用 = 60 × 20 = 1 200（元）

借：在加工物资——自制物资——蜜丸甲　　1 600

　　贷：应付职工薪酬　　1 600

借：在加工物资——自制物资——蜜丸乙　　1 200

　　贷：应付职工薪酬　　1 200

（3）201×年3月，加工过程中发生间接生产费用

借：在加工物资——自制物资——间接费用　　4 200

　　贷：累计折旧　　4 200

（4）201×年3月底，分配加工过程中发生的间接生产费用

按耗用的直接人工分摊间接生产费用

蜜丸甲间接生产费用 = [80 / (80 + 60)] × 4 200 = 2 400（元）

蜜丸乙间接生产费用 = [60 / (80 + 60)] × 4 200 = 1 800（元）

借：在加工物资——自制物资——蜜丸甲　　2 400

　　　　　　　　　　　　　——蜜丸乙　　1 800

　　贷：在加工物资——自制物资——间接费用　　4 200

（5）201×年3月底，加工完成的中成药验收入库

借：库存物资——药品——药库——中成药——蜜丸甲

　　　　　　　　　　　　　　　　　　84 000

　　　　　　　　　　　　　　　——蜜丸乙

　　　　　　　　　　　　　　　　　　63 000

贷：在加工物资——自制物资——蜜丸甲　　　　84 000

　　　　　　　　　　　——蜜丸乙　　　　63 000

【例 2 - 54】201×年 3 月初，某医院制剂室从中药库领用了两批中草药，账面价值分别为 80 000 元和 60 000 元，分别用于加工中成药蜜丸甲和蜜丸乙，全部中草药在生产开始时一次性投入。加工过程中，蜜丸甲耗用直接人工 80 工时，蜜丸乙耗用直接人工 36 工时，每工时职工薪酬为 20 元。3 月底，蜜丸甲全部完工入库，蜜丸乙完工入库 60 000 丸，还有 40 000 丸尚未完工。3 月份生产甲、乙两种蜜丸共发生间接生产费用 4 200 元（假定均为固定资产折旧）。假定：（1）间接费用分摊标准为生产蜜丸所耗用的直接人工工时；（2）医院未完工蜜丸乙成本按照其所耗用的原材料费用计算（每丸耗用 0.6 元中草药），其他费用全部由完工蜜丸负担；（3）蜜丸甲和蜜丸乙均无月初未完工成本。财会部门根据有关凭证，作会计分录如下：

（1）201×年 3 月初，领用中草药

借：在加工物资——自制物资——蜜丸甲　　　　80 000

　　　　　　　　　　　——蜜丸乙　　　　60 000

　　贷：库存物资——药品——药库——中草药　　140 000

（2）201×年 3 月，加工过程中发生直接生产费用

蜜丸甲直接人工费用 = 80 × 20 = 1 600（元）

蜜丸乙直接人工费用 = 36 × 20 = 720（元）

借：在加工物资——自制物资——蜜丸甲　　　1 600

　　贷：应付职工薪酬　　　　　　　　　　　　1 600

借：在加工物资——自制物资——蜜丸乙　　　720

　　贷：应付职工薪酬　　　　　　　　　　　　720

（3）201×年 3 月，加工过程中发生间接生产费用

借：在加工物资——自制物资——间接费用　　　4 200

— 80 —

贷：累计折旧 4 200

（4）201×年3月底，分配加工过程中发生的间接生产费用

按耗用的直接人工分摊间接生产费用

蜜丸甲间接生产费用＝［80/（80＋36）］×4 200＝2 896（元）

蜜丸乙间接生产费用＝［36/（80＋36）］×4 200＝1 304（元）

借：在加工物资——自制物资——蜜丸甲 2 896

——蜜丸乙 1 304

贷：在加工物资——自制物资——间接费用 4 200

（5）201×年3月底，加工完成的中成药验收入库

蜜丸甲完工成本＝80 000＋1 600＋2 896＝84 496（元）

蜜丸乙完工成本＝60 000＋720＋1 304－0.6×40 000

＝62 024－24 000

＝38 024（元）

借：库存物资——药品——药库——中成药——蜜丸甲

84 496

——蜜丸乙

38 024

贷：在加工物资——自制物资——蜜丸甲 84 496

——蜜丸乙 38 024

（三）委托加工药品

1. 从药库领用药品等用于加工时，借记"在加工物资——委托加工物资——××药品"科目，贷记"库存物资——药品、卫生材料——药库"科目。

2. 支付加工费用，按实际支付的金额，借记"在加工物资——委托加工物资——××药品"科目，贷记"银行存款"等科目。

3. 委托加工完成的药品验收入库，按加工前发出物资的成本和

加工成本，借记"库存物资——药品——药库"科目，贷记"在加工物资——委托加工物资——××药品"科目。

【例2-55】201×年3月5日，某医院中药库发出一批中草药，委托某加工厂进行切片。这批中草药每公斤75元，共发出100公斤。3月15日，某医院收到加工完成的已切片中草药并验收入库，以银行存款支付加工费2 000元。财会部门根据有关凭证，作会计分录如下：

（1）201×年3月5日，发出待加工中草药

发出中草药成本 = 75 × 100 = 7 500（元）

借：在加工物资——委托加工物资——切片中草药　7 500

　　贷：库存物资——药品——药库——中草药　　　　7 500

（2）201×年3月15日，支付加工费用

借：在加工物资——委托加工物资——切片中草药　2 000

　　贷：银行存款　　　　　　　　　　　　　　　　　2 000

（3）201×年3月15日，加工完成的中草药验收入库

借：库存物资——药品——药库——中草药　　　　　9 500

　　贷：在加工物资——委托加工物资——切片中草药　9 500

（四）接受捐赠、无偿调入药品

医院接受捐赠、无偿调拨的药品，应当按照所确定的成本，借记"库存物资——药品——药库"科目，贷记"其他收入——捐赠收入"科目。

【例2-56】201×年3月10日，某医院与B药厂签订了一项药品捐赠协议，协议约定，B药厂将一批西药无偿捐赠给某医院，这批西药在B药厂的账面价值为10万元，市场价格为15万元。4月10日，某医院收到B药厂捐赠的药品，并验收入库。财会部门根据有关凭证，作会计分录如下：

借：库存物资——药品——药库——西药　　　　150 000

　　贷：其他收入——捐赠收入　　　　　　　　　　150 000

（五）药房领用药品

药房从药库领取药品，按照领取药品的成本，借记"库存物资——药品——药房"科目，贷记"库存物资——药品——药库"科目。

【例2-57】201×年3月末，某医院西药库报来门诊药房领用西药120 000元，住院药房领用西药160 000元；中药库报来门诊药房领用中成药60 000元、中草药45 000元，住院药房领用中成药50 000元、中草药10 000元。财会部门根据有关凭证，作会计分录如下：

（1）西药出库

借：库存物资——药品——药房——西药　　　　280 000

　　贷：库存物资——药品——药库——西药　　　　280 000

（2）中药出库

借：库存物资——药品——药房——中成药　　　110 000

　　　　　　　　　　　　　　　——中草药　　　　55 000

　　贷：库存物资——药品——药库——中成药　　　110 000

　　　　　　　　　　　　　　　——中草药　　　　55 000

（六）药房药品退库

药房将药品退回药库，按照领取药品的成本，借记"库存物资——药品——药库"科目，贷记"库存物资——药品——药房"科目。

【例2-58】201×年3月15日，某医院住院药房发现从药库领用的某针剂质量存在问题，办理退库手续。该针剂每支成本为10.5元，共退库500支。财会部门根据有关凭证，作会计分录如下：

借：库存物资——药品——药库——西药　　　　5 250

贷：库存物资——药品——药房——西药　　　　　5 250

（七）药品销售

药房卖出药品结转药品销售成本时，按卖出药品的实际成本，借记"医疗业务成本"科目，贷记"库存物资——药品——药房"科目。

药品销售成本计算方法：

1. 直接法：直接从药房应用软件系统中统计当月各药房销售成本。

2. 倒挤法：首先月底医院应对各药房进行盘点，盘出各药房库存数；其次，计算当月药房药品销售成本，计算公式如下：

当月药房药品销售成本＝上月末药房药品库存数＋本期药房药品领用数
－本月盘点药房药品库存数

【例2－59】201×年4月，某医院药房报来当日销售药品处方成本，其中门诊药房药品销售成本 3 050 000 元，其中西药销售成本 2 000 000 元、中成药销售成本 900 000 元、中草药销售成本 150 000 元；住院药房药品销售成本 4 200 000 元，其中西药销售成本 2 665 000 元、中成药销售成本 1 360 000 元、中草药销售成本 175 000 元。财会部门根据有关凭证，作会计分录如下：

借：医疗业务成本　　　　　　　　　　　7 250 000
　　贷：库存物资——药品——药房——西药　4 665 000
　　　　　　　　　　　　　　　　——中成药　2 260 000
　　　　　　　　　　　　　　　　——中草药　325 000

（八）捐出、无偿调出药品

对外捐出、无偿调出药品，按照其实际成本，借记"其他支出"科目，贷记"库存物资——药品——药库"科目。

【例2－60】201×年4月5日，某医院将一批西药捐赠给某贫困县人民医院，这批西药成本为 850 000 元。财会部门根据有关凭证，作会计分录如下：

借：其他支出   850 000

    贷：库存物资——药品——药库——西药   850 000

（九）取得、发出财政补助、科教项目资金形成的药品

1. 使用财政补助、科教项目资金购入的药品验收入库，按确定的成本，借记"库存物资——药品"科目，贷记"待冲基金"科目；同时，按照实际支出金额，借记"财政项目补助支出"、"科教项目支出"等科目，贷记"财政补助收入"、"零余额账户用款额度"、"银行存款"等科目。

2. 使用财政补助、科教项目资金形成的药品，应在发出、领用时，按发出药品对应的待冲基金金额，借记"待冲基金"科目，贷记"库存物资——药品"科目。

【例 2－61】201×年 2 月 3 日，某医院从医药公司购入一批科研实验用西药，价款为 5 000 元，由科研项目经费支付。当日收到药品，经验收合格入库，并以银行存款支付了药品价款。2 月 22 日，医院实验室实际领用该批药品进行实验。财会部门根据有关凭证，作会计分录如下：

（1）201×年 2 月 3 日购入科研实验用西药

借：库存物资——药品——药库——西药   5 000

    贷：待冲基金   5 000

借：科教项目支出   5 000

    贷：银行存款   5 000

（2）2 月 22 日领用发出药品

借：待冲基金   5 000

    贷：库存物资——药品——药库——西药   5 000

（十）药品盘盈盘亏

1. 会计科目设置

医院应当设置"待处理财产损溢"科目，核算医院在清查财产过程中查明的各种财产盘盈、盘亏和毁损的价值。并在该科目下设置"待处理流动资产损溢"、"待处理非流动资产损溢"明细科目。

该科目是资产类科目，借方登记医院的财产损失，贷方登记医院的财产盈余，期末如为借方余额，反映医院尚未处理的各种财产的净损失；期末如为贷方余额，反映尚未处理的各种财产物资的净溢余。年度终了报经批准处理后，本科目一般应无余额。

2. 主要账务处理

医院发现盘盈、盘亏、毁损的财产物资，应当先记入"待处理财产损溢"科目，并及时查明原因，根据管理权限报经批准后及时进行账务处理。年度终了结账前一般应处理完毕。

医院的各类药品，应当定期进行清查盘点，每年至少盘点一次。

（1）盘盈的药品，按比照同类或类似药品的市场价格确定的价值，借记"库存物资——药品"科目，贷记"待处理财产损溢——待处理流动资产损溢"科目。报经批准处理时，借记"待处理财产损溢——待处理流动资产损溢"科目，贷记"其他收入"科目。

（2）盘亏、变质、毁损的药品：

①由自有资金和财政补助/科教项目资金共同形成时，按照药品账面余额减去该药品对应的待冲基金数额后的金额，借记"待处理财产损溢——待处理流动资产损溢"科目，按该药品对应的待冲基金数额，借记"待冲基金"科目，按该药品账面余额，贷记"库存物资——药品"科目。报经批准处理时，按照相关待处理财产损溢金额扣除可以收回的保险赔偿和过失人的赔偿等后的金额，借记"其他支出"科目，按照已收回或应收回的保险赔偿和过失人赔偿等，借记

"库存现金"、"银行存款"、"其他应收款"等科目，按照相关待处理财产损溢的账面余额，贷记"待处理财产损溢——待处理流动资产损溢"科目。

②由财政补助/科教项目资金形成时，按照药品账面余额，借记"待处理财产损溢——待处理流动资产损溢"科目，贷记"库存物资——药品"科目。报经批准处理时，借记"待冲基金"科目，贷记"待处理财产损溢——待处理流动资产损溢"科目。

③由自有资金形成时，按照药品账面余额，借记"待处理财产损溢——待处理流动资产损溢"科目，贷记"库存物资——药品"科目。报经批准处理时，按照药品账面余额扣除可以收回的保险赔偿和过失人的赔偿等后的金额，借记"其他支出"科目，按照已收回或应收回的保险赔偿和过失人赔偿等，借记"库存现金"、"银行存款"、"其他应收款"等科目，按照药品账面余额，贷记"待处理财产损溢——待处理流动资产损溢"科目。

【例2-62】201×年4月末，某医院药库报来药品盘点表，破损西药（自有资金购入）账面余额800元，溢余中草药市场价格500元。5月初，报经院领导批准，西药破损属正常损失，中草药溢余属正常盘盈。财会部门根据有关凭证，作会计分录如下：

201×年4月末，药品盘点

西药破损

借：待处理财产损溢　　　　　　　　　　　800

　　贷：库存物资——药品——药库——西药　　　　800

中草药溢余

借：库存物资——药品——药库——中草药　　500

　　贷：待处理财产损溢　　　　　　　　　　　500

201×年5月初，报经批准后处理

西药破损

借：其他支出 800

  贷：待处理财产损溢 800

中草药溢余

借：待处理财产损溢 500

  贷：其他收入 500

【例2-63】201×年4月末，某医院住院药房报来盘点表，盘盈西药10盒，同批西药单价23元，属正常盘盈；盘亏中成药15瓶（系自有资金形成），账面价值共计450元，经查，属于保管员保管不善发生丢失。5月初，报经院领导批准，丢失中成药由责任人交现金赔偿。财会部门根据有关凭证，作会计分录如下：

4月末，药品盘点

借：库存物资——药品——药房——西药 230

  贷：待处理财产损溢 230

借：待处理财产损溢 450

  贷：库存物资——药品——药房——中成药 450

5月初，报经批准后处理

借：待处理财产损溢 230

  贷：其他收入 230

借：其他应收款 450

  贷：待处理财产损溢 450

【例2-64】201×年4月末，某医院药库报来药品盘点表，科研项目资金形成破损西药账面余额1 000元。5月初，报经院领导批准，西药破损属正常损失。财会部门根据有关凭证，作会计分录如下：

201×年4月末，药品盘点

西药破损

借：待处理财产损溢　　　　　　　　　　　1 000

　　贷：库存物资——药品——药库——西药　　1 000

201×年5月初，报经批准后处理

西药破损

借：待冲基金　　　　　　　　　　　　　　1 000

　　贷：待处理财产损溢　　　　　　　　　　1 000

（十一）药品退回

医院将药品退回经销商或药厂，按照退回药品的实际成本，借记有关科目，贷记"库存物资——药品——药库"科目。

【例2－65】201×年4月末，某医院药库盘点时发现一批中草药质量不合格，经与经销商联系，经销商同意退货。假设该批中草药成本为20 000元，尚未支付价款。该医院的账务处理如下：

借：应付账款　　　　　　　　　　　　　20 000

　　贷：库存物资——药品——药库——中草药　20 000

六、卫生材料的核算

卫生材料是医院向患者提供医疗服务过程中一次性使用的医用物资，如脱脂棉、纱布、绷带、酒精、×光胶片、针管、输液器等。有的医用物资在确保安全的前提下，为了节省卫生资源和减轻患者经济负担，可以回收循环使用，如橡胶管等，出于简化管理的原因，习惯上也视同卫生材料管理。

卫生材料通过"库存物资——卫生材料"、"在加工物资——自制物资、委托加工物资"科目核算。

（一）外购卫生材料

购入卫生材料验收入库时，借记"库存物资——卫生材料"科目，贷记"银行存款"、"应付账款"、"待冲基金"等科目。

1. 货款尚未支付，卫生材料已验收入库

【例2－66】201×年2月5日，某医院以自有资金购入X光胶片一批，当日验收入库，价款为45 000元，货款尚未支付。财会部门根据有关凭证，作会计分录如下：

借：库存物资——卫生材料——X光胶片　　　　45 000
　　贷：应付账款　　　　　　　　　　　　　　　　45 000

2. 货款已支付或开出、承兑商业汇票，同时卫生材料已验收入库

【例2－67】201×年2月6日，某医院以财政项目补助资金购入X光胶片一批，当日验收入库，价款为50 000元，由财政直接支付。财会部门根据有关凭证，作会计分录如下：

借：财政项目补助支出　　　　　　　　　　50 000
　　贷：财政补助收入　　　　　　　　　　　　　50 000
借：库存物资——卫生材料——X光胶片　　50 000
　　贷：待冲基金　　　　　　　　　　　　　　　50 000

【例2－68】201×年2月5日，某医院以自有资金开具支票购入一次性针管一批，价款为55 000元，当日验收入库。财会部门根据有关凭证，作会计分录如下：

借：库存物资——卫生材料——一次性针管　　55 000
　　贷：银行存款　　　　　　　　　　　　　　　55 000

3. 货款已预付，卫生材料尚未验收入库

【例2－69】201×年2月5日，某医院与市血站签订了长期合同，合同约定于每月初预付价款20 000元，每月末根据实际用血量结算价款。2月初按约定支付给血站20 000元，血站为医院供给血液共1 000袋，总价款为23 500元。2月底，某医院按规定支付了差额3 500元。财会部门根据有关凭证，作会计分录如下：

2 月初，预付价款

借：预付账款　　　　　　　　　　　　　　20 000

　　贷：银行存款　　　　　　　　　　　　　　　　20 000

2 月份，收到供应血液

借：库存物资——卫生材料　　　　　　　　23 500

　　贷：预付账款　　　　　　　　　　　　　　　　20 000

　　　　应付账款　　　　　　　　　　　　　　　　3 500

2 月底，结算价款

借：应付账款　　　　　　　　　　　　　　3 500

　　贷：银行存款　　　　　　　　　　　　　　　　3 500

（二）自制卫生材料

1. 领用卫生材料等用于加工时，借记"在加工物资——自制物资——××卫生材料"科目，贷记"库存物资——卫生材料"科目。

2. 加工过程中发生生产费用时

（1）加工过程中发生直接生产费用时，借记"在加工物资——自制物资——××卫生材料"科目，贷记"银行存款"、"应付职工薪酬"等科目。

（2）加工过程中发生间接生产费用时，借记"在加工物资——自制物资——间接费用"科目，贷记"银行存款"、"累计折旧"、"应付职工薪酬"等科目。

会计期末，按照受益对象和规定的标准和方法进行分配时，借记"在加工物资——自制物资——××卫生材料"科目，贷记"在加工物资——自制物资——间接费用"科目。

3. 已经生产完成并验收入库的卫生材料，按所发生的实际成本（包括直接生产费用和分配的间接生产费用），借记"库存物资——卫生材料"科目，贷记"在加工物资——自制物资——××卫生材料"科目。

（三）委托加工卫生材料

1. 从药库领用卫生材料等用于加工时，借记"在加工物资——委托加工物资——××卫生材料"科目，贷记"库存物资——卫生材料"科目。

2. 支付加工费用，按实际支付的金额，借记"在加工物资——委托加工物资——××卫生材料"科目，贷记"银行存款"等科目。

3. 委托加工完成的卫生材料验收入库，按加工前发出物资的成本和加工成本，借记"库存物资——卫生材料"科目，贷记"在加工物资——委托加工物资——××卫生材料"科目。

（四）接受捐赠、无偿调入卫生材料

医院接受捐赠、无偿调入的卫生材料，应当按照所确定的成本，借记"库存物资——卫生材料"科目，贷记"其他收入——捐赠收入"科目。

【例2-70】201×年3月10日，某医院收到某厂捐赠的手术用口罩一批，共1 000打，每打12个，当日验收入库，同类手术用口罩的市场单价为3.6元。财会部门根据有关凭证，作会计分录如下：

手术用口罩入账价值＝1 000×12×3.6＝43 200（元）

借：库存物资——卫生材料——手术用口罩　　　43 200

　　贷：其他收入——捐赠收入　　　　　　　　　　　43 200

（五）领用或销售卫生材料

领用或销售卫生材料，结转卫生材料成本时，按卫生材料的实际成本，借记"医疗业务成本"、"待冲基金"等科目，贷记"库存物资——卫生材料"科目。

【例2-71】201×年4月末，某医院物资部门向财务处报来卫生材料领用表，当月各科室领用卫生材料总价款为600 000元，其中教学项目领用 20 000 元（由非财政教学项目资金形成）、科研项目领用 30 000 元（由非财政科研项目资金形成），出售给病人 550 000 元（自有资金形成）。财会部门根据有关凭证，作会计分录如下：

借：医疗业务成本 550 000

待冲基金——待冲科教项目基金 50 000

贷：库存物资——卫生材料 600 000

（六）捐出、无偿调出卫生材料

对外捐出、无偿调出卫生材料，按照其实际成本，借记"其他支出"科目，贷记"库存物资——卫生材料"科目。

【例 2-72】201×年 4 月 15 日，某医院响应主管部门倡议，将一批卫生材料（自有资金形成）一次性口罩无偿划拨给某社区医院，这批卫生材料成本为 45 000 元。财会部门根据有关凭证，作会计分录如下：

借：其他支出 45 000

贷：库存物资——卫生材料 45 000

（七）卫生材料盘盈盘亏

医院的各类卫生材料，应当定期进行清查盘点，每年至少盘点一次。

1. 盘盈的卫生材料，按比照同类或类似卫生材料的市场价格确定的价值，借记"库存物资——卫生材料"科目，贷记"待处理财产损溢——待处理流动资产损溢"科目。报经批准处理时，借记"待处理财产损溢——待处理流动资产损溢"科目，贷记"其他收入"科目。

2. 盘亏、变质、毁损的卫生材料

（1）由自有资金和财政补助/科教项目资金共同形成时，按照卫生材料账面余额减去该材料对应的待冲基金数额后的金额，借记"待处理财产损溢——待处理流动资产损溢"科目，按该材料对应的待冲基金数额，借记"待冲基金"科目，按该材料账面余额，贷记"库存物资——卫生材料"科目。报经批准处理时，按照相关待处理财产损溢金额扣除可以收回的保险赔偿和过失人的赔偿等后的金额，借记"其他支出"科目，按照已收回或应收回的保险赔偿和过失人赔偿等，借记"库存现金"、"银行存款"、"其他应收款"等科目，按照相关待处理财产损溢的账面余额，贷记"待处理财产损溢——待处理流动资产损溢"科目。

（2）由财政补助/科教项目资金形成时，按照卫生材料账面余额，借记"待处理财产损溢——待处理流动资产损溢"科目，贷记"库存物资——卫生材料"科目。报经批准处理时，借记"待冲基金"科目，贷记"待处理财产损溢——待处理流动资产损溢"科目。

（3）由自有资金形成时，按照卫生材料账面余额，借记"待处理财产损溢——待处理流动资产损溢"科目，贷记"库存物资——卫生材料"科目。报经批准处理时，按照卫生材料账面余额扣除可以收回的保险赔偿和过失人的赔偿等后的金额，借记"其他支出"科目，按照已收回或应收回的保险赔偿和过失人赔偿等，借记"库存现金"、"银行存款"、"其他应收款"等科目，按照卫生材料账面余额，贷记"待处理财产损溢——待处理流动资产损溢"科目。

【例2-73】201×年3月末，某医院对库存的卫生材料（均由自有资金形成）进行了全面盘点，发现纱布数量不符，盘亏10卷，同批次纱布入账价值为每卷20元；绷带数量不符，盘盈20卷，同类绷带市场价格为每卷25元。4月初，查明原因，纱布盘亏和绷带盘亏均属正常情况，报经批准后予以处理。

财会部门根据有关凭证，作会计分录如下：

（1）201×年 3 月末，卫生材料盘点

盘亏

借：待处理财产损溢   200

  贷：库存物资——卫生材料——纱布   200

盘盈

借：库存物资——卫生材料——绷带   500

  贷：待处理财产损溢   500

（2）201×年 5 月初，报经批准后处理

盘亏

借：其他支出   200

  贷：待处理财产损溢   200

盘盈

借：待处理财产损溢   500

  贷：其他收入   500

【例 2－74】201×年 3 月末，某医院对库存的卫生材料进行了全面盘点，发现科研项目用纱布（由非财政科研项目资金形成）数量不符，盘亏 10 卷，同批次纱布入账价值为每卷 20 元。4 月初，查明原因，纱布盘亏和绷带盘亏均属正常情况，报经批准后予以处理。

财会部门根据有关凭证，作会计分录如下：

（1）201×年 3 月末，卫生材料盘点

借：待处理财产损溢   200

  贷：库存物资——卫生材料——纱布   200

（2）201×年 5 月初，报经批准后处理

借：待冲基金——科教项目基金   200

  贷：待处理财产损溢   200

（八）卫生材料退回

医院将卫生材料退回经销商或药厂，按照卫生材料的实际成本，借记"相关科目"，贷记"库存物资——卫生材料"科目。

【例2-75】201×年3月末，某医院对库存的卫生材料进行盘点时发现其中一批卫生材料质量不符合规定，经与供应商协商后退货并予退款。该批卫生材料价值94 000元。财会部门根据有关凭证，作会计分录如下：

借：其他应收款 94 000
　　贷：库存物资——卫生材料 94 000

七、低值易耗品的核算

低值易耗品是医院在医疗服务过程中经多次使用不改变其实物形态但其单位价值低于固定资产标准的物品，以及其单位价值达到固定资产标准但使用期限较短或易于损坏的物品。

低值易耗品应当于内部领用时一次性摊销，个别价值较高或领用报废相对集中的，可采用五五摊销法。

低值易耗品通过"库存物资——低值易耗品"科目核算，并设置"库存物资——低值易耗品——在库"和"库存物资——低值易耗品——在用"明细科目，五五摊销法还应设置"库存物资——低值易耗品——摊销"明细科目。

（一）外购

购入低值易耗品验收入库时，借记"库存物资——低值易耗品"科目，贷记"银行存款"、"应付账款"、"待冲基金"等科目。

【例2-76】201×年4月5日，某医院以自有资金购入小型医疗器械一批10件，单价为300元，以银行存款支付总价款3 000元，当日验收入库。财会部门根据有关凭证，作会计分录如下：

借：库存物资——低值易耗品   3 000

    贷：银行存款   3 000

（二）领用

领用低值易耗品时，可以采用一次摊销或五五摊销法摊销低值易耗品的成本。

1. 一次摊销

采用一次摊销，低值易耗品在领用时将其成本一次计入成本费用。开展业务活动第一次领用低值易耗品时，借记"医疗业务成本"等科目，贷记"库存物资——低值易耗品"科目。

【例2-77】承【例2-76】，201×年4月15日，住院部领用该小型医疗器械5件。假设该医院采用一次摊销法核算这类低值易耗品。财会部门根据有关凭证，作会计分录如下：

借：医疗业务成本   1 500

    贷：库存物资——低值易耗品   1 500

2. 五五摊销

采用五五摊销，低值易耗品在领用时摊销其成本的50%，在处置（报废）时摊销其成本的50%。开展业务活动领用低值易耗品时，借记"库存物资——低值易耗品——在用"科目，贷记"库存物资——低值易耗品——在库"科目；第一次领用低值易耗品摊销50%成本时，借记"医疗业务成本"等科目，贷记"库存物资——低值易耗品——摊销"科目；低值易耗品报废摊销50%成本时，借记"医疗业务成本"等科目，贷记"库存物资——低值易耗品——摊销"科目；同时，借记"库存物资——低值易耗品——摊销"科目，贷记"库存物资——低值易耗品——在用"科目。

【例2-78】承【例2-76】，201×年4月15日，住院部领用小型医疗器械5件。10月底，该5件小型医疗器械报废。假设该医院采用五五摊销法核算这类低值易耗品。财会部门根据有关凭证，作会计分录如下：

201×年4月15日，领用时

借：库存物资——低值易耗品——在用　　　　1 500

　　贷：库存物资——低值易耗品——在库　　　　1 500

201×年4月15日，领用时摊销其成本的50%

借：医疗业务成本　　　　　　　　　　　　　750

　　贷：库存物资——低值易耗品——摊销　　　　750

201×年10月底，报废时

借：医疗业务成本　　　　　　　　　　　　　750

　　贷：库存物资——低值易耗品——摊销　　　　750

同时：

借：库存物资——低值易耗品——摊销　　　1 500

　　贷：库存物资——低值易耗品——在用　　　1 500

为了加强在用低值易耗品管理，建议医院设立低值易耗品在用分户账，并做以下会计分录：

（1）领用时，借记"库存物资——低值易耗品——在用"科目，贷记"库存物资——低值易耗品——在库"科目；（2）摊销时，包括五五摊销法和一次性摊销法，借记"医疗业务成本"等科目，贷记"库存物资——低值易耗品——摊销"科目；（3）报废时，借记"库存物资——低值易耗品——摊销"科目，贷记"库存物资——低值易耗品——在用"科目。

【例2－79】201×年5月20日，住院部领用小型医疗器械6件，每件300元。10月底，该6件小型医疗器械报废。假设该医院采用一次摊销法核算这类低值易耗品。财会部门根据有关凭证，作会计分录如下：

201×年5月20日，领用时

借：库存物资——低值易耗品——在用   1 800

    贷：库存物资——低值易耗品——在库   1 800

201×年5月20日，领用时摊销其成本

借：医疗业务成本   1 800

    贷：库存物资——低值易耗品——摊销   1 800

201×年10月底，报废时

借：库存物资——低值易耗品——摊销   1 800

    贷：库存物资——低值易耗品——在用   1 800

（三）盘盈盘亏

医院的各类低值易耗品，应当定期进行清查盘点，每年至少盘点一次。

1. 盘盈的低值易耗品，按比照同类或类似低值易耗品的市场价格确定的价值，借记"库存物资——低值易耗品"科目，贷记"待处理财产损溢——待处理流动资产损溢"科目。报经批准处理时，借记"待处理财产损溢——待处理流动资产损溢"科目，贷记"其他收入"科目。

2. 盘亏、变质、毁损的低值易耗品

（1）由自有资金和财政补助/科教项目资金共同形成时，按照低值易耗品账面余额减去其对应的待冲基金数额后的金额，借记"待处理财产损溢——待处理流动资产损溢"科目，按该低值易耗品对应的待冲基金数额，借记"待冲基金"科目，按该低值易耗品账面余额，贷记"库存物资——低值易耗品"科目。报经批准处理时，按照相关待处理财产损溢金额扣除可以收回的保险赔偿和过失人的赔偿等后的金额，借记"其他支出"科目，按照已收回或应收回的保险赔偿和过失人赔偿等，借记"库存现金"、"银行存款"、"其他应收款"

等科目，按照相关待处理财产损溢的账面余额，贷记"待处理财产损溢——待处理流动资产损溢"科目。

（2）由财政补助/科教项目资金形成时，按照低值易耗品账面余额，借记"待处理财产损溢——待处理流动资产损溢"科目，贷记"库存物资——低值易耗品"科目。报经批准处理时，借记"待冲基金"科目，贷记"待处理财产损溢——待处理流动资产损溢"科目。

（3）由自有资金形成时，按照低值易耗品账面余额，借记"待处理财产损溢——待处理流动资产损溢"科目，贷记"库存物资——低值易耗品"科目。报经批准处理时，按照低值易耗品账面余额扣除可以收回的保险赔偿和过失人的赔偿等后的金额，借记"其他支出"科目，按照已收回或应收回的保险赔偿和过失人赔偿等，借记"库存现金"、"银行存款"、"其他应收款"等科目，按照低值易耗品账面余额，贷记"待处理财产损溢——待处理流动资产损溢"科目。

【例2－80】201×年3月末，某医院对库存的低值易耗品（均系自有资金形成）进行了全面盘点，发现小型医疗器械数量不符，5件小型医疗器械报废，价值为500元。4月初，查明原因，小型医疗器械报废均属正常情况，报经批准后予以处理。

财会部门根据有关凭证，作会计分录如下：

（1）201×年3月末，低值易耗品盘点

盘亏

借：待处理财产损溢　　　　　　　　　　　　　500

　　贷：库存物资——低值易耗品　　　　　　　　　　500

（2）201×年5月初，报经批准后处理

盘亏

借：其他支出　　　　　　　　　　　　　　　　500

　　贷：待处理财产损溢　　　　　　　　　　　　　　500

【例2－81】201×年3月末，某医院对库存的低值易耗品进行了全面盘点，发现小型医疗器械数量不符，5件小型医疗器械报废（系非财政科研项目资金形成），价值为500元。4月初，查明原因，小型医疗器械报废均属正常情况，报经批准后予以处理。

财会部门根据有关凭证，作会计分录如下：

（1）201×年3月末，低值易耗品盘点

借：待处理财产损溢   500

    贷：库存物资——低值易耗品   500

（2）201×年4月初，报经批准后处理

借：待冲基金   500

    贷：待处理财产损溢   500

（四）报废残值处置

低值易耗品报废时，应按报废低值易耗品的残料变价收入冲减有关成本费用，借记"库存现金"、"银行存款"等科目，贷记"医疗业务成本"、"管理费用"等科目或"应缴款项"科目［按规定上缴时］。

【例2－82】201×年10月底，某医院财务处收到处理报废小型医疗器械（医疗科室用）残值款150元现金。按国有资产管理相关规定，该项处置净收入应按收支两条线进行管理。财会部门根据有关凭证，作会计分录如下：

借：库存现金   150

    贷：应缴款项   150

八、其他材料的核算

医院的其他存货，如办公用品、清洁用品等，通过"库存物资——其他材料"科目核算。

（一）外购其他材料

医院外购其他材料时，借记"库存物资——其他材料"科目，贷记"银行存款"、"应付账款"、"待冲基金"等科目。

【例2-83】201×年1月15日，某医院以自有资金购入一批复印纸，用于打印处方，共20 000元。款项已于当日以银行存款支付。财会部门根据有关凭证，作会计分录如下：

借：库存物资——其他材料——复印纸　　　　　20 000

　　贷：银行存款　　　　　　　　　　　　　　　　　20 000

【例2-84】201×年2月6日，某医院使用非财政科研项目资金购入一批复印纸，当日验收入库，价款为30 000元，以银行存款支付。财会部门根据有关凭证，作会计分录如下：

借：库存物资——其他材料——复印纸　　　　　30 000

　　贷：待冲基金　　　　　　　　　　　　　　　　　30 000

借：科教项目支出　　　　　　　　　　　　　　30 000

　　贷：银行存款　　　　　　　　　　　　　　　　　30 000

（二）领用其他材料

医院在业务活动中领用其他材料，按照发出其他材料的实际成本，借记"医疗业务成本"、"管理费用"等科目，贷记"库存物资——其他材料"科目。

【例2-85】201×年2月1日，某医院医疗科室工作人员从库存中领用一批当月用复印纸，成本为17 500元。财会部门根据有关凭证，作会计分录如下：

借：医疗业务成本　　　　　　　　　　　　　　17 500

　　贷：库存物资——其他材料——复印纸　　　　　17 500

（三）盘盈盘亏其他材料

医院的各类其他材料，应当定期进行清查盘点，每年至少盘点一次。

1. 盘盈的其他材料，按比照同类或类似其他材料的市场价格确定的价值，借记"库存物资——其他材料"科目，贷记"待处理财产损溢——待处理流动资产损溢"科目。报经批准处理时，借记"待处理财产损溢——待处理流动资产损溢"科目，贷记"其他收入"科目。

2. 盘亏、变质、毁损的其他材料

（1）由自有资金和财政补助/科教项目资金共同形成时，按照其他材料账面余额减去其对应的待冲基金数额后的金额，借记"待处理财产损溢——待处理流动资产损溢"科目，按该其他材料对应的待冲基金数额，借记"待冲基金"科目，按该其他材料账面余额，贷记"库存物资——其他材料"科目。报经批准处理时，按照相关待处理财产损溢金额扣除可以收回的保险赔偿和过失人的赔偿等后的金额，借记"其他支出"科目，按照已收回或应收回的保险赔偿和过失人赔偿等，借记"库存现金"、"银行存款"、"其他应收款"等科目，按照相关待处理财产损溢的账面余额，贷记"待处理财产损溢——待处理流动资产损溢"科目。

（2）由财政补助/科教项目资金形成时，按照其他材料账面余额，借记"待处理财产损溢——待处理流动资产损溢"科目，贷记"库存物资——其他材料"科目。报经批准处理时，借记"待冲基金"科目，贷记"待处理财产损溢——待处理流动资产损溢"科目。

（3）由自有资金形成时，按照其他材料账面余额，借记"待处理财产损溢——待处理流动资产损溢"科目，贷记"库存物资——其他材料"科目。报经批准处理时，按照其他材料账面余额扣除可以收回的保险赔偿和过失人的赔偿等后的金额，借记"其他支出"科目，按照已收回或应收回的保险赔偿和过失人赔偿等，借记"库存现金"、"银行存款"、"其他应收款"等科目，按照其他材料账面余额，贷记"待处理财产损溢——待处理流动资产损溢"科目。

【例2-86】201×年3月末，某医院对库存的其他材料（均系自有资金形成）进行了全面盘点，发现复印纸数量不符，盘亏价值为30 000元。5月初，查明原因，复印纸盘亏均属正常情况，报经批准后予以处理。

财会部门根据有关凭证，作会计分录如下：

（1）201×年3月末，其他材料盘点

盘亏

借：待处理财产损溢　　　　　　　　　　　　　　30 000

　　贷：库存物资——其他材料　　　　　　　　　　　　30 000

（2）201×年5月初，报经批准后处理

盘亏

借：其他支出　　　　　　　　　　　　　　　　　30 000

　　贷：待处理财产损溢　　　　　　　　　　　　　　　30 000

【例2-87】201×年3月末，某医院对库存的科教用其他材料（均由科研教学项目资金形成）进行了全面盘点，发现复印纸数量不符，盘亏价值为20 000元。5月初，查明原因，复印纸盘亏均属正常情况，报经批准后予以处理。

财会部门根据有关凭证，作会计分录如下：

（1）201×年3月末，其他材料盘点

借：待处理财产损溢　　　　　　　　　　　　　　20 000

　　贷：库存物资——其他材料　　　　　　　　　　　　20 000

（2）201×年4月初，报经批准后处理

借：待冲基金　　　　　　　　　　　　　　　　　20 000

　　贷：待处理财产损溢　　　　　　　　　　　　　　　20 000

第五节　对外投资

一、投资概述

（一）医院投资概述

对外投资是指医院以货币资金购买国家债券或以实物、无形资产等进行的对外投资活动。医院是公益性事业单位，对外投资只是其业务活动的辅助活动，因此医院应在保证正常运转和事业发展的前提下严格控制对外投资，投资范围也仅限于医疗服务相关领域。医院不得使用财政拨款、财政拨款结余对外投资，不得从事股票、期货、基金、企业债券等投资。严禁使用医院的资金以个人名义对外投资。

医院对其兴办的附属非独立核算的生产经营单位的投资以及对外出租、出借有关资产的行为不能作为对外投资。

（二）医院投资的分类

医院的对外投资按照持有时间的长短分为长期投资和短期投资。长期投资是医院持有时间准备超过 1 年（不含 1 年）的各种股权性质的投资，以及购入的在 1 年内（含 1 年）不能变现或不准备随时变现的债权性质的投资。短期投资是指医院购入能够随时变现并且持有时间不准备超过 1 年（含 1 年）的投资，主要指短期国债。

二、短期投资

（一）短期投资的确认与计量

医院进行短期投资，应在取得时按照实际成本入账。实际成本是指取得短期投资时实际支付的全部价款，包括购买价格及购入时所支付的税金、手续费等相关费用，但不包括所支付价款中包含的已到付息期但尚未领取的债券利息。购买短期债券时所支付价款中包含的已到付息期但尚未领取的债券利息应作为其他应收款单独核算。

（二）短期投资的会计处理

1. 会计科目的设置

医院应当设置"短期投资"科目，核算医院购入能随时变现并且持有时间不准备超过1年（含1年）的投资，主要指短期国债。并在该科目下按国债的种类设置明细账，进行明细核算。

该科目属于资产类科目，借方反映医院短期投资成本的增加，贷方反映出售短期投资或到期收回短期债券本息时投资成本的减少，期末借方余额，反映医院持有的短期投资的实际成本。

2. 主要账务处理

（1）医院的短期投资在取得时，应当按照取得时的实际成本（包括购买价款以及税金、手续费等相关费用）作为投资成本，借记"短期投资"科目，贷记"银行存款"等科目。

（2）短期投资持有期间收到利息等投资收益时，按实际收到的金额，借记"银行存款"等科目，贷记"其他收入——投资收益"科目。

（3）出售短期投资或到期收回短期债券本息，按实际收到的金额，借记"银行存款"科目，按出售或收回短期投资的成本，贷记"短期投资"科目，按其差额，借记或贷记"其他收入——投资收益"科目。

【例2-88】201×年1月1日某医院购入1年期国债，购买金额为101 065元，其中包括支付的相关手续费、税费等共计1 065元。该国债票面利率为4.26%，利息每半年支付一次，第一次于当年6月30日支付，第二次于债券到期还本时支付。财会部门根据有关凭证，作会计分录如下：

购买国债时：

借：短期投资   101 065

   贷：银行存款   101 065

持有期间收到利息时：

借：银行存款   2 130

   贷：其他收入——投资收益   2 130

到期收回国债本金和剩余利息

借：银行存款   102 130

   贷：短期投资   101 065

      其他收入——投资收益   1 065

三、长期投资

（一）长期投资概述

长期投资是指除短期投资以外的投资，具体是指医院持有时间准备超过 1 年（不含 1 年）的各种股权性质的投资，以及购入的在 1 年内（含 1 年）不能变现或不准备随时变现的债权性质的投资。长期投资具有投资期限长、金额大、变现能力差、投资风险大等特点。

（二）长期投资的确认与计量

1. 长期投资的取得

长期投资应在付出货币资金或实物资产，并取得债券凭证或办妥股权投资手续时，予以确认入账。

长期投资在取得时，应当按照取得时的实际成本作为其初始投资成本。（1）以货币资金取得的长期股权或债权投资，按照实际支付的全部价款（包括购买价款以及税金、手续费等相关费用）作为其投资成本。实际支付的价款中包括已宣告分派但尚未领取的利润或已到付息期但尚未领取的债券利息的，该部分价款应作为其他应收款单独核算，不构成长期投资的入账成本。（2）以固定资产取得的长期股权投资，按照评估价加上发生的相关税费作为投资成本。（3）以无形资产取得的长期股权投资，按照评估价加上发生的相关税费作为投资成本。（4）无偿调入的长期股权或债权投资，按在调出单位的原账面价值加上发生的相关税费作为其投资成本。

2. 长期投资持有期间的收益

医院的长期股权投资在持有期间应采用成本法核算。采用成本法核算的长期股权投资，除非追加（或收回）投资，其账面价值一直保持不变。医院应在被投资单位宣告分派利润时，按照宣告分派的利润中属于医院享有的份额确认当期投资收益。

医院的长期债权投资应在持有期间按照票面价值与票面利率按期确认利息收入。

3. 长期投资的处置

医院的长期股权投资一般不得随意抽回，只有在被投资单位宣告解散等特定情况下才可收回，并可在一定情况下转让给其他方。医院的长期债权投资一般不准备在到期前变现或转让，如因急需资金或在继续持有的国债难以带来预期收益等情况下，医院可以在国家债券到期前将其转让。

医院处置长期股权投资时，应将实际取得价款与所处置投资账面余额及尚未领取的已宣告分派的利润之间的差额计入其他收入（投资收益）。医院出售长期债权投资或到期收回长期债权投资本息时，应将实际收到金额与债券投资成本和预计利息之间的差额计入其他收入（投资收益）。

（三）长期投资的会计处理

1. 会计科目的设置

医院应当设置"长期投资"科目，核算医院持有时间准备超过1

年（不含 1 年）的各种股权性质的投资，以及购入的在 1 年内（含 1 年）不能变现或不准备随时变现的国债等债权性质的投资。

该科目应当按照"股权投资"和"债权投资"设置一级明细科目，并在一级明细科目下按股权投资被投资单位和债权投资的投资种类设置明细账，进行明细核算。到期一次还本付息的长期债权投资，还应在"债权投资"一级明细科目下设置"成本"、"应收利息"两个二级明细科目。

该科目属于资产类科目，借方登记长期投资的增加，贷方登记长期投资的减少，期末借方余额反映医院持有的长期投资的价值。

2. 主要账务处理

（1）股权投资

①长期股权投资在取得时，应当按照取得时的实际成本作为其初始投资成本。

ⅰ 以货币资金取得的长期股权投资，按照实际支付的全部价款（包括支付的税金、手续费等相关费用）作为投资成本，借记"长期投资——股权投资"科目，贷记"银行存款"等科目。

【例 2 - 89】2012 年 5 月 15 日，某医院投资了一家三产企业甲企业，医院出资 500 000 元，占甲企业 30% 的股份。

医院的账务处理如下

2012 年 5 月 15 日

借：长期投资——股权投资——甲企业　　　　500 000
　　贷：银行存款　　　　　　　　　　　　　　　　500 000

ⅱ 以固定资产取得的长期股权投资，按照评估价加上发生的相关税费作为投资成本，借记"长期投资——股权投资"科目，按照投出固定资产已提的折旧，借记"累计折旧"科目，按发生的相关税费，贷记"银行存款"、"应交税费"等科目，按投出固定资产的账面余额，贷记"固定资产"科目，按其差额，贷记"其他收入"科目或借记"其他支出"科目。

【例2－90】经上级主管部门批准，医院以2台超声诊断仪投资某体检中心，取得该体检中心10%的股份。该超声诊断仪单台原价为2 000 000元，每台已提取折旧500 000元，单台设备评估价为1 200 000元。编制会计分录如下：

借：长期投资——股权投资   2 400 000

  其他支出   600 000

  累计折旧   1 000 000

 贷：固定资产   4 000 000

ⅲ 以已入账无形资产取得的长期股权投资，按照评估价加上发生的相关税费作为投资成本，借记"长期投资——股权投资"科目，按照投出无形资产已提的累计摊销额，借记"累计摊销"科目，按发生的相关税费，贷记"银行存款"、"应交税费"等科目，按照投出无形资产的账面余额，贷记"无形资产"科目，按其差额，贷记"其他收入"科目或借记"其他支出"科目。

【例2－91】经上级有关部门批准，医院以一套物流管理系统对乙医院投资，取得乙医院10%的股份。该套系统账面原值为200 000元，已提摊销额100 000元，该软件评估价为180 000元。编制会计分录如下：

借：长期投资——股权投资   180 000

  累计摊销   100 000

 贷：无形资产   200 000

  其他收入   80 000

以未入账的无形资产取得的长期股权投资，按照评估价加上发生的相关税费作为投资成本，借记"长期投资——股权投资"科目，按发生的相关税费，贷记"银行存款"、"应交税费"等科目，按其差额，贷记"其他收入"科目。

【例2-92】经上级相关主管部门批准，医院将自行研发的预算管理系统对丙公司投资，占丙公司5%的股权。该软件在医院未按无形资产核算，其评估价为100 000元，编制会计分录如下：

借：长期投资——股权投资   100 000

   贷：其他收入   100 000

ⅳ 以库存物资取得的长期股权投资，按照评估价加上发生的相关税费，借记"长期投资——股权投资"科目，按投出库存物资的账面余额，贷记"库存物资"等科目，按应发生的相关税费，贷记"银行存款"、"应交税费"等科目，按其差额，贷记"其他收入"科目或借记"其他支出"科目。

【例2-93】经上级主管部门批准，医院将一批药品合计100 000元对丁公司投资，占丁公司5%的股权。该批药品评估价与账面成本相等。编制会计分录如下：

借：长期投资——股权投资   100 000

   贷：库存物资   100 000

Ⅴ无偿调入的长期股权投资，按在调出单位的原账面价值加上发生的相关税费作为其投资成本，借记"长期投资——股权投资"科目，按发生的相关税费，贷记"银行存款"、"应交税费"等科目，按其差额贷记"其他收入"科目。

【例2-94】某医院的上级单位持有甲公司10%的股权，该股权在上级单位的账面价值为100 000元。201×年5月，上级单位无偿将该项股权调拨给该医院持有。该医院应编制会计分录如下：

借：长期投资——股权投资   100 000

   贷：其他收入   100 000

②长期股权投资持有期间，应当采用成本法核算。采用成本法核算的长期股权投资，除非追加（或收回）投资，长期股权投资的账面价值一般保持不变。

被投资单位宣告分派利润时，按照宣告分派的利润中属于医院应享有的份额，确认当期投资收益，借记"其他应收款"科目，贷记"其他收入——投资收益"科目。实际收到利润时，按照实际收到的金额，借记"银行存款"等科目，贷记"其他应收款"科目。

【例2－95】承【例2－89】2012年底，甲企业实现利润100 000元。2013年3月2日，甲企业宣告分派2012年度的利润50 000元，该利润于2013年4月20日收到，某医院的账务处理如下：

2013年3月2日，甲企业宣告分派利润

某医院享有的利润金额＝50 000×30%＝15 000（元）

借：其他应收款——应收利润   15 000

  贷：其他收入——投资收益   15 000

2013年4月20日，实际收到甲企业分派利润

借：银行存款   15 000

  贷：其他应收款——应收利润   15 000

③医院处置长期股权投资时，按照实际取得的价款，借记"银行存款"等科目，按照所处置长期股权投资的账面余额，贷记"长期投资——股权投资"科目，按照尚未领取的已宣告分派的利润，贷记"其他应收款"科目，按照其差额，借记或贷记"其他收入——投资收益"科目。

【例2－96】承【例2－89】，2015年3月5日，甲企业宣告分派2014年度的利润60 000元。3月底，某医院将其持有的甲企业股份出售给C医院，价款为600 000元，款项已经收存银行。4月25日，C医院实际收到甲企业分派的利润。假设不考虑相关税费。某医院的账

务处理如下：

2015 年 3 月 5 日，甲企业宣告分派利润

某医院享有的利润金额 = 60 000 × 30% = 18 000（元）

借：其他应收款——应收利润   18 000

  贷：其他收入——投资收益   18 000

2015 年 3 月底，某医院出售甲企业股份

借：银行存款   600 000

  贷：长期投资——股权投资——甲企业 500 000

   其他应收款——应收利润   18 000

   其他收入——投资收益   82 000

C 医院的账务处理如下：

2015 年 3 月底，购买甲企业股份

借：长期投资——股权投资——甲企业 582 000

  其他应收款   18 000

  贷：银行存款   600 000

2015 年 4 月 25 日，实际收到甲企业分派利润

借：银行存款   18 000

  贷：其他应收款   18 000

（2）债权投资

①长期债权投资在取得时，应当按照取得时的实际成本作为初始投资成本。

ⅰ 以货币资金购入的长期债权投资，按照实际支付的全部价款（包括购买价款以及税金、手续费等相关费用）作为其投资成本，借记"长期投资——债权投资"科目，贷记"银行存款"等科目。

【例 2 - 97】201×年 4 月 20 日，某医院以 500 000 元的价格购入当日发行的 5 年期国债（到期还本付息），年利率为 8%，面值为

500 000 元，购买国债时支付的相关税费为 1 000 元。

该医院的会计处理如下：

201×年 4 月 20 日

借：长期投资——债权投资——国债   501 000

    贷：银行存款   501 000

ⅱ 无偿调入的长期债权投资，按在调出单位的原账面价值加上发生的相关税费作为其投资成本，借记"长期投资——债权投资"科目，按发生的相关税费，贷记"银行存款"、"应交税费"等科目，按其差额，贷记"其他收入"科目。

【例 2 - 98】201×年 3 月 1 日，某医院的上级单位将其持有的 5 年期国债无偿调拨给该医院持有，该债券在上级单位的原账面价值为 120 000 元。该医院编制会计分录如下：

借：长期投资——债权投资   120 000

    贷：其他收入   120 000

②长期债权投资持有期间

长期债权投资持有期间，应当按照票面价值与票面利率按期计算确认利息收入，并计入当期其他收入（投资收益）。持有的到期一次还本付息的债券投资，应计未收利息于确认投资收益时增加投资的账面价值；分期付息、到期还本的债券投资，应计未收利息于确认投资收益时作为应收利息单独核算，不增加投资的账面价值。实际收到的分期付息长期债券投资利息，冲减已计的应收利息；实际收到的一次还本付息债券利息，冲减长期债券投资的账面价值。

ⅰ 到期一次还本付息的债权投资

对于到期一次还本付息的债权投资，按期计算确认利息收入时，借记"长期投资——债权投资——应收利息"科目，贷记"其他收入——投资收益"科目。

【例2-99】2011年7月1日，某医院以银行存款购入5年期国债100 000元，年利率为3%，到期一次还本付息。为简化示例，假设于每年12月底和到期时计息。

财会部门根据有关凭证，作会计分录如下：

2011年7月1日，购入国债

借：长期投资——债权投资——国债——成本　100 000

　　贷：银行存款　　　　　　　　　　　　　100 000

2011年12月31日

2011年12月31日应确认的利息收入为1 500元（100 000×3%÷2）。

借：长期投资——债权投资——国债——应收利息　1 500

　　贷：其他收入——投资收益　　　　　　　　1 500

2012年~2015年12月31日，每年末

每年末应确认的利息收入为3 000元（100 000×3%）

借：长期投资——债权投资——国债——应收利息

　　　　　　　　　　　　　　　　　　　　3 000

　　贷：其他收入——投资收益　　　　　　　　3 000

2016年6月30日

2016年6月30日应确认的利息收入为1 500元（100 000×3%÷2）。

借：长期投资——债权投资——国债——应收利息

　　　　　　　　　　　　　　　　　　　　1 500

　　贷：其他收入——投资收益　　　　　　　　1 500

ⅱ 分期付息、到期还本的债权投资

对于分期付息、到期还本的债权投资，应于按期计算确认利息收入时，借记"其他应收款"科目，贷记"其他收入——投资收益"科目。

【例2－100】2011年7月1日，某医院以银行存款购入5年期国债100 000元，年利率为3%，分期付息、到期还本。为简化示例，假设于每年6月底和12月底计息，每年7月1日付息。

财会部门根据有关凭证，作会计分录如下：

2011年7月1日，购入国债

借：长期投资——债权投资——国债   100 000

    贷：银行存款   100 000

2011年12月31日，计息

2011年12月31日应确认的利息收入为1 500元（100 000×3%÷2）。

借：其他应收款——应收利息   1 500

    贷：其他收入——投资收益   1 500

2012年6月30日，计息

2012年6月30日应确认的利息收入为1 500元（100 000×3%÷2）。

借：其他应收款——应收利息   1 500

    贷：其他收入——投资收益   1 500

2012年7月1日，收到第一年利息

利息收入 = 100 000×3% = 3 000（元）

借：银行存款   3 000

    贷：其他应收款——应收利息   3 000

2012～2015年，每年12月底计息

每年12月底应确认的利息收入为1 500元（100 000×3%÷2）。

借：其他应收款——应收利息   1 500

    贷：其他收入——投资收益   1 500

2013～2016年，每年6月底计息

每年6月底应确认的利息收入为15 00元（100 000×3%÷2）。

借：其他应收款——应收利息   1 500

贷：其他收入——投资收益　　　　　　　　　　　1 500

2013～2016 年，每年 7 月 1 日付息

利息收入 = 100 000 × 3% = 3 000（元）

借：银行存款　　　　　　　　　　　　　3 000

　　贷：其他应收款——应收利息　　　　　　　　3 000

③处置长期债权投资

ⅰ 到期一次还本付息的债权投资

出售长期债权投资或到期收回长期债权投资本息，按照实际收到的金额，借记"银行存款"等科目，按照债券初始投资成本，贷记"长期投资——债权投资——成本"科目，按照已计未收利息金额，贷记"长期投资——债权投资——应收利息"科目，按照其差额，贷记或借记"其他收入——投资收益"科目。

【例 2 - 101】 承【例 2 - 99】，2016 年 6 月 30 日，某医院购买的国债到期。7 月 1 日，收到国债本息共计 115 000 元。

财会部门根据有关凭证，作会计分录如下：

2016 年 7 月 1 日

借：银行存款　　　　　　　　　　　　　115 000

　　贷：长期投资——债权投资——国债——成本　　100 000

　　　　　　　　　　　　　　　——应收利息 15 000

【例 2 - 102】 承【例 2 - 99】，假设 2014 年 1 月 1 日，某医院出售了这笔国债，实际收到价款 110 000 元。

财会部门根据有关凭证，作会计分录如下：

2014 年 1 月 1 日

借：银行存款　　　　　　　　　　　　　110 000

　　贷：长期投资——债权投资——国债——成本　　100 000

　　　　　　　　　　　　　　　——应收利息　7 500

其他收入——投资收益   2 500

ii 分期付息、到期还本的债权投资

出售长期债权投资或到期收回长期债权投资本息，按照实际收到的金额，借记"银行存款"等科目，按照债券初始投资成本，贷记"长期投资——债权投资"科目，按照已计未收利息金额，贷记"其他应收款"科目，按照其差额，贷记或借记"其他收入——投资收益"科目。

【例2－103】2011 年 1 月 3 日，某医院购入五年期国债，票面年利率12%，债券面值 1 000 元。某医院按面值购入 80 张。该国债每年付息一次，最后一年还本金并付最后一次利息。为简化示例，假设按年计算利息。

财会部门根据有关凭证，作会计分录如下：

2011 年 1 月 3 日，购入国债

借：长期投资——债权投资——国债   80 000

     贷：银行存款   80 000

2011～2015 年，期末计算利息（每年相同）：

借：其他应收款——应收利息   9 600

     贷：其他收入——投资收益   9 600

2011～2014 年，各年收到债券利息（除最后一次付息外）

借：银行存款   9 600

     贷：其他应收款——应收利息   9 600

2015 年，到期还本并收到最后一次利息

借：银行存款   89 600

     贷：长期投资——债权投资   80 000

         其他应收款——应收利息   9 600

第六节　固定资产

一、固定资产概述

固定资产，是指医院持有的预计使用年限在 1 年以上（不含 1 年）、单位价值在规定标准以上、在使用过程中基本保持原有物质形态的有形资产。单位价值虽未达到规定标准，但使用年限在 1 年以上（不含 1 年）的大批同类物资，应作为固定资产管理。医院的固定资产主要包括房屋及建筑物、专业设备、一般设备和其他固定资产等。

固定资产具有以下特征，区别于其他资产：

第一，固定资产的预计使用年限超过一年，属于长期资产。医院的长期资产主要有长期投资、固定资产和无形资产。

第二，固定资产为有形资产，以此区别于长期投资和无形资产。固定资产和长期投资、无形资产都属于长期资产，将在较长期间内（一年以上）为医院带来经济利益或服务潜力，不同之处在于固定资产具有实物形态，而长期投资和无形资产不具有实物形态。

第三，医院持有固定资产的目的是为行政管理、提供医疗服务、自制药品或者出租等而非出售，这一点与持有无形资产的目的是一致的，而有别于存货。也就是说，固定资产属于劳动工具，而存货属于劳动对象。

第四，本着重要性原则，作为固定资产核算的资产，其单位价值须在规定标准以上（一般固定资产单位价值在 1 000 元以上，专业设备单位价值在 1 500 元以上）；符合固定资产其他特征但其单位价值低于规定标准的，作为低值易耗品归入存货处理。但是，单位价值虽未达到规定标准，但使用年限在一年以上的大批同类物资，应作为固定资产管理，比如图书。

二、固定资产的分类

医院的固定资产种类繁多，规格不一。为加强管理，便于组织会计核算，医院有必要对固定资产进行合理的分类。根据不同的管理需要和核算要求以及不同的分类标准，可以对固定资产进行不同的分类，常见的固定资产分类方法主要有按经济用途分类、按使用情况分类和按自然属性分类。

1. 按经济用途（固定资产使用部门）分类

按固定资产经济用途（使用部门）分类，医院的固定资产可分为行政管理用固定资产和医疗服务用固定资产。

（1）临床服务用固定资产。

临床服务用固定资产，指医院直接用于临床服务科室的各种固定资产。如医疗用房（如住院病房）等。

（2）医疗技术用固定资产。

医疗技术用固定资产，指医院直接用于医疗技术科室的固定资产。如医疗设备（如核磁共振）等。

（3）医疗辅助用固定资产。

医疗辅助用固定资产，指医院直接用于医疗辅助科室的固定资产。

（4）行政后勤用固定资产。

行政后勤用固定资产，指医院直接用于行政后勤需要的各种固定资产。如办公用车、办公家具、办公设备（如复印机）等。

2. 按固定资产使用情况分类

按固定资产使用情况分类，可分为使用中固定资产、未使用固定资产和不需用固定资产。

（1）使用中固定资产，是指正在使用中的各项固定资产。由于季节性或大修理等原因，暂时停止使用的固定资产仍属于医院使用中的固定资产；医院出租（指经营性租赁）给其他单位使用的固定资产和内部替换使用的固定资产也属于使用中的固定资产。

（2）未使用固定资产，是指已完工或已购建的尚未正式使用的新增固定资产以及因进行改建、扩建等原因暂停使用的固定资产。如医院购建的尚未正式使用的固定资产、工作任务变更停止使用的固定资产以及主要的备用设备等。

（3）不需用固定资产，是指本医院多余或不适用的固定资产。

按照固定资产使用情况分类，有利于反映医院固定资产的使用情况及其比例关系，便于分析固定资产的利用效率，挖掘固定资产的使用潜力，促使医院合理地使用固定资产。

3. 按固定资产的自然属性分类

按照固定资产的自然属性，医院的固定资产分为房屋和建筑物、专用设备、一般设备和其他固定资产，具体如下：

（1）房屋和建筑物，指医院拥有或控制的房屋和建筑物及其附属设施。其中，房屋包括门诊、病房、影像室、制剂室等医疗服务用房、库房、职工宿舍、职工食堂、锅炉房等；建筑物包括道路、围墙、水塔等；附属设施包括房屋和建筑物内的电梯、通讯线路、输电线路、水气管道等。

（2）专用设备，指医院根据业务工作的实际需要购置的具有专门性能和专门用途的设备，如 CT4、手术台等。

（3）一般设备，指医院持有的通用性设备，如办公家具、交通工具等。

（4）其他固定资产，指以上各类未包含的固定资产，其中包括图书。

三、固定资产的计量

（一）固定资产的初始计量

固定资产初始计量的基本原则是采用实际成本原则，即固定资产在取得时，应当按取得时的实际成本入账。取得时的实际成本应当包括买价、包装费、运输费、交纳的有关税金等相关费用，以及为使固定资产达到交付使用状态前所必要的支出。在实务中，固定资产初始成本的确定因其取得方式的不同而有所不同，具体如下：

1. 外购的固定资产，其成本包括实际支付的买价、相关税费以及使固定资产达到交付使用状态前所发生的可直接归属于该项资产的运输费、装卸费、安装费和专业人员服务费等。

以一笔款项购入多项没有单独标价的固定资产，按照各项固定资产同类或类似资产价格的比例对总成本进行分配，分别确定各项固定资产的入账成本。

2. 自行建造的固定资产，其成本包括该项资产完工交付使用前所发生的全部必要支出。已完工交付使用但尚未办理竣工决算手续的固定资产，应先按估计价值入账，待确定实际成本后再进行调整。

3. 在原有固定资产基础上进行改建、扩建、大型修缮后的固定资产，其成本按照原固定资产账面价值（"固定资产"科目账面余额减去"累计折旧"科目账面余额后的净值）加上改建、扩建、修缮发生的支出，减去改建、扩建、修缮过程中的变价收入，再扣除固定资产拆除部分的账面价值后的金额确定。

需要说明的是，《医院会计制度》中所称的账面价值，是指某会计科目的账面余额减去相关备抵科目（如"坏账准备"、"累计折旧"、"累计摊销"）账面余额后的净值。制度中所称的账面余额，是指某会计科目的账面实际余额。

4. 融资租入的固定资产，其成本按照租赁协议或者合同确定的价款、运输费、途中保险费、安装调试费等确定。

5. 无偿调入、接受捐赠的固定资产，其成本比照同类或类似资产的市场价格或有关凭据注明的金额加上相关税费确定。

6. 盘盈的固定资产，应当按照同类或类似资产市场价格确定的价值入账。

（二）固定资产的后续计量

1. 计提固定资产折旧

医院应当对固定资产计提折旧，在固定资产的预计使用寿命内系统地分摊固定资产的成本，反映固定资产的价值消耗水平。

（1）计提折旧的范围

医院应当对所有固定资产计提折旧，但以下固定资产除外：

一是作为固定资产管理的图书；

二是已提足折旧仍继续使用的固定资产。

（2）计提折旧的政策

①医院一般应当按月提取折旧，当月增加的固定资产，当月不提折旧，从下月起计提折旧；当月减少的固定资产，当月照提折旧，从下月起不提折旧。

②固定资产提足折旧后，无论能否继续使用，均不再提取折旧；提前报废的固定资产，也不再补提折旧。

③已完工交付使用但尚未办理竣工决算的固定资产，应当按照估计价值确定其成本，并计提折旧；待办理竣工决算后再按实际成本调整原来的暂估价值，但不需要调整原已计提的折旧额，只需调整以后各期应计提折旧额。

④计提融资租入固定资产折旧时，应当采用与自有应折旧固定资产相一致的折旧政策。能够合理确定租赁期届满时将会取得租入固定

资产所有权的，应当在租入固定资产尚可使用年限内计提折旧；无法合理确定租赁期届满时能够取得租入固定资产所有权的，应当在租赁期与租入固定资产尚可使用年限两者中较短的期间内计提折旧。

（3）计提折旧的方法

医院应当根据固定资产的性质，按照固定资产所包含的经济利益或服务潜力的预期实现方式选择折旧方法，原则上应当采用年限平均法或工作量法计提折旧。折旧方法一经确定，不得随意变更。确需采用其他折旧方法的，应按规定报经审批，并在会计报表附注中予以说明。医院采用各种折旧方法计提折旧时，均不考虑预计净残值。

医院采用年限平均法计提折旧时，一般按照医院财务制度规定的固定资产折旧年限计提折旧。固定资产发生更新改造等后续支出而延长其使用年限的，应当按照更新改造后重新确定的固定资产的成本以及重新确定的折旧年限，重新计算折旧额。

①年限平均法

年限平均法，是将固定资产的应计折旧额均衡地分摊到固定资产预计使用寿命内的一种方法。采用这种方法计算的每期折旧额均是等额的。计算公式如下：

$$年折旧率 = (1 - 预计净残值率)/预计使用寿命(年)$$

$$月折旧率 = 年折旧率 \div 12$$

$$月折旧额 = 固定资产原价 \times 月折旧率$$

具体到医院而言，假设固定资产净残值为零，因此：

$$年折旧率 = 1/折旧年限 （年）$$

$$月折旧率 = 年折旧率 \div 12$$

$$月折旧额 = 固定资产原价 \times 月折旧率$$

【例2－104】201×年2月，某医院购入一台加速器，原价为500 000元，折旧年限为8年。假设对该项固定资产采用年限平均法计提折旧。

该医院应当自201×年3月起，每月计提该项固定资产折旧，折旧率和折旧额的计算如下：

年折旧率 = 1/8 = 12.5%

月折旧率 = 12.5%/12 = 1.04%

月折旧额 = 500 000 × 1.04% = 5 200（元）

采用年限平均法计算固定资产折旧比较简便，但它也存在着一些明显的局限性。固定资产在不同使用年限提供的经济利益或服务潜力是不同的。一般来说，固定资产在其使用前期工作效率相对较高，所提供的服务潜力或带来的经济利益也较多；而在其使用后期，工作效率一般呈下降趋势，因而所能够提供的服务潜力或带来的经济利益也就逐渐减少。年限平均法不考虑这一事实，有其不合理之处。

当固定资产各期的负荷程度相同，各期应分摊相同的折旧费用，这时采用年限平均法计算折旧是合理的。但是，若固定资产各期负荷程度不同，采用年限平均法计算折旧时，则不能反映固定资产的实际使用情况，提取的折旧数与固定资产的损耗程度也不相符。

②工作量法

工作量法，是根据实际工作量计提固定资产折旧额的一种方法。计算公式如下：

单位工作量折旧额 = 固定资产原价 × (1 - 预计净残值率)/预计总工作量

某项固定资产月折旧额 = 该项固定资产当月工作量 × 单位工作量折旧额

具体到医院而言，假设固定资产净残值为零，因此：

单位工作量折旧额 = 固定资产原价 × (1/预计总工作量)

某项固定资产月折旧额 = 该项固定资产当月工作量 × 单位工作量折旧额

【例2 - 105】201×年1月31日，某医院购入一辆轿车，原价为400 000元，预计可行驶公里数为400 000公里数。201×年

2 月，该轿车行驶了 2 000 公里。假设对该轿车采用工作量法计提折旧。

该医院应当自 201×年 2 月起，每月对该轿车计提折旧。201×年 2 月份的折旧额计算如下：

每行驶一公里应计提折旧额 = 400 000 ×（1/400 000）= 1（元/公里）

2 月份应计提折旧额 = 2 000 × 1 = 2 000（元）

2. 发生后续支出

医院的固定资产投入使用后，为了维护其正常使用或提高其使用效能等，往往需要对现有固定资产进行修理、维护、改建、扩建或者改良，为此所发生的支出即为固定资产的后续支出。

与固定资产有关的后续支出，分为资本化的后续支出和费用化的后续支出，分别以下情况处理：

（1）资本化的后续支出

与固定资产有关的后续支出，如果使可能流入医院的经济利益或者服务潜能超过了原先的估计，如增加了固定资产的使用效能或延长了其使用寿命，则应当计入固定资产账面价值。该类后续支出一般为改建、扩建或大型修缮等支出。

（2）费用化的后续支出

一般情况下，固定资产投入使用之后，由于固定资产磨损、各组成部分耐用程度不同，可能导致固定资产的局部损坏，为了维护固定资产的正常运转和使用，充分发挥其使用效能，医院将对固定资产进行必要的维护。发生固定资产维护支出只是确保固定资产的正常工作状况，它并不导致固定资产性能的改变或固定资产未来经济利益或服务潜力的增加。因此，应在发生时直接计入当期费用。该类后续支出一般为修理支出。

四、固定资产的会计处理

（一）会计科目设置

1."固定资产"科目

医院应当设置"固定资产"科目，核算医院固定资产的原价。该科目属于资产类科目，借方登记固定资产的增加，贷方登记固定资产的减少，期末借方余额反映医院期末固定资产的账面原价。

由于各医院的业务特点和规模大小不同，医院应当根据固定资产定义，结合本单位的具体情况，制定适合于本单位的固定资产目录、分类方法以及每类或每项固定资产的折旧年限、折旧方法，作为进行固定资产核算的依据。

医院应当设置"固定资产登记簿"和"固定资产卡片"，按固定资产类别、使用部门和每项固定资产设置明细账，进行明细核算。需要强调的是，为了按照《医院会计制度》规定的原则、方法计提固定资产折旧，医院应当在固定资产明细账中登记每项固定资产原价中财政补助资金、科教项目资金、其他资金的金额及其所占的比例。

出租、出借或作为担保的固定资产，应设置备查簿进行登记。经营租入的固定资产，应当另设辅助簿进行登记，不在"固定资产"科目核算。

2."累计折旧"科目

医院应当设置"累计折旧"科目，核算医院固定资产计提的累计折旧。该科目应当按照所对应固定资产的类别及项目设置明细账，进行明细核算。该科目属于资产备抵科目，借方登记累计折旧的减少，贷方登记累计折旧的增加，期末贷方余额反映医院提取的固定资产折旧累计数。

3. "固定资产清理"科目

医院应设置"固定资产清理"科目，核算医院因出售、报废、毁损等原因转入清理的固定资产价值及其清理过程中所发生的清理费用和清理收入等。该科目下应按照"处置资产净额"、"处置净收入"以及被清理的固定资产项目设置明细账，进行明细核算。

该科目借方登记转入清理的固定资产净值及清理过程中所发生的清理费用，贷方登记清理过程中所发生的清理收入。期末如为借方余额，反映医院尚未清理完毕的固定资产净损失；如为贷方余额，反映医院尚未清理完毕的固定资产清理净收益。

（二）主要账务处理

1. 取得固定资产

（1）外购固定资产

外购的固定资产，其成本包括实际支付的买价、相关税费以及使固定资产达到交付使用状态前所发生的可直接归属于该项资产的运输费、装卸费、安装费和专业人员服务费等。

①一揽子购入固定资产

以一笔款项购入多项没有单独标价的固定资产，按照各项固定资产同类或类似资产价格的比例对总成本进行分配，分别确定各项固定资产的入账成本。

【例2－106】201×年2月13日，某医院开出转账支票284 200元购入发药车、移动推车、文件柜各20个，各项资产均没有单独标价，作为固定资产管理。按照各项资产的类似市场价格确定其入账成本，分配比例为发药车：移动推车：文件柜＝2：3：5。财会部门根据有关凭证，作会计分录如下：

借：固定资产——发药车 56 840

    ——移动推车 85 260

　　　　　——文件柜　　　　　　　　　　142 100

　　贷：银行存款　　　　　　　　　　　　284 200

②购入不需安装固定资产

这种情况是指医院购入的固定资产不需要安装就可以直接交付使用。购入不需要安装的固定资产，借记"固定资产"科目，贷记"银行存款"、"应付账款"等科目。

【例2－107】201×年3月12日，某医院以自有资金购入一台不需要安装就可投入使用的医疗设备，设备价款为936 000元，发生运杂费为5 000元，以银行存款转账支付。假定不考虑其他相关税费。财会部门根据有关凭证，作会计分录如下：

　　借：固定资产　　　　　　　　　　　　941 000

　　　贷：银行存款　　　　　　　　　　　941 000

③购入需安装固定资产

这种情况是指医院购入的固定资产需要经过安装才能交付使用。购入需要安装的固定资产，借记"在建工程——设备安装"科目，贷记"银行存款"、"应付账款"等科目。发生安装费用，借记"在建工程——设备安装"科目，贷记"银行存款"等科目。安装完毕交付使用时，借记"固定资产"科目，贷记"在建工程——设备安装"科目。

【例2－108】201×年2月13日，某医院以自有资金购入一台需要安装的医疗设备，价款为304 200元，支付的运输费为3 000元，款项已通过银行支付。2月份，安装设备时，支付有关材料费28 340元，支付外单位安装人员报酬为4 800元。2月底，安装完毕，经调试可正常运行，随即交付使用。假定不考虑其他相关税费。财会部门根据有关凭证，作会计分录如下：

201×年2月13日，支付设备价款和运输费

借：在建工程——设备安装　　　　　　　　　307 200

　　贷：银行存款　　　　　　　　　　　　　　　307 200

201×年2月，发生安装设备用材料和人工费

借：在建工程——设备安装　　　　　　　　　33 140

　　贷：银行存款　　　　　　　　　　　　　　　33 140

201×年2月底，设备安装完毕交付使用

借：固定资产——专用设备　　　　　　　　　340 340

　　贷：在建工程——设备安装　　　　　　　　　340 340

④购入固定资产扣留质量保证金的，应当在取得固定资产时，按照确定的成本，借记"固定资产"（不需安装）科目或"在建工程"（需要安装）科目，按照实际支付的价款，贷记"银行存款"、"应付账款"等科目，按照扣留的质量保证金，贷记"其他应付款"科目；质保期满支付质量保证金时，借记"其他应付款"科目，贷记"银行存款"等科目。

【例2-109】201×年3月13日，某医院以自有资金购入一台不需要安装就可投入使用的医疗设备，设备价款为800 000元，扣留质量保证金50 000元，以银行存款转账支付。假定不考虑其他相关税费。财会部门根据有关凭证，作会计分录如下：

借：固定资产　　　　　　　　　　　　　　　800 000

　　贷：银行存款　　　　　　　　　　　　　　　750 000

　　　　其他应付款　　　　　　　　　　　　　　50 000

质保期满支付质量保证金时

借：其他应付款　　　　　　　　　　　　　　50 000

　　贷：银行存款　　　　　　　　　　　　　　　50 000

⑤使用财政补助、科教项目资金购入固定资产的，按构成固定资产成本的支出金额，借记"固定资产"（不需安装）科目或"在建工

程"（需要安装）科目，贷记"待冲基金"科目；同时，借记"财政项目补助支出"、"科教项目支出"科目，贷记"财政补助收入"、"零余额账户用款额度"、"银行存款"等科目。

【例 2 - 110】201×年 3 月 15 日，某医院以财政项目补助资金、采用直接支付方式购入一台不需要安装就可投入使用的医疗设备，设备价款为 600 000 元。假定不考虑其他相关税费。财会部门根据有关凭证，作会计分录如下：

借：财政项目补助支出   600 000

    贷：财政补助收入   600 000

同时，

借：固定资产   600 000

    贷：待冲基金   600 000

（2）自行建造固定资产

自行建造的固定资产，其成本包括该项资产完工交付使用前所发生的全部必要支出。工程完工交付使用时，按自行建造过程中发生的实际支出，借记"固定资产"科目，贷记"在建工程"科目。

【例 2 - 111】201×年，某医院以自有资金加盖楼房一层。采用出包方式委托某建筑工程公司承建，支付工程款 600 000 元。财会部门根据有关凭证，作会计分录如下：

支付工程款

借：在建工程——××楼房   600 000

    贷：银行存款   600 000

待工程交付使用时

借：固定资产   600 000

    贷：在建工程——××楼房   600 000

（3）对原有固定资产进行改扩建及大型修缮

在原有固定资产基础上进行改建、扩建、大型修缮后的固定资产，其成本按照原固定资产账面价值（"固定资产"科目账面余额减去"累计折旧"科目账面余额后的净值）加上改建、扩建、修缮发生的支出，减去改建、扩建、修缮过程中的变价收入，再扣除固定资产拆除部分的账面价值后的金额确定。

将固定资产转入改建、扩建、大型修缮时，应按固定资产的账面价值，借记"在建工程"科目，按已计提的折旧，借记"累计折旧"科目，按固定资产的原价，贷记"固定资产"科目。工程完工交付使用时，按工程实际成本，借记"固定资产"科目，贷记"在建工程"科目。

【例2－112】某医院于201×年1月5日对一固定资产进行改扩建，改扩建前该固定资产的原价为200万元，已提折旧40万元，在改扩建过程中支付工程价款30万元，发生变价收入4万元，财会部门根据有关凭证，作会计分录如下：

工程建造过程中：

借：在建工程	1 600 000	
累计折旧	400 000	
贷：固定资产		2 000 000
借：在建工程	300 000	
贷：银行存款		300 000
借：银行存款	40 000	
贷：在建工程		40 000

工程交付使用时：

借：固定资产	1 860 000	
贷：在建工程		1 860 000

（4）融资租入固定资产

医院以融资租赁形式租入的固定资产，其成本按照租赁协议或者合同确定的价款、运输费、途中保险费、安装调试费等确定。按照确定的成本，借记"固定资产"科目，按租赁协议或合同确定的租赁价款，贷记"长期应付款"科目，按照实际支付的运输费、保险费、安装调试费等相关费用，贷记"银行存款"等科目。

【例2－113】201×年2月1日，某医院融资租入医疗设备一台，租赁价款600 000元；另支付运杂费8 000元、安装调试费12 000元。2月底，该设备安装完毕，并交付使用。财会部门根据有关凭证，作会计分录如下：

设备运抵并支付运杂费：

借：在建工程	608 000
贷：长期应付款	600 000
银行存款	8 000

支付安装费：

借：在建工程	12 000
贷：银行存款	12 000

交付使用：

借：固定资产	620 000
贷：在建工程	620 000

（5）无偿调入、接受捐赠固定资产

医院从其他单位无偿调入的固定资产，以及接受其他单位或个人捐赠的固定资产，其成本比照同类或类似资产的市场价格或有关凭据注明的金额加上相关税费确定。

对于不需安装的固定资产，按确定的成本，借记"固定资产"科目，按发生的相关税费，贷记"银行存款"等科目，按其差额，贷记"其他收入"科目。

【例2-114】201×年2月13日，根据"固定资产调拨单"从其他单位无偿调入检验用设备二台，每台市场价格为180 000元。财会部门根据有关凭证，填制记账凭单，作会计分录如下：

借：固定资产　　　　　　　　　　　360 000

　　贷：其他收入　　　　　　　　　　　360 000

对于需安装固定资产，按确定的成本，借记"在建工程——设备安装"科目，按发生的相关税费，贷记"银行存款"科目，按其差额，贷记"其他收入"科目。

【例2-115】201×年2月13日，根据"固定资产调拨单"从其他单位无偿调入LED挂号显示屏一块，市场价格为150 000元。发生安装调试费39 000元，以银行存款支付。2月27日，设备安装完毕交付使用。财会部门根据有关凭证，作会计分录如下：

调入LED挂号显示屏

借：在建工程　　　　　　　　　　　150 000

　　贷：其他收入　　　　　　　　　　　150 000

支付安装调试费

借：在建工程　　　　　　　　　　　39 000

　　贷：银行存款　　　　　　　　　　　39 000

设备安装完毕交付使用

借：固定资产　　　　　　　　　　　189 000

　　贷：在建工程　　　　　　　　　　　189 000

2. 计提固定资产折旧

按月提取固定资产折旧时，按照财政补助、科教项目资金形成的金额部分，借记"待冲基金"科目，按照应提折旧额中的其余金额部分，借记"医疗业务成本"［医疗及其辅助活动用固定资产］、"管理费用"［行政及后勤管理部门用固定资产］、"其他支出"［经营出租用固定资产］等科目，按照应计提的折旧额，贷记"累计折旧"科目。

对于具有多种用途、混合使用的房屋等固定资产，其应提的折旧额应采用合理的方法分摊计入有关科目。

【例2-116】201×年1月31日，某医院计提当月固定资产折旧。其中，使用财政资金购置的呼吸机应计提折旧14 000元，使用非财政科研项目经费购置的复印机应计提折旧2 000元。其余设备均为自有资金购置，其中行政管理用固定资产应计提折旧150 000元，医疗服务用固定资产应计提折旧800 000元。财会部门根据有关凭证，作会计分录如下：

借：待冲基金——待冲财政基金   14 000

            ——待冲科教项目基金   2 000

    管理费用   150 000

    医疗业务成本   800 000

    贷：累计折旧   966 000

【例2-117】201×年3月31日，某医院计提当月固定资产折旧，其中融资租入的医疗设备应提折旧金额为10 000元，以经营租赁方式出租的房屋应提折旧金额为80 000元。财会部门根据有关凭证，作会计分录如下：

借：医疗业务成本   10 000

    其他支出   80 000

    贷：累计折旧   90 000

3. 固定资产后续支出

与固定资产有关的更新改造等后续支出，应分别以下情况处理：

（1）为增加固定资产的使用效能或延长其使用寿命而发生的改

建、扩建或大型修缮等后续支出，应当计入固定资产账面价值，通过"在建工程"科目核算。

（2）为了维护固定资产的正常使用而发生的修理费等后续支出，应当计入当期费用，借记"医疗业务成本"、"管理费用"等科目，贷记"银行存款"等科目。

【例2-118】201×年4月，某医院发生设备修理费20 000元，其中医疗部门用设备修理费为15 000元，行政管理部门用设备修理费为5 000元。全部由银行存款支付。

财会部门根据有关凭证，作会计分录如下：

借：医疗业务成本   15 000

    管理费用   5 000

  贷：银行存款   20 000

4. 处置固定资产

固定资产的处置具体包括固定资产的出售、报废、毁损、对外投资、无偿调出、对外捐赠等。医院在医疗运营过程中，对那些不适用或不需用的固定资产进行的出售转让、对不能继续有效使用的固定资产按规定进行清理、对遭受灾害而发生毁损的固定资产进行毁损清理、将固定资产对外投资或捐赠等都属于固定资产的处置。固定资产处置后，其账面余额连同相关的累计折旧及待冲基金余额都要一并核销。

（1）出售、报废、毁损固定资产

因出售、报废、毁损等原因转入清理的固定资产应通过"固定资产清理"科目核算，该科目下应设置"处置资产净额"、"处置净收入"明细科目。

①出售、报废、毁损固定资产转入清理时，

a）若该固定资产由财政补助/科教项目资金和自有资金共同形

成，按照固定资产的账面价值减去该资产对应的尚未冲减完毕的待冲基金余额后的金额，借记"固定资产清理——处置资产净额"科目，按照已提取的折旧，借记"累计折旧"科目，按照相关待冲基金余额，借记"待冲基金"科目，按照固定资产账面余额，贷记"固定资产"科目。

b）若该固定资产由自有资金形成，按照固定资产的账面价值，借记"固定资产清理——处置资产净额"科目，按照已提取的折旧，借记"累计折旧"科目，按照固定资产账面余额，贷记"固定资产"科目。

c）若该固定资产由财政补助/科教项目资金形成，按照固定资产的账面价值，借记"固定资产清理——处置资产净额"科目，按照已提取的折旧，借记"累计折旧"科目，按照固定资产账面余额，贷记"固定资产"科目；同时，按该固定资产对应的待冲基金账面余额，借记"待冲基金"科目，贷记"固定资产清理——处置资产净额"科目。

②清理过程中发生的费用和相关税金，按照实际发生额，借记"固定资产清理——处置净收入"科目，贷记"应交税费"、"银行存款"等科目。

③固定资产出售、报废、毁损所收回的价款、残料价值和变价收入等，借记"银行存款"等科目，贷记"固定资产清理——处置净收入"科目；应当由保险公司或过失人赔偿的损失，借记"库存现金"、"银行存款"、"其他应收款"等科目，贷记"固定资产清理——处置净收入"。

④出售、报废、毁损固定资产清理完毕，借记"固定资产清理——处置净收入"科目，贷记"其他收入"科目或"应缴款项"科目［按规定上缴时］；同时，借记"其他支出"科目，贷记"固定

资产清理——处置资产净额"科目。

【例 2-119】201×年 1 月，某医院有一项固定资产（自有资金购入），因使用期满经批准报废。该项固定资产原价为 180 000 元，累计已计提折旧 175 000 元。在清理过程中，以银行存款支付清理费用 5 000 元，残料变卖收入为 6 500 元。假定该医院的固定资产处置净收入按照相关规定执行收支两条线管理。财会部门根据有关凭证，作会计分录如下：

（1）固定资产转入清理

借：固定资产清理——处置资产净额　　　　　5 000

　　累计折旧　　　　　　　　　　　　　　175 000

　　　贷：固定资产　　　　　　　　　　　　　　　180 000

（2）发生清理费用

借：固定资产清理——处置净收入　　　　　5 000

　　　贷：银行存款　　　　　　　　　　　　　　　5 000

（3）收到残料变价收入

借：银行存款　　　　　　　　　　　　　　6 500

　　　贷：固定资产清理——处置净收入　　　　　　6 500

（4）结转固定资产净损益

借：固定资产清理——处置净收入　　　　　1 500

　　　贷：应缴款项　　　　　　　　　　　　　　　1 500

借：其他支出　　　　　　　　　　　　　　5 000

　　　贷：固定资产清理——处置资产净额　　　　　5 000

【例 2-120】某医院一项固定资产系使用财政拨款购置。201×年 1 月，该项固定资产使用期满经批准报废。该项固定资产原价为 180 000 元，累计已计提折旧 175 000 元，该项资产对应的待冲基金余额为 5 000 元。财会部门根据有关凭证，作转入清理的会计分录如下：

　　借：固定资产清理——处置资产净额　　　　　　　5 000

　　　　累计折旧　　　　　　　　　　　　　　　175 000

　　　　贷：固定资产　　　　　　　　　　　　　　　180 000

　　借：待冲基金　　　　　　　　　　　　　　　　5 000

　　　　贷：固定资产清理——处置资产净额　　　　　　5 000

　　［注：有关取得清理收入和发生清理费用的账务处理同【例2－119】］

　　（2）以固定资产对外投资

　　以固定资产对外投资，按照评估价加上发生的相关税费作为投资成本，借记"长期投资——股权投资"科目，按照投出固定资产已提的折旧，借记"累计折旧"科目，按发生的相关税费，贷记"银行存款"、"应交税费"等科目，按投出固定资产的账面余额，贷记"固定资产"科目，按其差额，贷记"其他收入"科目或借记"其他支出"科目。

　　【例2－121】201×年4月，某医院以一项固定资产对外投资，该项固定资产的账面原价为160 000元，已提折旧20 000元，该固定资产的评估价为150 000元。发生相关税费5 000元，均以银行存款支付。财会部门根据有关凭证，作会计分录如下：

　　借：长期投资——股权投资　　　　　　　　155 000

　　　　累计折旧　　　　　　　　　　　　　　20 000

　　　　贷：银行存款　　　　　　　　　　　　　　　5 000

　　　　　　固定资产　　　　　　　　　　　　　　160 000

　　　　　　其他收入　　　　　　　　　　　　　　10 000

　　（3）无偿调出、对外捐赠固定资产

　　无偿调出、对外捐赠固定资产，按照发出固定资产已提的折旧，借记"累计折旧"科目,按照发出固定资产对应的尚未冲减完毕的待冲基金余额,借记"待冲基金"科目,按发出固定资产的账面余额,贷记"固定资产"科目,按其差额,借记"其他支出"科目。

【例2-122】201×年5月,某医院对外捐赠一项固定资产(系由自有资金和科研项目资金共同形成),该项固定资产的账面原价为150 000元,已提折旧20 000元,对应有待冲基金余额30 000元。财会部门根据有关凭证,作会计分录如下:

借:累计折旧   20 000

  待冲基金   30 000

  其他支出   100 000

  贷:固定资产   150 000

5. 固定资产盘盈盘亏

医院的固定资产应当定期进行清查盘点,每年至少盘点一次。对于盘盈、盘亏的固定资产,应当及时查明原因,按规定的管理权限报经批准后及时进行账务处理。盘盈的固定资产,应当按照同类或类似资产市场价格确定的价值入账,并确认为当期收入;盘亏的固定资产,应先扣除可以收回的保险赔偿和过失人的赔偿等,将净损失确认为当期支出。

(1) 固定资产盘盈

盘盈的固定资产,按照同类或类似资产市场价格确定的价值,借记"固定资产"科目,贷记"待处理财产损溢——待处理非流动资产损溢"科目。报经批准处理时,借记"待处理财产损溢——待处理非流动资产损溢"科目,贷记"其他收入"科目。

【例2-123】201×年12月末,某医院对固定资产进行盘查,盘盈全新发药车1台,同类资产市场价格3 500元,原因不明。报经批准后,按正常盘盈处理。财会部门根据有关凭证,作会计分录如下:

盘盈时：

借：固定资产   3 500

  贷：待处理财产损溢   3 500

报经批准后处理：

借：待处理财产损溢   3 500

  贷：其他收入   3 500

（2）固定资产盘亏

①盘亏固定资产由财政补助/科教项目资金和自有资金共同形成的，按照固定资产账面价值减去该资产对应的尚未冲减完毕的待冲基金余额后的金额，借记"待处理财产损溢——待处理非流动资产损溢"，按已计提的折旧，借记"累计折旧"科目，按相关待冲基金余额，借记"待冲基金"科目，按固定资产的账面余额，贷记"固定资产"科目。报经批准处理时，按照相关待处理财产损溢金额扣除可以收回的保险赔偿和过失人的赔偿等后的金额，借记"其他支出"科目，按照已收回或应收回的保险赔偿和过失人赔偿等，借记"库存现金"、"银行存款"、"其他应收款"等科目，按照相关待处理财产损溢余额，贷记"待处理财产损溢——待处理非流动资产损溢"科目。

②盘亏固定资产由财政补助/科教项目资金形成的，按照固定资产账面价值，借记"待处理财产损溢——待处理非流动资产损溢"，按已计提的折旧，借记"累计折旧"科目，按固定资产的账面余额，贷记"固定资产"科目。报经批准处理时，按该固定资产对应的待冲基金余额，借记"待冲基金"科目，贷记"待处理财产损溢——待处理非流动资产损溢"科目；如有可收回的保险赔偿和过失人赔偿的，按已收回或应收回金额，借记"库存现金"、"银行存款"、"其他应收款"等科目，贷记"其他收入"科目。

③盘亏固定资产由自有资金形成的，按照固定资产账面价值，借记"待处理财产损溢——待处理非流动资产损溢"，按已计提的折旧，借记"累计折旧"科目，按固定资产的账面余额，贷记"固定资产"科目。报经批准处理时，按照相关待处理财产损溢金额扣除可以收回的保险赔偿和过失人的赔偿等后的金额，借记"其他支出"科目，按照已收回或应收回的保险赔偿和过失人赔偿等，借记"库存现金"、"银行存款"、"其他应收款"等科目，按照相关待处理财产损溢余额，贷记"待处理财产损溢——待处理非流动资产损溢"科目。

【例 2 – 124】201×年 12 月末，某医院对固定资产进行盘点，盘亏笔记本电脑一台（系自有资金形成），原价 14 000 元，已提折旧 8 500 元，原因不明。报经批准后，同意作其他支出处理。财会部门根据有关凭证，作会计分录如下：

盘亏时：

借：待处理财产损溢   5 500

    累计折旧   8 500

    贷：固定资产   14 000

报经批准后处理：

借：其他支出   5 500

    贷：待处理财产损溢   5 500

【例 2 – 125】201×年 12 月末，某医院对固定资产进行盘点，盘亏笔记本电脑一台（系由自有资金和财政补助资金共同形成），原价 13 000 元，已提折旧 9 000 元，尚未冲减完毕的待冲基金为 3 000 元，原因不明。报经批准后，同意作其他支出处理。财会部门根据有关凭证，作会计分录如下：

盘亏时：

借：待处理财产损溢   1 000

    累计折旧   9 000

    待冲基金   3 000

    贷：固定资产   13 000

报经批准后处理：

借：其他支出   1 000

    贷：待处理财产损溢   1 000

【例 2 - 126】201×年 12 月末，某医院对固定资产进行盘点，盘亏笔记本电脑一台（系由非财政科研项目资金形成），原价 13 000元，已提折旧 9 000 元，尚未冲减完毕的待冲基金为 4 000 元，原因不明。报经批准后按正常盘亏处理。财会部门根据有关凭证，作会计分录如下：

盘亏时：

借：待处理财产损溢   4 000

    累计折旧   9 000

    贷：固定资产   13 000

报经批准后处理：

借：待冲基金   4 000

    贷：待处理财产损溢   4 000

【例 2 - 127】201×年 6 月 30 日，某医院盘亏红外耳温仪一台（系自有资金形成），原价为 7 000 元，已提折旧为 4 000 元。经查系耳鼻喉科医生王某忘关门被窃所致，按照医院的管理规定，王某赔偿 1 000 元，报经批准进行处理。财会部门根据有关凭证，作会计分录如下：

盘亏时：

借：待处理财产损溢   3 000

| 累计折旧 | 4 000 |
| 贷：固定资产 | 7 000 |

报经批准后处理：

借：其他支出	2 000
其他应收款	1 000
贷：待处理财产损溢	3 000

第七节 在 建 工 程

一、在建工程及其核算原则

在建工程是指医院为形成固定资产并将其交付使用而进行的各项建造、改建、扩建、修缮以及安装工程。医院的固定资产，有些直接购入后即交付使用，此类固定资产不需要经过建造和安装过程，直接通过"固定资产"科目核算；有些在购入或无偿调入、接受捐赠后需要经过安装才可交付使用，此类固定资产需要通过"在建工程"科目归集并核算其取得成本以及发生的安装成本；有些需要通过建造过程才可交付使用，此类固定资产需要通过"在建工程"科目归集并核算资产在交付使用前发生的建造成本。

按照原《医院会计制度》以及国家有关规定，医院的固定资产建造及安装工程，有些在医院会计"大账"中核算，有些按照《国有建设单位会计制度》在单独的基建账套中进行核算。新《医院会计制度》"总说明"第十三条规定，"医院对基本建设投资的会计核算除按照本制度执行外，还应按国家有关规定单独建账、单独核算"。按照新制度要求，医院对固定资产建造及安装工程的核算原则为：

（1）原在医院大账中核算的，仍继续在大账中按新制度规定进行核算。

（2）原按照《国有建设单位会计制度》在单独的基建账套中核算的，应在按国家有关规定单独核算的同时，将基建账各相关数据至少按月并入医院会计"大账"，以保证会计"大账"及据此编制的会计报表信息的完整性。将基建账套中相关数据并入会计"大账"时，会计"大账"中的记账依据可以为根据基建账套编制的科目发生额汇总表等类似凭证。

二、在建工程的会计处理

（一）会计科目的设置

医院应当设置"在建工程"科目，核算医院为建造、改建、扩建及修缮固定资产以及安装设备而进行的各项建筑、安装工程所发生的实际成本。该科目属于资产类科目，借方登记在建工程的增加，贷方登记在建工程的减少，期末借方余额反映医院期末尚未完工的在建工程发生的实际成本。

该科目下应设置"建筑工程"、"设备安装"、"基建工程"等明细科目，进行明细核算。其中"建筑工程"、"设备安装"明细科目核算在医院"大账"中核算的固定资产建造和安装工程成本；"基建工程"明细科目核算由单独的基建账套并入的在建工程成本，并可在该明细科目下按照基建工程核算需要设置相关的明细科目。

（二）在"大账"中核算在建工程的主要账务处理

1. 建筑工程

①将固定资产转入改建、扩建或大型修缮等时，应按固定资产的账面价值，借记"在建工程"科目，按已计提的折旧，借记"累计折旧"科目，按固定资产的原价，贷记"固定资产"科目。

②根据工程价款结算账单与施工企业结算工程价款时，按医院应

承付的工程价款，借记"在建工程"科目，贷记"银行存款"等科目。

使用财政补助资金向施工企业支付工程款时，按照支付金额，借记"财政项目补助支出"科目，贷记"财政补助收入"、"零余额账户用款额度"等科目；同时，借记"在建工程"科目，贷记"待冲基金——待冲财政基金"科目。

③在改建、扩建、大型修缮过程中收到的变价收入，按收到的金额，借记"银行存款"等科目，贷记"在建工程"科目。

④医院为建筑工程借入的专门借款的利息，属于建设期间发生的，计入在建工程成本，借记"在建工程"科目，贷记"长期借款"科目。

⑤工程完工交付使用时，按建筑工程所发生的实际成本，借记"固定资产"科目，贷记"在建工程"科目。

2. 设备安装

①购入或融资租入需要安装的设备，借记"在建工程"科目，贷记"银行存款"、"应付账款"、"长期应付款"等科目。

使用财政补助资金购入需安装设备时，按照支付金额，借记"财政项目补助支出"等科目，贷记"财政补助收入"、"零余额账户用款额度"等科目；同时，借记"在建工程"科目，贷记"待冲基金——待冲财政基金"科目。

②发生安装费用，借记"在建工程"科目，贷记"银行存款"等科目。

使用财政补助资金支付安装费用时，按照支付金额，借记"财政项目补助支出"等科目，贷记"财政补助收入"、"零余额账户用款额度"等科目；同时，借记"在建工程"科目，贷记"待冲基金——待冲财政基金"科目。

③设备安装完毕交付使用时，借记"固定资产"科目，贷记"在建工程"科目。

【例2－128】2011年1月12日，某医院将一幢新建办公楼工程出包给乙企业承建，按规定先向承包单位预付工程价款5 000 000元，以银行存款（自有资金）转账支付。2012年10月8日，收到承包单位的有关工程结算单据，补付工程款172 000元，以银行存款转账支付。2012年10月23日，工程完工交付使用。

财会部门根据有关凭证，作会计分录如下：

（1）2011年1月12日，预付工程款

借：在建工程——建筑工程　　　　　　5 000 000

　　贷：银行存款　　　　　　　　　　　　5 000 000

（2）2012年10月8日，补付工程款

借：在建工程——建筑工程　　　　　　172 000

　　贷：银行存款　　　　　　　　　　　　172 000

（3）2012年10月23日，工程完工交付使用

借：固定资产　　　　　　　　　　　　5 172 000

　　贷：在建工程——建筑工程　　　　　　5 172 000

【例2－129】201×年2月13日，甲医院以自有资金购入一台需要安装的医疗设备，价款为304 200元，支付的运输费为3 000元，款项已通过银行支付。安装设备时，支付有关材料费28 340元，支付外单位安装人员报酬为4 800元。2月底，安装完毕，经调试可正常运行，随即交付使用。假定不考虑其他相关税费。财会部门根据有关凭证，作会计分录如下：

2月13日，支付设备价款和运输费

借：在建工程——设备安装　　　　　　307 200

　　贷：银行存款　　　　　　　　　　　　307 200

发生安装设备用材料和人工费

借：在建工程——设备安装　　　　　　　　　33 140

　　贷：银行存款　　　　　　　　　　　　　　　33 140

2月底，设备安装完毕达交付使用

借：固定资产　　　　　　　　　　　　　　　340 340

　　贷：在建工程——设备安装　　　　　　　　340 340

（三）将基建账套中数据并入会计"大账"的账务处理

至少按月将基建账套中数据并入会计"大账"时，应根据基建账中相关科目的发生额，在"大账"中按新制度进行处理。记账规则与大账中核算的建造工程基本相同，唯一的区别是，基建账套中发生增加"建筑安装工程投资"、"设备投资"、"待摊投资"、"预付工程款"等科目余额的经济业务时，"大账"中增记"在建工程——基建工程"明细科目，而不是"在建工程——建筑工程、设备安装"明细科目。

【例2－130】201×年1月，某医院将一幢新建办公楼工程出包给乙企业承建，该工程按照《国有建设单位会计制度》单独建立账套核算。当月，基建账套中发生如下经济业务：由财政直接支付建筑安装工程价款600 000元；医院自筹资金拨付基建账户500 000元，其中用于购买设备支出200 000元，用于支付勘察设计费、可行性研究费等共计150 000元；从银行借入基建借款500 000元。

（1）当月基建账套中会计分录如下：

借：建筑安装工程投资　　　　　　　　　　600 000

　　贷：基建拨款——财政直接支付　　　　　　600 000

借：银行存款　　　　　　　　　　　　　　500 000

　　贷：基建拨款——自筹　　　　　　　　　　500 000

借：设备投资　　　　　　　　　　　　　　200 000

贷：银行存款	200 000
借：待摊投资	150 000
贷：银行存款	150 000
借：银行存款	500 000
贷：基建投资借款	500 000

（2）当月"大账"日常核算会计分录：

自筹资金拨付基建账户时：

借：其他应收款	500 000
贷：银行存款	500 000

（3）将当月基建账数据并入"大账"会计分录：

根据基建账套中相关科目发生额，作会计分录如下：

借：在建工程——基建工程	600 000
贷：待冲基金	600 000
借：财政项目补助支出	600 000
贷：财政补助收入	600 000
借：在建工程——基建工程	350 000
贷：其他应收款	350 000
借：银行存款	500 000
贷：长期借款	500 000

【例2-131】承【例2-130】，假定201×年底，该办公楼建造工程完成，基建账套将建筑安装工程投资支出共计2 000 000元、设备投资支出共计1 000 000元、待摊投资支出共计600 000元转入交付使用资产。

（1）基建账套中会计分录如下：

借：交付使用资产	3 600 000
贷：建筑安装工程投资	2 000 000

设备投资   1 000 000

待摊投资   600 000

（2）基建账数据并入"大账"会计分录如下：

借：固定资产   3 600 000

    贷：在建工程——基建工程   3 600 000

对于待核销基建支出，其并账处理原则如下：

（1）基建账套中发生待核销基建支出时，基建账套中：借记"待核销基建支出"科目，贷记"银行存款"、"基建拨款"等科目。

并入"大账"时：借记"在建工程——基建工程（待核销基建支出）"科目，贷记"其他应收款"、"待冲基金"等科目，同时，借记"财政项目补助支出"等科目，贷记"财政补助收入"科目。

（2）基建账套中于下年初冲销待核销基金支出时，基建账套中：借记"基建拨款"等科目，贷记"待核销基建支出"科目。

并入"大账"时：借记"待冲基金"、"事业基金"等科目，贷记"在建工程——基建工程（待核销基建支出）"科目。

对于基建转出投资，可以采用与上述待核销基建支出相似的原则予以并账处理。

第八节 无形资产

一、无形资产概述及内容

（一）无形资产概述

无形资产是指医院为开展医疗服务等活动或为管理目的而持有的且没有实物形态的非货币性长期资产，包括专利权、著作权、版权、土地使用权、非专利技术、商标权等。医院购入的不构成相关硬件不可缺少组成部分的应用软件，应当作为无形资产核算。

医院无形资产具有以下特征：

1. 不具有实物形态

无形资产不具有实物形态是无形资产区别于固定资产及其他有形资产的显著标志。无形资产没有实物形态，却具有价值。需要说明的是，某些无形资产的存在需要依赖于实物载体，如计算机软件需要存储在磁盘中，这并没有改变无形资产本身不具有实物形态的特性。

2. 具有可辨认性

资产满足下列条件之一的，即符合无形资产定义中的"可辨认"标准：

第一，能够从单位中分离或者划分出来，并能单独或者与相关合同、资产或者负债一起，用于出售、转让、授予许可，租赁或者交换。

第二，源自合同性权利或其他法定权利，无论这些权利是否可以从单位或其他权利和义务中转移或者分离。

单位的商誉，其存在无法与单位自身分离，不具有可辨认性，因此不属于这里所指的无形资产范畴。

3. 属于非货币性长期资产

属于非货币性资产，且不是流动资产，是无形资产的又一特征。无形资产区别于货币性资产的主要特征，就在于它属于非货币性资产。无形资产属于长期资产，主要是因为其能够长期使用，使医院长期受益。

4. 持有目的为使用而非出售

医院持有无形资产的目的是用于开展医疗服务等业务活动、出租给他人或为管理活动目的，而不是为了对外销售。主要用于出售的资产，当归入存货。

（二）无形资产的内容

医院的无形资产主要包括专利权、非专利技术、商标权、著作权、土地使用权等。

1. 专利权

专利权是指权利人在法定期限内对某一发明创造所拥有的独占权和专有权。专利权的主体是依据专利法被授予专利权的个人或单位，专利权的客体是受专利法保护的专利范围。并不是所有的专利权都能给医院带来经济利益或者服务潜力，有的专利可能没有经济价值（或者服务价值）或具有很小的经济价值（服务价值）；有的专利会被另外更有经济价值（或者服务价值）的专利所淘汰等。因此，医院毋需将其所拥有的一切专利权都予以资本化，作为无形资产核算。只有那些能够给医院带来较大经济利益或者服务潜力，并且医院为此花费了成本且符合制度规定无形资产确认标准的专利权才能作为无形资产核算。

2. 非专利技术

非专利技术也称专有技术，是指发明人垄断的、不公开的、具有实用价值的先进技术、资料、技能、知识等。非专利技术具有经济性、机密性和动态性等特点。由于非专利技术未经公开亦未申请专利权，所以不受法律保护，但事实上具有专利权的效用。非专利技术可以用蓝图、配方、技术记录、操作方法的说明等具体资料表现出来，也可以通过卖方派出技术人员进行指导，或接受买方人员进行技术实习等手段实现。

非专利技术有些是医院自己开发研究的，有些是根据合同规定，从外部购入的。如果是医院自己开发研究，可能成功也可能失败，开发研究过程中发生的相关费用，会计核算上一般将其列作当期费用处理，不作为无形资产核算。从外部购入的，应按实际发生的费用，予以资本化，作为无形资产入账核算。非专利技术可以作为资产对外投资，也可以转让。

3. 商标权

商标权是指医院专门在某种指定的商品上使用特定的名称、图案、标记的权利。根据我国商标法的规定，经商标局核准注册的商标为注册商标，商标注册人享有商标专用权，受法律保护；商标权的有效期限为 10 年，期满前可继续申请延长注册期。商标权包括独占使用权和禁止使用权两个方面。独占使用权是指商标享有人在商标的注册范围内独家使用其商标的权利；禁止使用权是指商标权享有人排除和禁止他人对商标独占使用权进行侵犯的权利。

4. 著作权

著作权是指著作权人对其著作依法享有的出版、发行等方面的专有权利。著作权包括两方面的权利，即精神权利（人身权利）和经济权利（财产权利）。前者是指作者署名、发表作品、确认作者身份、保护作品的完整性、修改已经发表的作品等项权利，包括发表权、署名权、修改权和保护作品完整权；后者是指以出版、表演、广播、展览、录制唱片、摄制影片等方式使用作品以及因授权他人使用作品而获得经济效益的权利，包括使用权和获得报酬权。

5. 土地使用权

土地使用权是指国家准许某一医院在一定期间对国有土地享有开发、利用、经营的权利。根据我国土地管理法的规定，我国土地实行公有制，任何单位和个人不得侵占、买卖或者以其他形式非法转让。医院可以依法取得土地的使用权，而且土地使用权可依法转让。取得土地使用权有时可能不花费任何代价，如医院所拥有的未入账的土地使用权，这时，就不能将其作为无形资产核算。取得土地使用权时花费了支出，则应将其资本化，作为无形资产核算。

二、无形资产的确认

医院对于无形资产，应当在同时符合以下条件时予以确认：

1. 符合无形资产的定义；

2. 产生的经济利益或者服务潜力很可能流入医院；

3. 成本能够可靠地计量。

对于应用软件，如果其构成相关硬件不可缺少的组成部分，应当将该软件价值包括在所属硬件价值中，一并作为固定资产核算；如果其不构成相关硬件不可缺少的组成部分，应当将该软件作为无形资产核算。

需要说明的是，对于一揽子购入且没有单独标价的无形资产，其成本通常应按该无形资产和其他资产同类或类似资产市场价格的比例计算分配确定。比如，甲医院从乙单位购入一项专利权和相关设备，价格及相关费用共计 300 万元。其中，专利权可以单独辨认，但与其相关设备的价格没有分别标明。在这种情况下，应考虑该专利权和相关设备同类或类似资产市场价格的相对比例来分配实际支付的 300 万元价款。假设该专利权和相关设备市场价格的相对比为 5∶1，同时不考虑其他相关税费，那么专利权的成本应为 250 万元，而相关设备的成本应为 50 万元。采用同类或类似资产市场价格相对比例来确定与其他资产一同购入的无形资产的成本，须以该无形资产的相对价值是否较大为前提。如果相对价值较小，则无须单独核算，可以计入其他资产的成本，视为其他资产的组成部分核算；反之，则需要单独核算。比如，只是作为电脑必不可少的附件随机购入的、金额相对较小的软件，就不必单独核算；但如果是连同一组电脑购入、金额也相对较大（甚至占主要部分）的管理系统软件，则应单独核算。与地上附着物一同购入的土地使用权也属于类似的情况。如果一揽子购入的无形资产与其他资产在使用上不可分离，在使用年限方面也基本一致，则无须将其与其他资产分开来核算。

三、无形资产的计量

（一）初始计量

资产在取得时，应当按取得时的实际成本计量。无形资产的取得方式不同，其实际成本的构成也不相同。

1. 购入的无形资产

购入的无形资产，其成本包括实际支付的购买价款、相关税费以及可归属于该项资产达到预定用途所发生的其他支出。

医院通过支付价款取得的土地使用权通常应当确认为无形资产。土地使用权用于自行开发建造房屋等建筑物时，土地使用权的账面价值不与建筑物合并计算为建筑物成本，而仍应作为无形资产进行核算，土地使用权和建筑物分别计提摊销和折旧。医院外购建筑物，实际支付的价款中包括土地使用权的价值和建筑物的价值，应当对支付的价款按照合理的方法在土地使用权和建筑物之间进行分配；确实无法合理分配的，应当将支付的价款全部计为建筑物成本，作为固定资产核算。

2. 自行开发的无形资产

医院自行开发并按法律程序申请取得的无形资产，按依法取得时发生的注册费、聘请律师费等费用，作为无形资产的实际成本。依法取得前，在研究与开发过程中发生的材料费用、直接参与开发人员的工资及福利费、开发过程中发生的租金、借款费用等直接计入当期费用。

医院在自行研究与开发无形资产过程中，会发生各种各样的费用。比如，研究与开发人员的工资和福利费、使用设备计提的折旧、外购相关技术发生的支出等。发生的这些费用往往难以根据某个特定的项目进行归集；此外，医院研究与开发的项目是否很可能成功，是否将来很可能为医院带来经济效益，在研究与开发过程中往往存在较大的不确定性。为谨慎起见，医院在自行开发无形资产过程中发生的研究与开发费用，应于发生时确认为当期费用；而依法申请取得无形资产时发生的注册费、律师费等费用，则应作为依法申请取得的无形资产的成本，并据此进行会计核算。

（二）后续计量

1. 计提摊销

无形资产属于医院的长期资产，能在较长的时间里给医院带来经济利益或服务潜力。但无形资产通常也有一定的有效期限，它所具有的价值的权利或特权总会终结或消失，因此，医院应将入账的无形资产在一定年限内摊销。

医院无形资产应当自取得当月起，在预计使用年限内采用年限平均法分期平均摊销。如预计使用年限超过了相关合同规定的受益年限或法律规定的有效年限，该无形资产的摊销年限按如下原则确定：

（1）合同规定了受益年限但法律没有规定有效年限的，摊销期不应超过合同规定的受益年限；

（2）合同没有规定受益年限但法律规定了有效年限的，摊销期不应超过法律规定的有效年限；

（3）合同规定了受益年限，法律也规定了有效年限的，摊销期不应超过受益年限和有效年限两者之中较短者。

如果合同没有规定受益年限，法律也没有规定有效年限的，摊销期不应超过 10 年。

2. 后续支出

与固定资产后续支出的处理相类似，无形资产后续支出的处理原则为：为增加无形资产的使用效能而发生的后续支出，如对软件进行升级或扩展其功能等所发生的支出，应当计入无形资产账面价值；为了维护无形资产的正常使用而发生的后续支出，如对软件进行漏洞修补等所发生的支出，应当计入当期费用。

四、无形资产的会计处理

（一）会计科目设置

1. "无形资产"科目

医院应当设置"无形资产"科目，核算医院为开展医疗服务等活动或为管理目的而持有的，且没有实物形态的非货币性长期资产。该科目应当按照无形资产的类别和项目设置明细账，进行明细核算。医院应当在无形资产明细账中登记每项无形资产入账成本中财政补助资金、科教项目资金、其他资金的金额及其所占的比例。

该科目属于资产类科目，借方登记无形资产的增加，贷方登记无形资产的减少，期末借方余额反映医院已入账无形资产的原价。

2. "累计摊销"科目

医院应当设置"累计摊销"科目，核销对无形资产计提的累计摊销。该科目应当按照所对应无形资产的类别及项目设置明细账，进行明细核算。

该科目属于资产备抵科目，借方登记累计摊销的减少，贷方登记累计摊销的增加，期末贷方余额反映医院无形资产的累计摊销额。

（二）主要账务处理

1. 无形资产的取得

（1）购入无形资产

购入的无形资产，其成本包括实际支付的购买价款、相关税费以及可归属于该项资产达到预定用途所发生的其他支出。按确定的成本，借记"无形资产"科目，贷记"银行存款"等科目。

使用财政补助、科教项目资金购入无形资产的，按构成无形资产成本的支出金额，借记"无形资产"科目，贷记"待冲基金"科目；同时，借记"财政项目补助支出"、"科教项目支出"科目，贷记"财政补助收入"、"零余额账户用款额度"、"银行存款"等科目。

【例 2 – 132】201×年 1 月 2 日，某医院自筹资金购入一块土地的土地使用权，使用期限为 20 年，拟开发为停车场，共支付购买价款 24 000 000 元，款项已通过银行转账支付。购入土地经平整，当月即投入使用，发生平整支出 30 000 元。

财会部门根据有关凭证，作会计分录如下：

201×年 1 月 2 日，购入土地使用权

  借：无形资产   24 000 000

    贷：银行存款   24 000 000

201×年 1 月，发生平整支出

  借：无形资产   30 000

    贷：银行存款   30 000

【例 2 – 133】201×年 2 月 2 日，某医院用财政项目补助资金购入一项专利权，价款为 4 200 000 元，通过财政直接支付方式支付。

财会部门根据有关凭证，作会计分录如下：

  借：财政项目补助支出   4 200 000

    贷：财政补助收入   4 200 000

同时，

  借：无形资产   4 200 000

    贷：待冲基金   4 200 000

（2）自行开发并按法律程序申请取得无形资产

自行开发并按法律程序申请取得的无形资产，按依法取得时发生

的注册费、聘请律师费等费用，借记"无形资产"科目，贷记"银行存款"等科目。

【例 2 - 134】 201×年 5 月 3 日，某医院某技术研究项目获得成功并依法申请取得了专利权，在申请专利权过程中发生专利登记费 24 000 元，律师费 12 000 元，已用银行存款支付。

财会部门根据有关凭证，作会计分录如下：

201×年 5 月 3 日

借：无形资产——专利权　　　　　　　　　36 000

　　贷：银行存款　　　　　　　　　　　　　　36 000

2. 无形资产的摊销

按月计提无形资产摊销时，按照财政补助、科教项目资金形成的金额部分，借记"待冲基金"科目，按照应提摊销额中的其余金额部分，借记"医疗业务成本"、"管理费用"等科目，按照应计提的摊销额，贷记"累计摊销"科目。

【例 2 - 135】 承【例 2 - 132】，财会部门根据有关凭证，就计提土地使用权摊销作会计分录如下：

自 201×年 1 月起，每月计提摊销时：

该土地使用权每月摊销额 = (24 000 000 + 30 000) ÷ 20 ÷ 12 = 100 125 (元)

借：管理费用　　　　　　　　　　　　　100 125

　　贷：累计摊销　　　　　　　　　　　　　100 125

【例 2 - 136】 承【例 2 - 133】，假设该专利权的法律保护年限为 5 年。

财会部门根据有关凭证，作会计分录如下：

201×年 2 月起，每月计提摊销时：

该专利权每月摊销额 = 4 200 000 ÷ 5 ÷ 12 = 70 000 (元)

借：待冲基金   70 000

　　贷：累计摊销   70 000

3. 无形资产的后续支出

与无形资产有关的后续支出，应分别以下情况处理：

（1）为增加无形资产的使用效能而发生的后续支出，如对软件进行升级或扩展其功能等所发生的支出，应当计入无形资产账面价值，借记"无形资产"科目，贷记"银行存款"等科目。

【例2－137】201×年2月，某医院对挂号收费系统进行功能扩展，共发生劳务费130 000元，以银行转账方式支付。财会部门根据有关凭证，作会计分录如下：

借：无形资产   130 000

　　贷：银行存款   130 000

（2）为了维护无形资产的正常使用而发生的后续支出，如对软件进行漏洞修补等所发生的支出，应当计入当期费用，借记"医疗业务成本"、"管理费用"等科目，贷记"银行存款"等科目。

【例2－138】201×年3月，某医院对挂号收费系统进行漏洞修补工作，发生劳务费2 000元，用支票支付。财会部门根据有关凭证，作会计分录如下：

借：管理费用   2 000

　　贷：银行存款   2 000

4. 无形资产的处置

无形资产在处置（包括转让、对外投资、核销等）时，应当分别以下情况处理：

（1）经批准转让无形资产，按照收到的价款，借记"银行存款"等科目，按所发生的相关税费，贷记"应交税费"、"银行存款"等科目，按收到的转让价款扣除相关税费后的金额，贷记"其他收入"科目或"应缴款项"科目〔按规定上缴时〕；同时，区别以下情况：

①若该无形资产由自筹资金形成，按无形资产账面价值，借记"其他支出"科目，按已计提的累计摊销，借记"累计摊销"科目，按无形资产账面余额，贷记"无形资产"科目。

②若该无形资产由财政补助/科教项目资金和自筹资金共同形成，按无形资产账面价值减去该资产对应的尚未冲减完毕的待冲基金余额后的金额，借记"其他支出"科目，按已计提的累计摊销，借记"累计摊销"科目，按相关待冲基金余额，借记"待冲基金"科目，按无形资产账面余额，贷记"无形资产"科目。

③若该无形资产由财政补助/科教项目资金形成，按已计提的累计摊销，借记"累计摊销"科目，按相关待冲基金余额，借记"待冲基金"科目，按无形资产账面余额，贷记"无形资产"科目。

【例 2-139】201×年 5 月 3 日，某医院将拥有的一项专利权（系自筹资金形成）出售，取得收入 150 000 元（执行收支两条线管理），该专利权的账面金额为 8 000 元，已计提摊销 2 000 元。假设不考虑相关税费。

财会部门根据有关凭证，作会计分录如下：

201×年 5 月 3 日

借：银行存款　　　　　　　　　　　　　　150 000

　　贷：应缴款项　　　　　　　　　　　　　　150 000

同时：

借：其他支出　　　　　　　　　　　　　　　6 000

　　累计摊销　　　　　　　　　　　　　　　2 000

　　贷：无形资产　　　　　　　　　　　　　　8 000

【例 2-140】201×年 5 月 3 日，某医院将拥有的一项专利权

（系使用财政专项经费购置）出售，取得收入 3 000 元（执行收支两条线管理），该专利权的账面余额为 10 000 元，已计提摊销 4 000 元，尚未冲减完毕的待冲基金余额 6 000 元。假设不考虑相关税费。

财会部门根据有关凭证，作会计分录如下：

201×年5月3日

借：银行存款   3 000

  贷：应缴款项   3 000

同时：

借：累计摊销   4 000

  待冲基金   6 000

  贷：无形资产   10 000

（2）以已入账无形资产对外投资，按照评估价加上发生的相关税费作为投资成本，借记"长期投资——股权投资"科目，按照投出无形资产已提的摊销额，借记"累计摊销"科目，按发生的相关税费，贷记"银行存款"、"应交税费"等科目，按照投出无形资产的账面余额，贷记"无形资产"科目，按其差额，贷记"其他收入"科目或借记"其他支出"科目。

【例 2 - 141】201×年4月，某医院以拥有的一项专利权（系自筹资金购入）对 B 公司投资，占 B 公司 10% 的股份。该专利权评估价 250 000 元，账面余额 160 000 元，已计提摊销 40 000 元。假设不考虑相关税费。财会部门根据有关凭证，作会计分录如下：

借：长期投资   250 000

  累计摊销   40 000

  贷：无形资产   160 000

    其他收入   130 000

（3）无形资产预期不能为医院带来服务潜力或经济利益的，应当将该无形资产的账面价值及相关待冲基金余额予以核销。报经批准后，按准核销无形资产的账面价值减去该资产对应的尚未冲减完毕的待冲基金余额后的金额，借记"其他支出"科目，按准核销无形资产已计提的摊销，借记"累计摊销"科目，按相关待冲基金余额，借记"待冲基金"科目，按准核销无形资产的账面余额，贷记"无形资产"科目。

【例 2 - 142】201×年 4 月，某医院对所有无形资产进行了全面检查，发现一项专利权技术（系自筹资金购入）已过时，预期不能为医院带来经济利益或服务潜力，报经批准后予以核销。该专利技术账面余额为 20 000 元，已计提摊销 8 000 元。财会部门根据有关凭证，作会计分录如下：

借：其他支出　　　　　　　　　　　　12 000

　　累计摊销　　　　　　　　　　　　8 000

　　贷：无形资产　　　　　　　　　　　　　20 000

【例 2 - 143】201×年 12 月，某医院对所有无形资产进行了全面检查，发现一项专利权技术（系外拨科研项目资金和自筹资金共同形成）已过时，预期不能为医院带来经济利益或服务潜力，报经批准后予以核销。该专利技术账面余额为 50 000 元，已计提摊销 10 000 元，尚未冲减完毕的待冲基金余额 8 000 元。财会部门根据有关凭证，作会计分录如下：

借：其他支出　　　　　　　　　　　　32 000

　　累计摊销　　　　　　　　　　　　10 000

　　待冲基金　　　　　　　　　　　　8 000

　　贷：无形资产　　　　　　　　　　　　　50 000

第九节　其他资产

一、其他流动资产

（一）待摊费用概述

待摊费用，是指医院已经支出，但应当由本期和以后各期分别负担的分摊期在 1 年以内（含 1 年）的各项费用，如预付保险费、预付租金等。

医院的待摊费用应当按照其受益期限在 1 年内分期平均摊销，计入当期费用。如果某项待摊费用已经不能使医院受益，应当将其摊余价值一次全部转入当期费用。

（二）待摊费用的会计处理

1. 会计科目设置

医院应当设置"待摊费用"科目，核算医院已经支出，但应当由本期和以后各期分别负担的分摊期在 1 年以内（含 1 年）的各项费用。该科目应当按照摊销费用种类设置明细账，进行明细核算。

该科目属于资产类科目，借方登记待摊费用的增加，贷方登记待摊费用的减少，期末借方余额反映医院各种已支出但尚未摊销的费用。

2. 主要账务处理

（1）发生待摊费用时，借记"待摊费用"科目，贷记"银行存款"等科目。

（2）按照受益期限分期平均摊销时，借记"医疗业务成本"、"管理费用"等科目，贷记"待摊费用"科目。

【例 2 - 144】2011 年 12 月，某医院向邮政订阅了下一年度报纸杂志，共计支出 12 000 元。

该医院账务处理如下：

2011 年 12 月，支付订阅款

借：待摊费用   12 000

　　贷：银行存款   12 000

2012 年 1 月至 12 月，每月分摊订阅费 = 12 000/12 = 1 000（元）

借：管理费用   1 000

　　贷：待摊费用   1 000

二、其他非流动资产

（一）长期待摊费用概述

长期待摊费用，是指医院已经发生但应由本期和以后各期负担的分摊期限在一年以上的各项费用，如以经营租赁方式租入的固定资产发生的改良支出等。

医院的长期待摊费用应当按照其受益年限分期平均摊销，计入当期费用。如果某项长期待摊费用已经不能使医院受益，应当将其摊余价值一次全部转入当期费用。

（二）长期待摊费用的会计处理

1. 会计科目设置

医院应当设置"长期待摊费用"科目，核算医院已经发生但应由本期和以后各期负担的分摊期限在一年以上的各项费用。该科目应当按照费用项目进行明细核算。

该科目属于资产类科目，借方登记长期待摊费用的增加，贷方登记长期待摊费用的减少，期末借方余额反映医院尚未摊销完毕的长期待摊费用。

2. 主要账务处理

（1）发生长期待摊费用

医院发生的长期待摊费用，借记"长期待摊费用"科目，贷记"银行存款"等科目。

（2）摊销长期待摊费用

摊销长期待摊费用时，借记"管理费用"等科目，贷记"长期待摊费用"科目。

【例2－145】201×年1月1日，某医院以经营租赁方式租入一栋房屋用于医院管理部门用办公室，约定的租赁期为5年。6月，某医院对该房屋进行了加固，发生支出27万元。

财会部门根据有关凭证，作会计分录如下：

201×年6月，发生加固支出

借：长期待摊费用 270 000

　　贷：银行存款 270 000

201×年7月起，在剩余租赁期限内逐月摊销：

每月摊销额＝270 000/54＝5 000（元）

借：管理费用 5 000

　　贷：长期待摊费用 5 000

第三章 负　　债

第一节　负债概述

一、负债的概念和特征

负债是指医院过去的交易或事项形成的现实义务，履行该义务预期会导致含有经济利益或者服务潜力的资源流出医院。根据这一定义，医院的负债应当同时具备以下特征：

1. 负债是医院由于过去的交易或者事项形成的。负债是过去已经发生的交易或事项所产生的结果。即，只有过去发生的交易或事项才能增加或减少医院的负债，而不能根据谈判中的交易或事项或计划中的经济业务来确认负债。例如，已经发生的借款行为会形成医院的负债，而计划中的银行借款行为则不会形成医院的负债；已经发生的购置医疗设备的行为可能形成医院的负债，而计划中的商品购买行为则不会形成医院的负债。

2. 负债是医院承担的现时义务。负债作为医院的一种义务，是由医院过去的交易或事项形成的现在已经承担的义务。如医院接受银行贷款形成的尚未偿还的短期借款，是医院已经承担的现时义务，构成医院的负债；如果医院没有接受银行贷款，则不承担还款的现实义务，也就不构成医院的负债。"现时义务"不等同于"未来承诺"，如医院管理层决定在今后某一时间购买某项资产，这只是一项"未来承诺"，其本身并不产生现时义务。一般情况下，只有在资产已经获得时才会发生现时义务。

3. 负债的清偿预期会导致含有经济利益或者服务潜力的资源流出医院。负债的清偿通常将导致医院含有经济利益或服务潜力的资产的减少，如医院用现金、实物资产或者以提供劳务等方式偿还负债，会导致含有经济利益或服务潜力的资源流出医院。

二、负债的分类

为了准确报告和分析医院的负债状况和偿债能力，医院的负债应当按其流动性划分为流动负债和非流动负债。其中，流动负债是指医院将在1年内（含1年）偿还的负债，包括短期借款、应缴款项、应付票据、应付账款、预收医疗款、应付职工薪酬、应付福利费、应付社会保障费、应交税费、其他应付款等；非流动负债是指医院偿还期限在1年以上（不含1年）的长期负债，包括长期借款、长期应付款等。

三、负债类会计科目的设置

负债类

24	2001	短期借款
25	2101	应缴款项
26	2201	应付票据
27	2202	应付账款

28	2203	预收医疗款
29	2204	应付职工薪酬
30	2205	应付福利费
31	2206	应付社会保障费
32	2207	应交税费
33	2209	其他应付款
34	2301	预提费用
35	2401	长期借款
36	2402	长期应付款

四、负债核算新旧制度主要变化

（一）新旧会计科目对照

新医院会计制度会计科目			原医院会计制度会计科目 ＋补充规定会计科目	
序号	编号	名称	编号	名称
二、负债类				
24	2001	短期借款	201	短期借款
25	2101	应缴款项	211	应缴超收款
26	2201	应付票据	202	应付账款
27	2202	应付账款		
28	2203	预收医疗款	204	预收医疗款
29	2204	应付职工薪酬		＋应付工资（离退休费）
				＋应付地方（部门）津贴补贴
				＋应付其他个人收入
30	2205	应付福利费		
31	2206	应付社会保障费	207	应付社会保障费
32	2207	应交税费	209	其他应付款
33	2209	其他应付款		
34	2301	预提费用	221	预提费用
35	2401	长期借款	231	长期借款
36	2402	长期应付款	241	长期应付款

（二）新旧制度主要变化

与原制度相比较，新制度在负债核算上主要有以下变化：

1. 新制度将原"应缴超收款"科目改设为"应缴款项"科目，核算应上缴的国有资产处置收入等。

2. 新制度增设"应付票据"科目，核算医院购买库存物资、医疗设备、接受服务供应等而开出、承兑的商业汇票。

3. 新制度"预收医疗款"科目增加了预收门诊病人医疗款的核算内容。

4. 新制度将原相关补充规定中"应付工资（离退休费）"、"应付地方（部门）津贴补贴"、"应付其他个人收入"三个科目合并为"应付职工薪酬"科目；增设"应付福利费"科目，核算医院按国家有关规定从成本费用中提取的职工福利费（原在"专用基金——职工福利基金"科目核算）；同时扩大了原"应付社会保障费"科目的核算内容，除"三险"外，还包括住房公积金。

5. 新制度增设"应交税费"科目，核算医院按国家有关税法规定应当交纳或代扣代缴的各种税费。

6. 由于新制度增设相关负债科目，原"其他应付款"科目核算范围缩小，相关核算内容移入专门的相关科目。

7. 新制度下长期借款利息处理更为明确。即：为购建固定资产发生的专门借款利息，属于工程项目建设期间发生的，计入工程成本；属于工程完工交付使用后发生的，计入管理费用。其他长期借款利息在发生时计入管理费用。

第二节 流动负债

一、短期借款

（一）短期借款概述

短期借款是指医院向银行或其他金融机构借入的偿还期限在 1 年以下（含 1 年）的各种借款。短期借款一般是医院为维持正常业务活动所需资金而借入的或者为抵偿某项债务而借入的。因此，短期借款具有以下几个基本特征：一是短期借款的债权人不仅包括银行，还包括其他非银行金融机构；二是借款期限较短，一般为 1 年以下（含 1 年）；三是归还短期借款时，不仅要归还借款本金，一般还需支付借款利息。

（二）"短期借款"的会计处理

1. 会计科目的设置

医院应当设置"短期借款"科目，核算短期借款的取得和偿还。该科目应当按照贷款单位和贷款种类进行明细核算。

该科目属于负债类科目，借方登记偿还借款的本金数额，贷方登记取得借款的本金数额，期末一般为贷方余额，反映医院尚未偿还的短期借款本金数额。

2. 主要账务处理

短期借款的核算主要涉及短期借款的取得、计息和偿还三个方面。

（1）短期借款的取得

医院在借入各种短期借款时，按照借款本金数额，借记"银行存款"科目，贷记"短期借款"科目。

【例3-1】甲医院201×年2月1日以5%的年利率向某银行借入一笔款项，借款金额为90 000元，期限6个月。甲医院根据有关凭证，作会计分录如下：

借：银行存款　　　　　　　　　　　　　　　　90 000

　　贷：短期借款　　　　　　　　　　　　　　　　90 000

（2）短期借款计息

发生短期借款利息时，借记"管理费用"科目，贷记"预提费用"、"银行存款"等科目。

①如果短期借款的利息按季度或半年度支付，或者在借款到期偿还本金时一并支付，且利息金额较大的，可以采用预提的方法，将其按月预提计入费用，合理计算应当分摊入各期的利息费用，借记"管理费用"科目，贷记"预提费用"科目。

【例3-2】承【例3-1】，如果该项短期借款到期时本息一并偿付，且甲医院对该项短期借款利息采用按月预提的方法进行核算，则甲医院在借款期限内（201×年2月1日至7月31日），应当在每月月末计提短期借款利息375元（90 000×5%÷12）。甲医院根据有关凭证，作会计分录如下：

借：管理费用　　　　　　　　　　　　　375

　　贷：预提费用　　　　　　　　　　　　　375

②如果短期借款的利息按月支付，或者借款到期时本息一并偿付且利息金额不大的，可以不采用预提的方法，而在实际支付利息时，按照实际支付的利息金额，借记"管理费用"科目，贷记"银行存款"等科目。

【例3-3】承【例3-1】，如果该项短期借款需要按月支付利息，则甲医院在借款期限内，应当在每月月末支付短期借款利息375元。甲医院根据有关凭证，作会计分录如下：

借：管理费用   375

  贷：银行存款   375

（3）偿还短期借款

①偿还短期借款时，如果按月计提利息，医院应当按照归还的短期借款本金，借记"短期借款"科目，按照已预提的利息，借记"预提费用"科目，按照当月发生的利息费用，借记"管理费用"科目，按照偿付的本金和利息金额，贷记"银行存款"科目。

【例3－4】承【例3－1】，201×年7月31日，甲医院该项短期借款到期，偿还借款本金90 000元，支付借款利息2 250元（90 000×5%÷12×6），其中已于201×年2月至6月每月月末预提的短期借款利息合计为1 875元，7月发生的借款利息为375元。甲医院根据有关凭证，作会计分录如下：

借：短期借款   90 000

  预提费用   1 875

  管理费用   375

  贷：银行存款   92 250

②偿还短期借款时，如果不采用预提利息的方法核算短期借款利息，医院应当按照归还的短期借款本金，借记"短期借款"科目，按照支付的利息，借记"管理费用"科目，按照偿付的本金和利息，贷记"银行存款"科目。

【例3－5】承【例3－1】，假定甲医院该项短期借款按月支付利息。201×年7月31日，甲医院该项短期借款到期，偿还借款本金90 000元，支付当月借款利息375元。甲医院根据有关凭证，作会计分录如下：

借：短期借款   90 000

  管理费用   375

贷：银行存款　　　　　　　　　　　90 375

二、应缴款项

（一）应缴款项概述

应缴款项是指医院按规定应缴入国库或应上缴行政主管部门的款项，如因处置固定资产、无形资产等取得的，按照有关规定应当缴入国库的处置净收入款项。

（二）应缴款项的会计处理

1. 会计科目的设置

医院应当设置"应缴款项"科目，核算应缴入国库或应上缴行政主管部门的款项。该科目应按照应缴款项的类别进行明细核算。

该科目属于负债类科目，借方登记已缴入国库或已上缴行政主管部门的款项金额，贷方登记应缴入国库或应上缴行政主管部门的款项金额，期末贷方余额，反映医院应缴未缴款项的金额。年终缴清后，该科目应无余额。

2. 主要账务处理

（1）出售、报废、毁损固定资产清理后，按照清理收入（包括保险理赔收入）扣除清理费用后的净额，借记"固定资产清理——处置净收入"科目，贷记"其他收入"科目或"应缴款项"科目［按规定上缴时］。

【例3-6】201×年1月，某医院有一项固定资产（系自筹资金形成）因使用期满经批准报废。该项固定资产原价为180 000元，累计已计提折旧175 000元。在清理过程中，以银行存款支付清理费用5 000元，残料变卖收入为6 500元。财会部门根据有关凭证，作会计分录如下：

①固定资产转入清理

借：固定资产清理——处置资产净额　　　　　　5 000

　　累计折旧　　　　　　　　　　　　　　175 000

　　贷：固定资产　　　　　　　　　　　　　　180 000

②发生清理费用

借：固定资产清理——处置净收入　　　　　　　5 000

　　贷：银行存款　　　　　　　　　　　　　　　5 000

③收到残料变价收入

借：银行存款　　　　　　　　　　　　　　　　6 500

　　贷：固定资产清理——处置净收入　　　　　　6 500

④结转固定资产净损益

借：固定资产清理——处置净收入　　　　　　　1 500

　　贷：应缴款项　　　　　　　　　　　　　　　1 500

借：其他支出　　　　　　　　　　　　　　　　5 000

　　贷：固定资产清理——处置资产净额　　　　　5 000

（2）经批准转让无形资产，按照收到的价款，借记"银行存款"等科目，按所发生的相关税费，贷记"应交税费"、"银行存款"等科目，按收到的转让价款扣除相关税费后的金额，贷记"其他收入"科目或"应缴款项"科目［按规定上缴时］。

【例3-7】201×年5月3日，某医院将拥有的一项专利权（系自筹资金形成）出售，取得收入150 000元，按规定上缴财政部门。该专利权的账面原价为80 000元，已计提摊销20 000元。假设不考虑相关税费。财会部门根据有关凭证，作会计分录如下：

借：银行存款　　　　　　　　　　　　　　　150 000

　　贷：应缴款项　　　　　　　　　　　　　　150 000

借：其他支出　　　　　　　　　　　　　　　　60 000

　　累计摊销　　　　　　　　　　　　　　　　20 000

　　　　贷：无形资产　　　　　　　　　　　　　　80 000

　　（3）按规定计算确定或实际取得的其他应缴款项，借记有关科目，贷记"应缴款项"科目。

　　【例 3 - 8】201 × 年 12 月 31 日，某医院按照上级主管部门根据财务制度规定，收支结余率超规定指标，应缴超收款 200 万元。财会部门根据有关凭证，作会计分录如下：

　　借：本期结余　　　　　　　　　　　　　　2 000 000

　　　　贷：应缴款项　　　　　　　　　　　　　　2 000 000

　　[注：由于直接减少本期结余，应在年度收入费用总表中"减：财政基本补助结转"行下增设"减：结余上缴"行]。

　　（4）上缴款项时，借记"应缴款项"科目，贷记"银行存款"等科目。

　　【例 3 - 9】201 × 年 12 月 31 日，按规定向主管部门上缴款项 86 500 元，财会部门根据相关凭证，作会计分录如下：

　　借：应缴款项　　　　　　　　　　　　　　86 500

　　　　贷：银行存款　　　　　　　　　　　　　　86 500

三、应付票据

（一）应付票据概述

　　应付票据是医院购买库存物资、医疗设备，接受服务供应等而开出、承兑的商业汇票，包括银行承兑汇票和商业承兑汇票。由于我国商业汇票的付款期限最长不超过 6 个月，因此将应付票据作为流动负债进行管理和核算。

　　应付票据按承兑人可以分为商业承兑汇票和银行承兑汇票。二者的区别在于商业承兑汇票的承兑人即为付款人，银行承兑汇票的承兑人为银行。银行承兑只是为收款人按期收回债权提供了可靠的信用保证，对付款人来说，不会由于银行承兑而使这项负债消失。因此，即使是由银行承兑的商业汇票，付款人到期付款的现时义务依然存在，应将其作为一项负债。

（二）应付票据的会计处理

1. 会计科目设置

医院应当设置"应付票据"科目，核算医院为购买库存物资、医疗设备和接受服务供应等而开出、承兑的商业汇票。医院可以按照债权人设置明细账，并按照应付票据种类进行明细核算。

该科目属于负债类科目，借方登记偿还到期票据本息，贷方登记开具应付票据发生额以及计息额，期末贷方余额，反映医院持有的尚未到期的应付票据本息。

医院应当设置"应付票据备查簿"，详细登记每一应付票据的种类、号数、签发日期、到期日、票面金额、票面利率、合同交易号、收款人姓名或单位名称，以及付款日期和金额等资料。应付票据到期结清时，应当在备查簿内逐笔注销。

2. 主要账务处理

（1）开出、承兑商业汇票

医院因购买库存物资、医疗设备和接受服务供应等开出、承兑商业汇票时，借记"库存物资"、"固定资产"等科目，贷记"应付票据"科目。如果是银行承兑汇票，医院在支付银行承兑汇票的手续费时，借记"管理费用"科目，贷记"银行存款"科目。医院开出商业汇票抵付应付账款时，借记"应付账款"科目，贷记"应付票据"科目。

【例3-10】201×年8月1日，甲医院向A企业（一般纳税人）购入一批脱脂棉，发票账单上脱脂棉的售价为55 000元，增值税额为9 350元。同日，甲医院开具了一张期限为3个月的带息银行承兑汇票，年利率为4%，甲医院为取得银行承兑汇票而支付手续费300元。甲医院财会部门根据相关凭证，作会计分录如下：

201×年8月1日购入脱脂棉时

借：库存物资——卫生材料——脱脂棉   64 350

  贷：应付票据   64 350

支付银行承兑汇票手续费时

借：管理费用   300

  贷：银行存款   300

（2）应付票据到期

应付票据到期时，医院应当按照能否如期偿付票据款分别进行如下账务处理：

①医院能够如期偿付票款。在这种情况下，如果应付票据为不带息票据，则在收到银行支付到期票据的付款通知时，借记"应付票据"科目，贷记"银行存款"科目。如果应付票据为带息票据，则应当在票据到期时计算尚未计提的票据利息，借记"管理费用"科目，贷记"应付票据"科目，然后按照医院收到银行支付到期票据的付款通知，借记"应付票据"科目，贷记"银行存款"科目。

【例3-11】承【例3-10】，201×年10月末票据到期时，甲医院收到银行支付到期票据的付款通知，偿付的票据本金和利息合计为64 993.5元（64 350 + 64 350 × 4% ÷ 12 × 3）。应付票据的本金为64 350元，已计提的8、9两月利息为429元，尚未计提的利息为214.5元（64 350 × 4% ÷ 12 × 1），其会计处理如下：

借：管理费用   214.5

  贷：应付票据   214.5

借：应付票据   64 993.5

  贷：银行存款   64 993.5

上述两笔分录也可以合并成一个分录，即：

借：应付票据　　　　　　　　　　　　　　64 779

　　管理费用　　　　　　　　　　　　　　214.5

　　贷：银行存款　　　　　　　　　　　　64 993.5

②医院到期无力支付票款。在这种情况下，医院应当根据票据的种类分别进行账务处理：一是如果应付票据为商业承兑汇票，医院应当将到期无力支付的商业承兑汇票从"应付票据"科目转入"应付账款"科目；如果商业承兑汇票为不带息票据，则按照票据面值转入"应付账款"科目；如果为带息票据，医院应当按照尚未计提的票据利息，借记"管理费用"科目，贷记"应付票据"科目，再将应付票据的账面余额转入"应付账款"科目，借记"应付票据"科目，贷记"应付账款"科目。二是如果应付票据为银行承兑汇票，在医院到期无力支付银行承兑汇票的情况下，承兑银行除了凭票向持票人（即收款人）无条件付款外，对医院尚未支付的票据金额转作逾期贷款处理并按天计收利息。医院在收到银行转来的相关凭证时，应当将"应付票据"转入"短期借款"科目。如果银行承兑汇票为不带息票据，则按照票据面值转入"短期借款"科目；如果为带息票据，医院应当按照尚未计提的票据利息，借记"管理费用"科目，贷记"应付票据"科目，再将应付票据的账面余额转入"短期借款"科目，借记"应付票据"科目，贷记"短期借款"科目。对"应付票据"转入"短期借款"后计收的利息，按短期借款利息的处理办法进行会计处理。

【例3－12】承【例3－10】，201×年10月末甲医院在票据到期时无力支付到期的银行承兑汇票，此时银行承兑汇票已计提的利息为429元，尚未计提的利息为214.5元。甲医院在接到银行转来的"××号汇票无款支付转入逾期贷款户"等有关凭证时，财会部门根据相关凭证，作会计分录如下：

借：管理费用   214.5

 贷：应付票据   214.5

借：应付票据   64 993.5

 贷：短期借款   64 993.5

上述两笔分录也可以合并成一个分录，即：

借：应付票据   64 779

管理费用   214.5

 贷：短期借款   64 993.5

（3）应付票据计息

应付票据按票据是否带息可以分为带息应付票据和不带息应付票据两种。不带息应付票据，其面值就是票据到期时的应付金额。带息应付票据，应当在会计期末或到期时计算应付利息，借记"管理费用"科目，贷记"应付票据"科目。由于我国商业汇票期限较短，最长付款期限不超过 6 个月，因此，通常在期末编制和对外提供财务会计报告时，对尚未支付的应付票据计提利息，计入当期管理费用。

【例 3 - 13】承【例 3 - 10】甲医院于 201×年 8、9 月末，分别计提每月应付票据利息 214.5 元（64 350×4%÷12×1），财会部门根据相关凭证，作会计分录如下：

借：管理费用   214.5

 贷：应付票据   214.5

四、应付账款

（一）应付账款概述

应付账款是医院因购买库存物资、固定资产和接受服务供应等而应付给供应单位的款项。从应付账款的定义可以看出，应付账款与医院购买库存物资、固定资产等物资和接受服务供应相关，是由于取得物资或接受服务与支付货款在时间上的不一致而产生的负债。

（二）应付账款的会计处理

1. 会计科目的设置

医院应当设置"应付账款"科目，核算医院因购买库存物资、固定资产和接受服务供应而发生的应付账款。并在该科目下按照债权人进行明细核算。

该科目属于负债类科目，借方登记偿还供货单位应付账款数，贷方登记应付账款的发生数，期末贷方余额，反映医院尚未支付的应付账款。

2. 主要账务处理

（1）发生应付账款时，按照应付未付金额，借记"库存物资"、"固定资产"等科目，贷记"应付账款"科目。

【例3-14】201×年1月22日，某医院购入卫生材料一批，价款730 000元。材料验收合格后已入库，款项于下月末支付。财会部门根据相关凭证，作会计分录如下：

借：库存物资　　　　　　　　　　　　　730 000
　　贷：应付账款　　　　　　　　　　　　　730 000

（2）偿付应付账款时，借记"应付账款"科目，贷记"银行存款"等科目。

【例3-15】承【例3-14】，201×年2月25日，以银行转账方式支付上述卫生材料款730 000元。财会部门根据相关凭证，作会计分录如下：

借：应付账款　　　　　　　　　　　　　730 000
　　贷：银行存款　　　　　　　　　　　　　730 000

（3）开出、承兑商业汇票抵付应付账款时，借记"应付账款"

科目，贷记"应付票据"科目。

【例3-16】承【例3-14】，201×年2月28日，开出不带息商业汇票一张，金额730 000元，抵付购买卫生材料的应付款项。财会部门根据相关凭证，作会计分录如下：

借：应付账款　　　　　　　　　　　　　　730 000
　　贷：应付票据　　　　　　　　　　　　　　730 000

（4）确实无法支付或由其他单位承担的应付账款，借记"应付账款"科目，贷记"其他收入"科目。

【例3-17】201×年12月末，医院进行账务清查时发现一笔应付药品款62 000元尚未支付，该药品公司已经注销，此笔款项已无法支付。财会部门根据相关凭证，作会计分录如下：

借：应付账款　　　　　　　　　　　　　　62 000
　　贷：其他收入　　　　　　　　　　　　　　62 000

五、预收医疗款

（一）预收医疗款概述

预收医疗款是指医院从住院病人、门诊病人等预收的款项。由于预收医疗款的期限较短，因此将其列入流动负债项目核算。

（二）预收医疗款的会计处理

1. 会计科目的设置

医院应当设置"预收医疗款"科目，核算医院从住院病人、门诊病人等预收的款项。并在该科目下按照住院病人、门诊病人等进行明细核算。

该科目是负债类科目，贷方登记收到的预交医疗款数额，借方登记结算冲转和退还的预收医疗款数额，期末贷方余额反映医院向住院病人、门诊病人等预收但尚未结算的款项。

2. 主要账务处理

（1）收到住院病人、门诊病人预交金，按实际预收的金额，借记"银行存款"、"库存现金"等科目，贷记"预收医疗款"科目。

【例3－18】201×年4月20日，某医院住院结算处收到入院病人李某预交医疗款15 000元，其中现金3 000元，转账支票12 000元。财会部门根据相关凭证，作会计分录如下：

借：库存现金　　　　　　　　　　　　　　　3 000

　　银行存款　　　　　　　　　　　　　　　12 000

　　贷：预收医疗款　　　　　　　　　　　　　　15 000

（2）与门诊病人结算医疗费时，如病人应付的医疗款金额大于其预交金额，按病人补付金额，借记"库存现金"、"银行存款"等科目，按病人预交金额，借记"预收医疗款"科目，按病人应付的医疗款金额，贷记"医疗收入"科目。如病人应付的医疗款金额小于其预交金额，按病人应付的医疗款金额，借记"预收医疗款"科目，贷记"医疗收入"科目；退还病人差额的，还应按退还金额，借记"预收医疗款"科目，贷记"库存现金"、"银行存款"等科目。

【例3－19】201×年4月14日，某医院门诊结算处结算病人张某医疗费，当日，张某交纳预交金8 000元，共发生医疗费6 935元，以现金退还张某余款1 065元。财会部门根据相关凭证，作会计分录如下：

借：预收医疗款　　　　　　　　　　　　　　8 000

　　贷：库存现金　　　　　　　　　　　　　　　1 065

　　　　医疗收入　　　　　　　　　　　　　　　6 935

（3）住院病人办理出院手续，结算医疗费时，如病人应付的医疗款金额大于其预交金额，应按病人补付金额，借记"库存现金"、"银行存款"等科目，按病人预交金额，借记"预收医疗款"科目，按病人欠费金额，借记"应收医疗款"科目，按病人应付的医疗款金额，贷记"应收在院病人医疗款"科目；如病人应付的医疗款金额小于其预交金额，应按病人预交金额，借记"预收医疗款"科目，按病人应付的医疗款金额，贷记"应收在院病人医疗款"科目，按退还给病人的差额，贷记"库存现金"、"银行存款"等科目。

【例3-20】承【例3-18】，5月2日，李某病愈办理出院结算手续，住院结算处根据"住院病人医药费结算汇总日报表"核算李某住院期间发生的医疗费共计17 000元，李某在出院当天用现金补付了2 000元差额。财会部门根据相关凭证，作会计分录如下：

借：现金 2 000

预收医疗款 15 000

贷：应收在院病人医疗款 17 000

【例3-21】承【例3-18】，5月2日，李某病愈办理出院结算手续时，李某在出院当天只用现金补付了1 000元差额，暂欠费1 000元，由李某所在单位担保偿还。此时，财会部门根据相关凭证，作会计分录如下：

借：现金 1 000

预收医疗款 15 000

应收医疗款——出院病人 1 000

贷：应收在院病人医疗款 17 000

六、应付职工薪酬

（一）应付职工薪酬概述

应付职工薪酬是指医院按有关规定应付给职工的各种薪酬，包括工资、津补贴、奖金等。医院应当按照相关规定，根据相关考勤记录、工时记录、工资标准等，编制"职工薪酬计算单"，计算职工薪酬各项目，并应当将"职工薪酬计算单"进行汇总，编制"职工薪酬汇总表"。医院应当设置"应付职工薪酬明细账"，按照职工类别分设账页，按照职工薪酬的组成内容分设专栏，根据"职工薪酬计算单"或"职工薪酬汇总表"进行登记。

（二）应付职工薪酬的会计处理

1. 会计科目的设置

医院应当设置"应付职工薪酬"科目，核算医院按有关规定应付给职工（包括离退休人员）的各种薪酬，包括工资、津补贴、奖金等。并在该科目下按国家有关规定，如按"应付工资（离退休费）"、"应付地方（部门）津贴补贴"、"应付其他个人收入"等设置明细科目，进行明细核算。

该科目为负债类科目，贷方登记应付职工薪酬的增加数，借方登记应付职工薪酬的减少数，期末贷方余额，反映医院应付未付的职工薪酬。

2. 主要账务处理

（1）应付职工薪酬的分配

计算分配应付的职工薪酬，借记"医疗业务成本"、"在加工物资"［专门从事物资自制人员发生］、"管理费用"等科目，贷记"应付职工薪酬"科目。

①医院开展医疗活动发生的相关人员（不包括离退休人员）职工薪酬，借记"医疗业务成本"科目，贷记"应付职工薪酬"科目；

②医院为自制药品、卫生材料发生的专门从事药品、卫生材料等物资制造人员（不包括离退休人员）职工薪酬，借记"在加工物资"科目，贷记"应付职工薪酬"科目；

③医院行政管理人员职工薪酬（含离退休人员薪酬），借记"管理费用"科目，贷记"应付职工薪酬"科目。

【例3-22】201×年5月末，丙医院"职工薪酬汇总表"中应付职工薪酬总额为5 200 000元。其中，医疗部门3 100 000元，制剂部门800 000元，行政管理部门1 300 000元。丙医院对应付职工薪酬进行分配的会计处理如下：

借：医疗业务成本　　　　　　　　　　　　3 100 000

　　在加工物资　　　　　　　　　　　　　　800 000

　　管理费用　　　　　　　　　　　　　　1 300 000

　　贷：应付职工薪酬　　　　　　　　　　　　　5 200 000

需要注意的是，如果以应付职工薪酬冲抵职工借款时，借记"应付职工薪酬"科目，贷记"其他应收款"等科目。

（2）应付职工薪酬的支付

支付职工薪酬，借记"应付职工薪酬"科目，贷记"财政补助收入"、"零余额账户用款额度"、"银行存款"等科目。

采用国库直接支付方式支付职工薪酬的，根据财政国库支付执行机构委托代理银行转来的《财政直接支付入账通知书》和代发工资银行盖章转回的工资发放明细表，借记"应付职工薪酬"科目，贷记"财政补助收入"科目。采用国库授权支付方式支付职工薪酬的，借记"应付职工薪酬"科目，贷记"零余额账户用款额度"科目。采用银行存款等其他方式支付职工薪酬的，借记"应付职工薪酬"科目，贷记"库存现金"、"银行存款"等科目。

（3）从应付职工薪酬中代扣款项

从应付职工薪酬中代扣代缴的各种款项（如职工基本养老保险费、失业保险费、基本医疗保险费、住房公积金、个人所得税等），借记"应付职工薪酬"科目，贷记"应付社会保障费"、"应交税费"等科目。

【例3-23】201×年5月末，丙医院核算为职工代扣代缴5月份个人所得税358 000元；代扣代缴职工自身负担的"三险"1 265 400

元，其中：职工基本养老保险 456 000 元，基本医疗保险 114 000 元，失业保险 114 00 元；代扣代缴住房公积金 684 000 元。丙医院代扣代缴各种款项的有关会计处理如下：

借：应付职工薪酬　　　　　　　　　　1 623 400
　　贷：应付社会保障费——职工基本养老保险费　456 000
　　　　　　　　　　　——基本医疗保险费　　　114 000
　　　　　　　　　　　——失业保险费　　　　　 11 400
　　　　　　　　　　　——住房公积金　　　　　684 000
　　　　应交税费　　　　　　　　　　　　　　 358 000

七、应付福利费

（一）应付福利费概述

应付福利费是指医院按国家有关规定从成本费用中提取的职工福利费。职工福利费一般都是用于改善职工生活条件，包括浴室、食堂餐饮等的补助，开展职工业余文体活动所需费用的补助，职工生活困难补助、慰问患病住院职工的开支医疗，以及其他必要的个人福利开支等。职工福利费是医院的负债，应当在职工为其提供服务的会计期间，根据工资总额的一定比例计算。

（二）应付福利费的会计处理

1. 会计科目的设置

医院应设置"应付职工福利"科目，核算医院按国家有关规定从成本费用中提取的、准备用于职工个人福利方面的资金。

该科目为负债类科目，贷方反映应提取的职工福利费，借方反映按规定的开支范围支付的职工福利费，期末贷方余额，反映医院提取但尚未支付的职工福利费金额。

2. 主要账务处理

（1）提取职工福利费时，按提取金额，借记"医疗业务成本"、"在加工物资"、"管理费用"等科目，贷记"应付职工福利"科目。

（2）按规定的开支范围支付职工福利费时，借记"应付职工福利"科目，贷记"库存现金"、"银行存款"等科目。

【例3-24】某医院按照国家规定的标准提取职工福利费500 000元，其中，应计入医疗业务成本的金额为420 000元，应计入管理费用的金额为75 000元，应计入在加工物资的金额为5 000元。财会部门根据有关凭证，编制如下会计分录：

借：医疗业务成本	420 000
管理费用	75 000
在加工物资	5 000
贷：应付福利费	500 000

【例3-25】某医院2009年9月以现金支付职工李某生活困难补助800元。医院应编制如下会计分录：

借：应付福利费	800
贷：库存现金	800

八、应付社会保障费

（一）应付社会保障费概述

应付社会保障费是指医院按有关规定应付给社会保障机构的各种社会保障费，包括城镇职工基本养老保险费、失业保险费、基本医疗保险费、住房公积金等。

（二）应付社会保障费的会计处理

1. 会计科目的设置

医院应当设置"应付社会保障费"科目，核算医院按照规定应付给社会保障机构的各项社会保障费的确认和支付情况。并在该科目下应按社会保障费类别设置明细账，进行明细核算。

该科目是负债类科目，贷方反映计算确定的应付社会保障费数额，借方反映实际支付给社会保障机构的社会保障费数额，期末贷方余额，反映医院应付但尚未支付给社会保障机构的社会保障费。

2. 主要账务处理

（1）从应付职工薪酬中代扣代缴的社会保障费，借记"应付职工薪酬"科目，贷记"应付社会保障费"科目。

【例3-26】201×年5月末，丙医院核算为职工代扣代缴5月份职工自身负担的"三险"1 265 400元，其中：职工基本养老保险456 000元，基本医疗保险114 000元，失业保险11 400元；代扣代缴住房公积金684 000元。丙医院代扣代缴各种款项的有关会计处理如下：

借：应付职工薪酬   1 265 400

 贷：应付社会保障费——职工基本养老保险费 456 000

       ——基本医疗保险费 114 000

       ——失业保险费 11 400

       ——住房公积金 684 000

（2）计算确定应由医院为职工负担的社会保障费，借记"医疗业务成本"、"在加工物资"、"管理费用"等科目，贷记"应付社会保障费"科目。

【例3-27】丙医院5月份负担的职工"三险"共计1 710 000元（其中：职工基本养老保险费1 140 000元、基本医疗保险费513 000元、失业保险费57 000元），其中：医疗部门930 000元，制剂部门240 000元，行政管理部门540 000元；当月负担的职工住房公积金为684 000元，其中：医疗部门372 000元，制剂部门96 000元，行政管理部门216 000元。丙医院计提应付社会保障费的有关会计处理

— 189 —

如下：

　　借：医疗业务成本　　　　　　　　　　　　1 302 000

　　　　在加工物资　　　　　　　　　　　　　　336 000

　　　　管理费用　　　　　　　　　　　　　　　756 000

　　　　贷：应付社会保障费——职工基本养老保险费　1 140 000

　　　　　　　　　　　　——基本医疗保险费　　513 000

　　　　　　　　　　　　——失业保险费　　　　57 000

　　　　　　　　　　　　——住房公积金　　　684 000

　　（3）支付社会保障费，借记"应付社会保障费"科目，贷记"财政补助收入"、"零余额账户用款额度"、"银行存款"等科目。

　　【例3－28】承【例3－27】，开出零余额支票2 394 000元支付本月医院为职工负担的社保费及住房公积金。财会部门根据有关凭证，作会计分录如下：

　　　　借：应付社会保障费　　　　　　　　　　2 394 000

　　　　　　贷：零余额账户用款额度　　　　　　　　2 394 000

九、应交税费

（一）应交税费概述

　　应交税费是指医院按照有关国家税法规定应当交纳或代扣代缴的各种税费，包括营业税、城市维护建设税、教育费附加、个人所得税、车船使用税、房产税等。医院作为事业单位，因其非营利性质，根据国家现行税法的有关规定可以享受一些税收优惠。但医院也可能发生应税行为，并需要按照税法的规定交纳相关税金，因此需要进行应交税金的核算。目前，根据国家税收法规的有关规定，非营利性医疗机构的税收优惠政策主要包括如下内容：

　　1. 对于符合《中华人民共和国企业所得税法》和《中华人民共

和国企业所得税法实施条例》规定的属于非营利组织的医院，下列收入免征企业所得税：

（1）接受其他单位或者个人捐赠的收入；

（2）除《中华人民共和国企业所得税法》第七条规定的财政拨款以外的其他政府补助收入，但不包括因政府购买服务取得的收入；

（3）按照省级以上民政、财政部门规定收取的会费；

（4）不征税收入和免税收入孳生的银行存款利息收入；

（5）财政部、国家税务总局规定的其他收入。

2. 根据《中华人民共和国营业税暂行条例》规定，对医院、诊所和其他医疗机构提供的医疗服务免征营业税。

3. 对非营利性医疗机构自产自用的制剂，免征增值税。

4. 非营利性医疗机构的药房分离为独立的药品零售企业，应按规定征收各项税收。

5. 对非营利性医疗机构自用的房产、土地、车船，免征房产税，城镇土地使用税和车船使用税。

（二）应交税费的会计处理

1. 会计科目的设置

医院应当设置"应交税费"科目，核算医院按照有关国家税法规定应当交纳或代扣代缴的各种税费。并在该科目下按应交的税费种类设置明细科目，进行明细核算。

该科目为负债类科目，贷方登记按照税法规定计算的应交税费金额，借方登记实际交纳税金额，期末贷方余额，反映医院尚未交纳的税费。

2. 主要账务处理

（1）发生营业税、城市维护建设税、教育费附加纳税义务的，按照税法规定计算的应交税费金额，借记"固定资产清理"〔出售不动产应交的税费]、"其他支出"等科目，贷记"应交税费"科目。实际交纳时，借记"应交税费"科目，贷记"银行存款"等科目。

①营业税

营业税是对在我国境内有偿提供应税劳务、有偿转让无形资产或者有偿销售不动产的单位和个人征收的一种税。如果医院按照税法的规定需要交纳营业税，则应在发生营业税的纳税义务时依法纳税并进行相应的账务处理。营业税按照营业额和规定税率计算应纳税额，其公式为："应纳税额＝营业额×税率"。这里的营业额是医院提供应税劳务、转让无形资产或者销售不动产向对方收取的全部价款和价外费用。价外费用包括向对方收取的手续费、基金、集资费、代收款项及其他各种性质的价外费用。

医院销售不动产按税法规定应交的营业税，通过"固定资产清理"科目核算，借记"固定资产清理"科目，贷记"应交税费——应交营业税"科目。

医院在实际交纳营业税时，借记"应交税费——应交营业税"，贷记"银行存款"科目。

②城市维护建设税

城市维护建设税是对缴纳增值税、消费税、营业税（简称"三税"）的单位和个人就其实际缴纳的"三税"税额为计税依据而征收的一种税。如果医院按照税法的规定需要交纳城市维护建设税，则应在发生城市维护建设税的纳税义务时，依法纳税并进行相应的账务处理。在会计核算时，按照税法规定应交纳的城市维护建设税，借记"其他支出"等科目，贷记"应交税费——应交城市维护建设税"科目。医院实际上交城市维护建设税时，借记"应交税费——应交城市维护建设税"科目，贷记"银行存款"科目。

③教育费附加

教育费附加是对缴纳增值税、消费税、营业税的单位和个人，就其实际缴纳的"三税"税额计算依据征收的一种附加费。如果医院按照税法的规定需要交纳教育费附加，则应在发生教育费附加的纳税义务时，依法纳税并进行相应的账务处理。在会计核算时，按照税法规定应交纳的教育费附加，借记"其他支出"等科目，贷记"应交税费——应交教育费附加"科目。医院实际上交教育费附加时，借记"应交税费——应交教育费附加"科目，贷记"银行存款"科目。

【例3-29】201×年3月1日，乙医院将其院内4间不需用平房出租给某餐饮集团，双方协议租赁价96 000元/年，租金按照年度预付。假设房屋租金收入适用的营业税率为5%，房产税适用税率为12%，城市维护建设税税率7%，教育费附加税率3%。此时，乙医院的会计处理如下：

3月1日取得房屋租金收入时

借：银行存款   96 000

　　贷：其他应收款   96 000

每月末确认租金收入和应交税费时

借：其他应收款   8 000

　　贷：其他收入   8 000

借：其他支出   1 400

　　贷：应交税费——应交营业税   400

　　　　　　——应交城市维护建设税   28

　　　　　　——应交教育费附加   12

　　　　　　——房产税   960

实际上缴各项税费时

乙医院应缴纳201×年3月至12月的税费金额为14 000元（1 400×10）。

— 193 —

借：应交税费——应交营业税   4 000

    ——应交城市维护建设税 280

    ——应交教育费附加   120

    ——房产税   9 600

 贷：银行存款   14 000

（2）发生代扣代缴个人所得税纳税义务的，按照税法规定计算应代扣代交的个人所得税，借记"应付职工薪酬"科目，贷记"应交税费"科目。实际交纳时，借记"应交税费"科目，贷记"银行存款"等科目。

【例3－30】201×年5月末，丙医院核算为职工代扣代缴5月份个人所得税358 000元，并且以银行转账支票于次月初支付给相关部门。财会部门根据相关凭证，作会计分录如下：

代扣个人所得税

借：应付职工薪酬   358 000

 贷：应交税费——应交个人所得税 358 000

上缴代扣的个人所得税

借：应交税费——应交个人所得税 358 000

 贷：银行存款   358 000

（3）按税法规定计算的应交房产税、车船使用税等，借记"管理费用"等科目，贷记"应交税费"科目。实际交纳时，借记"应交税费"科目，贷记"银行存款"等科目。

①房产税

房产税是以房产为征收对象，依据房产价格或房产租金向房产所有人或经营人征收的一种税。依据房产价格征收的房产税，按照房产原值一次减除10%至30%后的余额计算交纳。没有房产原值作为依据的，由房产所在地税务机关参考同类房产核定；房产出租的，以房产租金收入为房产税的计税依据。

②车船使用税

车船使用税是对行驶于境内公共道路的车辆和航行于境内河流、湖泊或者领海的船舶依法征收的一种税。车船使用税由拥有并且使用车船的单位和个人缴纳，按照使用车船的适用税额计算征收。

如果医院按照税法的规定需要交纳房产税、车船使用税，则应在发生房产税、车船使用税的纳税义务时，依法纳税并进行相应的账务处理。医院如果需要交纳房产税、车船使用税，按照税法规定的应纳税额应当计入管理费用或其他支出，借记"管理费用"、"其他支出"等科目，贷记"应交税费——应交房产税（或车船使用税）"科目。医院实际上交税款时，借记"应交税费——应交房产税（或车船使用税）"科目，贷记"银行存款"科目。

（4）发生其他纳税义务的，按照应交纳的税金，借记有关科目，贷记"应交税费"科目。实际交纳时，借记"应交税费"科目，贷记"银行存款"等科目。

十、其他应付款

（一）其他应付款概述

其他应付款是指医院除应缴款项、应付票据、应付账款、预收医疗款、应付职工薪酬、应付社会保障费、应交税费以外的其他各项应付、暂收款项，如存入保证金等。

（二）其他应付款的会计处理

1. 会计科目的设置

医院应当设置"其他应付款"科目，核算其他应付款的增减变动及结存情况，并在该科目下按照应付和暂收款项的类别和单位或个人设置明细账，进行明细核算。

该科目为负债类科目，借方登记其他应付款的减少，贷方登记其他应付款的增加，期末贷方余额，反映医院尚未偿付的其他应付款项。

2. 主要账务处理

（1）发生的各项应付、暂收款项，借记"银行存款"等科目，贷记"其他应付款"科目。

（2）支付款项时，借记"其他应付款"科目，贷记"银行存款"等科目。

（3）确实无法支付或由其他单位承担的其他应付款，借记"其他应付款"科目，贷记"其他收入"科目。

【例3-31】201×年11月8日，甲医院开展为职工订阅杂志报纸活动，代收职工报刊费共计22 000元；11月20日，甲医院以银行存款向邮政局订阅杂志报纸，其会计处理如下：

收到职工交来的报刊费时

借：银行存款   22 000

  贷：其他应付款   22 000

向邮政局订阅报刊时

借：其他应付款   22 000

  贷：银行存款   22 000

【例3-32】201×年12月末，医院在进行账务清理时发现一笔收到的600元进修风险押金尚未退还给张某，张某已于两年前进修完毕。经查，款项也无法退还。财会部门根据相关凭证，作会计分录如下：

借：其他应付款   600

  贷：其他收入   600

十一、预提费用

(一) 预提费用概述

预提费用是指医院按照规定预先提取的已经发生但尚未支付的费用，如预提的短期借款利息等。医院在日常活动中发生的某些费用不一定当时就要支付，但按照权责发生制原则，属于当期的费用应该在发生当期确认，医院按期预提计入费用的金额，同时形成流动负债。

(二) 预提费用的会计处理

1. 会计科目的设置

医院应当设置"预提费用"科目，核算其预先提取的已经发生但尚未支付的费用，并在该科目下应当按照费用种类设置明细账，进行明细核算。

该科目为负债类科目，借方登记支付的预提费用数额，贷方登记预提的费用数额，期末贷方余额，反映医院已预提但尚未实际支出的各项费用。

2. 主要账务处理

(1) 按规定预提短期借款利息等时，按照预提的金额，借记"管理费用"等科目，贷记"预提费用"科目。

(2) 实际支付款项时，借记"预提费用"科目，贷记"银行存款"等科目。

【例3-33】丙医院201×年7月1日借入短期借款100 000元，年利率6%，借款期为1年，借款利息按月计提，按季支付。其7月份、8月份、9月份的会计处理如下：

7月1日借入短期借款时

借：银行存款   100 000

  贷：短期借款   100 000

7 月 31 日和 8 月 31 日分别预提利息 500 元（100 000 × 6% ÷ 12）

借：管理费用   500

  贷：预提费用   500

9 月 30 日支付利息 1 500 元，其中，当月发生的为 500 元，转销预提费用 1 000 元。

借：管理费用   500

  预提费用   1 000

  贷：银行存款   1 500

第三节　非流动负债

一、长期借款

（一）长期借款概述

长期借款是指医院向银行或其他金融机构借入的偿还期限在 1 年以上（不含 1 年）的各项借款。由于长期借款的期限较长，最少是 1 年以上，制度要求将其列入长期负债项目进行核算和管理。

与短期借款相比，长期借款除借款期限较长外，其不同点还体现在对借款利息费用的处理上。"短期借款"科目只核算借款的本金，不包括利息费用，而"长期借款"科目不仅核算借款的本金，还包括借款利息等费用。长期借款的利息费用，在符合资本化条件的情况下应当按期计入所购建固定资产的成本（即予以资本化），反之则应当直接计入当期费用。

（二）长期借款的会计处理

1. 会计科目的设置

医院应当设置"长期借款"科目，核算其向银行等借入的期限在1年以上（不含1年）的各种借款及发生的相关利息，并在该科目下按贷款单位和具体贷款种类进行明细核算。

该科目为负债类科目，借方登记偿还的长期借款本息数额，贷方登记借入资金以及计提的利息数额，期末贷余额，反映医院尚未偿还的长期借款本息。

2. 主要账务处理

（1）取得长期借款

当医院向银行借入长期借款时，按照实际借入额，借记"银行存款"等科目，贷记"长期借款"科目。

（2）长期借款计息

为购建固定资产发生的专门借款利息，属于工程项目建设期间发生的，计入工程成本，借记"在建工程"科目，贷记"长期借款"科目；属于工程完工交付使用后发生的，计入管理费用，借记"管理费用"科目，贷记"长期借款"科目。其他的长期借款利息应当计入管理费用，借记"管理费用"科目，贷记"长期借款"科目。

（3）偿还长期借款

归还长期借款时，借记"长期借款"科目，贷记"银行存款"科目。

【例3-34】2011年9月1日，丙医院自筹资金正式动工修建一座职工食堂，该工程在医院"大账"中核算，工期预计为1年。丙医院为建造职工食堂于2011年9月1日向B银行专门借款200万元，期限为2年，到期一次还本付息，年利率为6%。2011年11月1日为建造该职工食堂，丙医院又向C银行专门借入款项60万元，期限为3年，年利率为8%，到期一次还本付息。职工食堂于2012年10月底完工，并交付使用。2013年9月1日，丙医院向B银行的贷款到期，全额偿付贷款的本金和利息，本息合计2 240 000元。2014年11

月 1 日，丙医院向 C 银行的贷款到期，全额偿付贷款的本金和利息，本息合计 744 000 元。若丙医院按月计提利息，财会部门根据相关凭证，作会计分录如下：

2011 年 9 月 1 日向 B 银行借入长期借款时

借：银行存款　　　　　　　　　　　　　　　2 000 000

　　贷：长期借款——B 银行　　　　　　　　　　2 000 000

2011 年 9 月 30 日、10 月 31 日分别计提利息 10 000 元（2 000 000 × 6% ÷12），计入在建工程。

借：在建工程　　　　　　　　　　　　　　　10 000

　　贷：长期借款——B 银行　　　　　　　　　　10 000

2011 年 11 月 1 日向 C 银行借入长期借款时

借：银行存款　　　　　　　　　　　　　　　600 000

　　贷：长期借款——C 银行　　　　　　　　　　600 000

2011 年 11 月至 2012 年 10 月，每月月末分别计提利息 14 000 元（2 000 000 ×6% ÷12 +600 000 ×8% ÷12），计入在建工程。

借：在建工程　　　　　　　　　　　　　　　14 000

　　贷：长期借款——B 银行　　　　　　　　　　10 000

　　　　　　　　——C 银行　　　　　　　　　　4 000

2012 年 11 月起，每月月末分别计提利息 14 000 元，由于职工食堂已经交付使用，医院停止借款费用资本化，将每月预提的利息计入管理费用。

借：管理费用　　　　　　　　　　　　　　　14 000

　　贷：长期借款——B 银行　　　　　　　　　　10 000

　　　　　　　　——C 银行　　　　　　　　　　4 000

2013 年 9 月 1 日，丙医院向 B 银行的贷款到期，本息合计 2 240 000 元，全额偿付了借款本息。

借：长期借款——B 银行　　　　　　　　　2 240 000

　　贷：银行存款　　　　　　　　　　　　　　　2 240 000

2014 年 11 月 1 日，丙医院向 C 银行的贷款到期，本息合计 744 000 元，全额偿付了借款本息。

借：长期借款——C 银行　　　　　　　　　744 000

　　贷：银行存款　　　　　　　　　　　　　　　744 000

二、长期应付款

（一）长期应付款概述

长期应付款是指医院发生的偿还期限在 1 年以上（不含 1 年）的应付款项，如融资租入固定资产的租赁费等。医院发生融资租入固定资产业务，应当按照租赁协议或者合同确定的价款、运输费、途中保险费、安装调试费等，增记固定资产并确认长期应付款。

（二）长期应付款的会计处理

1. 会计科目的设置

医院应当设置"长期应付款"科目，核算医院发生的期限在一年以上的应付款项，并在该科目下按照长期应付款的种类设置明细账，进行明细核算。

该科目为负债类科目，借方登记长期应付款的偿还数额，贷方登记长期应付款的发生数额，期末贷方余额，反映医院尚未支付的各种长期应付款。

2. 主要账务处理

（1）发生长期应付款时，借记"固定资产"等科目，贷记"长期应付款"科目。

（2）支付长期应付款时，借记"长期应付款"科目，贷记"银行存款"科目。

【例3-35】2011年10月2日，甲医院经批准融资租入不需安装的眼科医疗专用设备一台1 062 000元，已交付使用。按照融资租赁合同规定，甲医院应当自2011年至2019年的每年10月2日支付融资租赁款118 000元。甲医院的会计处理如下：

融资租入医疗设备时

借：固定资产　　　　　　　　　　　　　　　　1 062 000

　　贷：长期应付款　　　　　　　　　　　　　　　　1 062 000

2011年至2019年的每年10月2日支付融资租赁款时

借：长期应付款　　　　　　　　　　　　　　　　118 000

　　贷：银行存款　　　　　　　　　　　　　　　　　118 000

第四章 收 入

第一节 收入概述

一、收入的概念与特征

医院收入是指医院开展医疗服务及其他活动依法取得的、导致本期净资产增加的经济利益或服务潜力的流入。

医院的业务活动包括医疗、科研、教学以及与之相关的其他活动。在开展这些活动时，需要消耗各种资源，为了使各项医疗活动不间断地进行，需要不断地取得补偿，医院取得的补偿包括国家财政补助、向病人收费或医疗保险机构付费，这些都构成了医院的收入。在市场经济条件下，医院可以利用暂时闲置的资产对外投资，投资取得的收益也构成医院收入。医院收入具有以下几个特点：

1. 医院收入是依法取得的。医院收入必须符合国家有关法律、法规和制度的规定，如财政补助收入必须通过法定程序报批后，方能取得。医院的医疗服务收入，其项目和收费标准都由政府管制，医疗服务项目、收费价格必须按照规定程序经过有关部门批准后，才能向服务对象收取。医院的药品价格、药品加成政策也由政府管制。医院的其他收入，也要按照规定的程序和规则依法取得。

2. 医院收入将引起资产增加或负债减少（或者两者兼而有之），并最终将导致医院经济利益或服务潜力的增加。例如，医院取得医疗收入最终会引起库存现金或银行存款的增加，或引起预收医疗款的减少，或同时增加库存现金/银行存款并减少预收医疗款。

3. 医院收入将导致本期净资产增加。医院取得收入一定会增加本期净资产。需要说明的是，这里所指的仅是收入本身对净资产的影响。收入扣除相关成本费用后的净额可能会引起净资产的增加，也可能会引起净资产的减少。收入的这一特征使其与负债相区分，比如，医院从银行借入款项，同时引起资产增加和负债增加，并不引起净资产增加。

二、收入的分类

医院的收入按照来源可分为：

1. 医疗收入，即医院开展医疗服务活动取得的收入，包括门诊收入和住院收入。

2. 财政补助收入，即医院按部门预算隶属关系从同级财政部门取得的各类财政补助收入，包括基本支出补助收入和项目支出补助收入。基本支出补助收入是指由财政部门拨入的符合国家规定的离退休人员经费、政策性亏损补贴等经常性补助收入；项目支出补助收入是指由财政部门拨入的主要用于基本建设和设备购置、重点学科发展、承担政府指定公共卫生任务等的专项补助收入。

3. 科教项目收入，即医院取得的除财政补助收入外专门用于科研、教学项目的补助收入。

4. 其他收入，即医院取得的除医疗收入、财政补助收入、科教项目收入以外的其他收入，包括培训收入、食堂收入、银行存款利息收入、租金收入、投资收益、财产物资盘盈收入、捐赠收入、确实无法支付的应付款项等。

三、收入的确认与计量

医院确认各项业务收入，应当以权责发生制为基础，财政补助收入和科教项目收入以收付实现制为补充。

权责发生制是以应收应付作为标准来处理经济业务，确认本期收入和费用的会计核算基础。在权责发生制基础下，凡属本期应计的收入，不管本期是否实际收到款项，均作为本期的收入处理；凡属本期应负担的费用，不管本期是否实际付出款项，都作为本期的费用处理。

收付实现制是以款项的实际收付为标准来处理经济业务，确认本期收入和支出的会计核算基础。在收付实现制基础下，凡在本期实际支付的款项，不论其付款义务是否归属于本期，均应作为本期支出处理；凡在本期实际收到的款项，不论其是否归属于本期，均应作为本期收入处理。

医院各项收入的确认和计量原则如下：

1. 医疗收入

医疗收入应按照权责发生制基础予以确认，即在提供医疗服务（包括发出药品）并收讫价款或取得收款权利时，按照国家规定的医疗服务项目收费标准计算确定的金额确认入账。医院给予病人或其他付费方的折扣不计入医疗收入。

医院同医疗保险机构结算时，医疗保险机构实际支付金额与医院确认金额之间存在差额的，对于除医院因违规治疗等管理不善原因被医疗保险机构拒付产生的差额以外的差额，应当调整医疗收入。

2. 财政补助收入

财政补助采用国库集中支付方式下拨时，在财政直接支付方式下，应在收到代理银行转来的《财政直接支付入账通知书》时，按照通知书中的直接支付入账金额确认财政补助收入；在财政授权支付方式下，应在收到代理银行转来的《授权支付到账通知书》时，按照通知书中的授权支付额度确认财政补助收入。

其他方式下拨的财政补助，应在实际取得补助时确认财政补助收入。

3. 科教项目收入

科教项目收入按照收付实现制基础予以确认，即在实际收到时，按照实际收到的金额予以确认。

4. 其他收入

其他收入中，固定资产出租收入、投资收益等按照权责发生制基础予以确认，其他收入一般在实际收到时予以确认。

四、收入类会计科目的设置

	收入类	
44	4001	医疗收入
	400101	门诊收入
	400102	住院收入
45	4101	财政补助收入
	410101	基本支出
	410102	项目支出
46	4201	科教项目收入
47	4301	其他收入

五、收入核算新旧制度主要变化

（一）新旧会计科目对照

新医院会计制度会计科目			原医院会计制度会计科目 ＋补充规定会计科目	
序号	编号	名称	编号	名称
四、收入类				
44	4001	医疗收入	403	医疗收入
	400101	门诊收入	404	药品收入
	400102	住院收入		
45	4101	财政补助收入	401	财政补助收入
	410101	基本支出		
	410102	项目支出		
46	4201	科教项目收入		
47	4301	其他收入	409	其他收入
			402	上级补助收入

（二）新旧制度主要变化

与原医院会计制度相比较，新医院会计制度在收入核算上主要有以下变化：

1. 医疗收入。新制度下，药品收入不再单设一级会计科目核算，而是并入医疗收入核算；"医疗收入"科目所属"门诊收入"和"住院收入"两个一级明细科目下增设"卫生材料收入"、"药品收入"、"药事服务费收入"及"结算差额"等二级明细科目；明确了医疗收入确认计量标准及医院同医保机构结算所产生的结算差额的会计处理。

2. 财政补助收入。新制度下，"财政补助收入"科目按照政府收支分类科目设置明细科目；明确了财政补助收入的确认计量标准；增加了国库集中支付相关核算内容。

3. 科教项目收入。新制度增设"科教项目收入"科目，核算医院取得的除财政补助收入外专门用于科研、教学项目的补助收入。

4. 其他收入。新制度取消了原"上级补助收入"科目，相关核算内容并入"其他收入"科目核算；新制度要求在"其他收入"科目下单设"投资收益"明细科目，核算医院对外投资实现的投资净损益；新制度还细化规定了各种其他收入的账务处理。

第二节 医疗收入

一、医疗收入概述

医疗收入是指医院开展医疗服务活动，按照现行国家规定的医疗服务项目以及所属物价部门制定的项目服务收费标准取得的收入。医疗服务是医院业务工作的主体和中心，在开展医疗业务活动中，医护人员借助各种诊疗手段和专业技术为病人进行各种检查、治疗。这些检查和治疗有的在门诊进行，有的则在住院部进行。医疗收入是医院收入的主要来源。

二、医疗收入的分类

（一）按照提供服务的地点不同，医疗收入分为门诊收入和住院收入。

1. 门诊收入是指为门诊病人提供医疗服务所取得的收入，包括挂号收入、诊察收入、检查收入、化验收入、治疗收入、手术收入、卫生材料收入、药品收入、药事服务费收入、其他门诊收入等。

2. 住院收入是指为住院病人提供医疗服务所取得的收入，包括床位收入、诊察收入、检查收入、化验收入、治疗收入、手术收入、护理收入、卫生材料收入、药品收入、药事服务费收入、其他住院收入等。

（二）医院的医疗收入按照性质分为劳务性收入、检查类收入、设施类收入、药品及卫生材料收入。

1. 劳务性收入。是指向病人提供医疗服务而取得的收入。包括挂号收入、治疗收入、诊察收入、手术收入、护理收入、药事服务费收入等。

2. 检查类收入。是指借助于医疗设备为病人提供检查、检验服务而取得的收入。包括检查收入、化验收入等。

3. 设施类收入。是指向病人提供医疗设施服务而取得的收入。如床位收入等。

4. 药品及卫生材料收入。是指为病人提供药品、卫生材料而取得的收入。包括药品收入、卫生材料收入等。

三、医疗收入的会计处理

（一）会计科目的设置

医院应当设置"医疗收入"科目，核算医院开展医疗服务活动取得的收入；并在该科目下设置"门诊收入"、"住院收入"两个一级明细科目，进行明细核算。

该科目属于收入类科目，借方登记收入的退还、冲销、转出数，贷方登记发生的收入数。期末结转后，该科目应无余额。

1. "门诊收入"一级明细科目

"门诊收入"一级明细科目核算医院为门诊病人提供医疗服务所取得的收入。该一级明细科目下应当设置"挂号收入"、"诊察收入"、"检查收入"、"化验收入"、"治疗收入"、"手术收入"、"卫生材料收入"、"药品收入"、"药事服务费收入"、"其他门诊收入"、"结算差额"等二级明细科目，进行明细核算。其中：

"药品收入"二级明细科目下，应设置"西药"、"中成药"、"中草药"等三级明细科目。

"结算差额"二级明细科目核算医院同医疗保险机构结算时，因医院按照医疗服务项目收费标准计算确认的应收医疗款金额与医疗保险机构实际支付金额不同，而产生的需要调整医院医疗收入的差额，但不包括医院因违规治疗等管理不善原因被医疗保险机构拒付所产生的差额。医院因违规治疗等管理不善原因被医疗保险机构拒付而不能收回的应收医疗款，应按规定确认为坏账损失，不通过本明细科目核算。结算差额应当按月转销，按比例调整各项收入，月末该明细科目应无余额。

2. "住院收入"一级明细科目

"住院收入"一级明细科目核算医院为住院病人提供医疗服务所取得的收入。该一级明细科目下应当设置"床位收入"、"诊察收入"、"检查收入"、"化验收入"、"治疗收入"、"手术收入"、"护理收入"、"卫生材料收入"、"药品收入"、"药事服务费收入"、"其他住院收入"、"结算差额"等二级明细科目，进行明细核算。其中：

"药品收入"二级明细科目下，应设置"西药"、"中成药"、"中草药"等三级明细科目。

"结算差额"二级明细科目核算内容同"门诊收入"一级明细科目所属的"结算差额"二级明细科目。

（二）主要账务处理

1. 实现医疗收入

实现医疗收入时，按照依据规定的医疗服务项目收费标准计算确定的金额（不包括医院给予病人或其他付费方的折扣），借记"库存现金"、"银行存款"、"应收在院病人医疗款"、"应收医疗款"等科目，贷记"医疗收入"科目。

这里"依据规定的医疗服务项目收费标准"主要指医院按照现行国家规定的医疗服务项目以及所属物价部门制定的项目服务收费标

准，在为病人提供项目医疗服务时，按其规定的收费标准进行收费。

【例4-1】201×年3月1日，某医院门诊挂号处报来当日"挂号诊察收入汇总日报表"，其中挂号收入20 000元，诊察收入80 000元，同时收到现金100 000元。

财会部门根据有关凭证，作会计分录如下：

201×年3月1日

借：库存现金 100 000

　　贷：医疗收入——门诊收入——挂号收入 20 000

　　　　　　　　　　　　　——诊察收入 80 000

【例4-2】201×年3月2日，某医院门诊收款处报来"门诊收入汇总日报表"，收入总额为450 000元，其中药品收入250 000元（西药200 000元、中成药50 000元）、检查收入70 000元、化验收入60 000元、治疗收入20 000元、手术收入20 000元、卫生材料收入10 000元、药事服务费收入20 000元。同时收现金220 000元，取得支票共3张、金额共180 000元，病人欠费50 000元。

财会部门根据有关凭证，作会计分录如下：

201×年3月2日

借：库存现金 220 000

　　银行存款 180 000

　　应收医疗款 50 000

　　贷：医疗收入——门诊收入——检查收入 70 000

　　　　　　　　　　　　　——化验收入 60 000

　　　　　　　　　　　　　——治疗收入 20 000

　　　　　　　　　　　　　——手术收入 20 000

　　　　　　　　　　　　　——卫生材料收入 10 000

　　　　　　　　　　　　　——药事服务费收入 20 000

　　　　　　　　——药品收入——西药

　　　　　　　　　　　200 000

　　　　　　　　　　　——中成药

　　　　　　　　　　　　50 000

　　【例4-3】201×年3月3日，某医院住院处向财务部门报来当日"住院病人收入汇总日报表"，医疗收入为770 000元，其中床位收入40 000元、药品收入300 000元（西药250 000元、中成药50 000元）、诊察收入50 000元、检查收入80 000元、化验收入40 000元、治疗收入80 000元、手术收入60 000元、护理收入40 000元、卫生材料收入50 000、药事服务费收入30 000元。

　　财会部门根据有关凭证，作会计分录如下：

　　201×年3月3日

　　借：应收在院病人医疗款　　　　　　　　　770 000

　　　　贷：医疗收入——住院收入——床位收入　40 000

　　　　　　　　　　　　——检查收入　80 000

　　　　　　　　　　　　——化验收入　40 000

　　　　　　　　　　　　——治疗收入　80 000

　　　　　　　　　　　　——手术收入　60 000

　　　　　　　　　　　　——诊察收入　50 000

　　　　　　　　　　　　——护理收入　40 000

　　　　　　　　　　　　——卫生材料收入　50 000

　　　　　　　　　　　　——药事服务费收入 30 000

　　　　　　　　　　　　——药品收入——西药

　　　　　　　　　　　　　　　250 000

　　　　　　　　　　　　　　——中成药

　　　　　　　　　　　　　　　50 000

2. 医保结算差额的处理

（1）医保结算差额的确认

医保结算差额主要是指医院在同医疗保险机构结算应收医疗款时，由于医院是按照医疗收费项目确认应收医疗款，而医疗保险机构则依据每出院人次次均费用或单病种定额费用等方式与医院进行实际结算支付，或医疗保险机构直接打折付费，由此产生的结算差额（不包括医院因违规治疗等管理不善原因被医疗保险机构拒付的金额）。

医院同医疗保险机构结算应收医疗款时，按照实际收到的金额，借记"银行存款"科目，按照医院因违规治疗等管理不善原因被医疗保险机构拒付的金额，借记"坏账准备"科目，按照应收医疗保险机构的金额，贷记"应收医疗款"科目，按照借贷方之间的差额，借记或贷记"医疗收入——门诊收入、住院收入——结算差额"科目。

【例4－4】201×年3月20日，某医院同医疗保险机构结算住院病人医疗款时，医院按照医疗项目确认医疗收入和应收医疗款950 000元，医疗保险机构拨付医院900 000元，其中由于病例书写不规范医保拒付10 000元。财会部门根据有关凭证，作会计分录如下：

借：银行存款 900 000

　　医疗收入——住院收入——结算差额 40 000

　　坏账准备 10 000

　　贷：应收医疗款 950 000

（2）医保结算差额的转销

医保结算差额应当按月转销调整各项医疗收入，即医院应当于每月末，将医保结算差额的月末余额，按照各项收入的本月发生额占所有收入本月发生额总额的比例，分摊调整各项医疗收入。具体计算公式如下：

本月分摊计入各项门诊收入的结算差额＝"门诊收入"科目下"结算差额"明细科目的月末余额（一般为借方余额）÷"门诊收入"

科目下全部收入类二级明细科目本月发生额总额×"门诊收入"科目下各项具体收入类二级明细科目本月发生额

本月分摊计入各项住院收入的结算差额 = "住院收入"科目下"结算差额"明细科目的月末余额（一般为借方余额）÷"住院收入"科目下全部收入类二级明细科目本月发生额总额×"住院收入"科目下各项具体收入类二级明细科目本月发生额

将医保结算差额分摊调整各项医疗收入时，借记"医疗收入——门诊/住院收入——××收入"科目，贷记"医疗收入——门诊/住院收入——结算差额"科目；若本月医保结算差额为贷方余额，则作相反会计分录。

【例4-5】201×年5月31日，某医院分配转销当月住院病人所产生的医保结算差额80 000元。当月该医院已确认的各项住院收入金额见表4-1：

表4-1　　　　　　　　　　住院收入及其结算差额情况表

201×年5月　　　　　　　　　　　　单位：元

"医疗收入——住院收入"所属各收入类明细科目贷方发生额		"医疗收入——住院收入（结算差额）"科目借方发生额
收入项目	金额	80 000
合计	1 000 000	
1. 床位收入	62 500	
2. 诊察收入	37 500	
3. 检查收入	125 000	
4. 化验收入	125 000	
5. 治疗收入	125 000	
6. 手术收入	125 000	
7. 护理收入	25 000	
8. 卫生材料收入	125 000	
9. 药事服务费收入	125 000	
10. 药品收入	125 000	
西药	62 500	
中成药	62 500	

分配当月结算差额见表4-2：

表 4 - 2 结算差额分配表

201×年5月 单位：元

医院按医疗项目确认的住院收入		1 000 000
医保结算差额		80 000
结算差额分配率		8.00%
住院收入项目	金额	应分摊的结算差额
合　计	1 000 000	80 000
1. 床位收入	62 500	5 000
2. 诊察收入	37 500	3 000
3. 检查收入	125 000	10 000
4. 化验收入	125 000	10 000
5. 治疗收入	125 000	10 000
6. 手术收入	125 000	10 000
7. 护理收入	25 000	2 000
8. 卫生材料收入	125 000	10 000
9. 药事服务费收入	125 000	10 000
10. 药品收入	125 000	10 000
西药	62 500	5 000
中成药	62 500	5 000

财会部门根据有关凭证，作会计分录如下：

借：医疗收入——住院收入——床位收入　　5 000

　　　　　　　　——检查收入　　10 000

　　　　　　　　——化验收入　　10 000

　　　　　　　　——治疗收入　　10 000

　　　　　　　　——手术收入　　10 000

　　　　　　　　——诊察收入　　　3 000

$\qquad$ ——护理收入 $\qquad$ 2 000

$\qquad$ ——卫生材料收入 $\quad$ 10 000

$\qquad$ ——药事服务费收入 10 000

$\qquad$ ——药品收入——西药

$\qquad$ 5 000

$\qquad$ ——中成药

$\qquad$ 5 000

$\quad$ 贷：医疗收入——住院收入——结算差额 $\qquad$ 80 000

3. 期末结转

期末，将"医疗收入"科目余额转入本期结余，借记"医疗收入"科目，贷记"本期结余"科目。

【例4－6】201×年4月30日，某医院将医疗收入科目的贷方余额（已分摊扣除结算差额）转入本期结余科目。

财会部门根据有关凭证，作会计分录如下：

201×年4月30日

借：医疗收入——门诊收入——挂号收入 $\qquad$ 111 000

$\qquad$ ——诊察收入 $\qquad$ 162 500

$\qquad$ ——检查收入 $\quad$ 1 500 000

$\qquad$ ——化验收入 $\quad$ 1 350 000

$\qquad$ ——治疗收入 $\quad$ 1 550 000

$\qquad$ ——手术收入 $\qquad$ 815 000

$\qquad$ ——卫生材料收入 $\quad$ 158 000

$\qquad$ ——药品收入——西药

$\qquad$ 8 820 000

$\qquad$ ——中成药

$\qquad$ 1 100 000

　　　　　　　　　　　　　　——中草药

　　　　　　　　　　　　　　　40 000

　　　　　　　　　　　　——药事服务费收入

　　　　　　　　　　　　　690 000

　　　　　　　　　　——其他门诊收入

　　　　　　　　　　　　　　1 500 000

——住院收入——床位收入　750 000

　　　　　　　——诊察收入　628 000

　　　　　　　——检查收入　890 000

　　　　　　　——化验收入　970 000

　　　　　　　——治疗收入　2 370 000

　　　　　　　——手术收入　1 380 000

　　　　　　　——护理收入　1 025 000

　　　　　　　——卫生材料收入　150 000

　　　　　　　——药品收入——西药

　　　　　　　　　　　　　1 000 000

　　　　　　　　　　——中成药

　　　　　　　　　　　124 000

　　　　　　　　　　——中草药

　　　　　　　　　　　110 000

　　　　　　　——药事服务费收入

　　　　　　　　　180 000

　　　　　　——其他住院收入

　　　　　　　　　1 400 000

　　贷：本期结余　　　　　28 773 500

第三节 财政补助收入

一、财政补助收入概述

财政补助收入是指按部门预算隶属关系从同级财政部门取得的各类财政补助收入，包括基本支出和项目支出。

基本支出补助收入是指由财政部门拨入的符合国家规定的离退休人员经费、政策性亏损补贴等经常性补助收入；项目支出补助收入是指医院由财政部门拨入的主要用于基本建设和设备购置、重点学科发展、承担政府指定公共卫生任务等的专项补助。

政府财政给予医院的财政补助在实行国库管理制度改革后，分为财政直接支付和授权支付两种方式进行支付。

二、财政补助收入的会计处理

（一）会计科目设置

医院应设置"财政补助收入"科目，核算医院按部门预算隶属关系从同级财政部门取得的各类财政补助；并在该科目下设置"基本支出"和"项目支出"两个一级明细科目进行明细核算。

该科目属于收入类科目，借方登记财政补助收入的缴回、冲销或转出数，贷方登记医院按部门预算隶属关系从同级财政部门取得的各类财政补助数。期末结转后，该科目应无余额。

1. "基本支出"一级明细科目

"基本支出"一级明细科目核算医院由财政部门拨入的符合国家规定的离退休人员经费、政策性亏损补贴等经常性补助。"基本支出"一级明细科目下按照《政府收支分类科目》中"支出功能分类科目"的相关科目进行明细核算。月末将累计数结转入"本期结余"科目后，该明细科目无余额。

2. "项目支出"一级明细科目

"项目支出"一级明细科目核算医院由财政部门拨入的主要用于基本建设和设备购置、重点学科发展、承担政府指定公共卫生任务等的专项补助。"项目支出"一级明细科目下应按照《政府收支分类科目》中"支出功能分类科目"的"医疗卫生"、"科学技术"、"教育"等相关科目以及具体项目进行明细核算。月末将累计数结转入"财政补助结转（余）"科目后，该明细科目无余额。

（二）主要账务处理

1. 财政直接支付方式下，按照财政直接支付金额，借记"医疗业务成本"、"财政项目补助支出"等科目，贷记"财政补助收入"科目；对于为购建固定资产、无形资产或购买药品等库存物资而由财政直接支付的支出，还应借记"在建工程"、"固定资产"、"无形资产"、"库存物资"等科目，贷记"待冲基金——待冲财政基金"科目。

年度终了，医院根据本年度财政直接支付预算指标数与当年财政直接支付实际支出数的差额，借记"财政应返还额度——财政直接支付"科目，贷记"财政补助收入"科目。

【例4-7】201×年3月6日，某医院购买一台 CT 机，价值10 000 000元，由政府财政给予全额专项补助，由财政直接支付，医院已收到财政国库支付执行机构委托代理银行转来的《财政直接支付入账通知书》及原始凭证。该设备已验收入库，并投入使用。

财会部门根据有关凭证，作会计分录如下：

收到代理银行转来的《财政直接支付入账通知书》时：

借：财政项目补助支出　　　　　　　　　　　10 000 000

贷：财政补助收入——项目支出——医疗卫生

10 000 000

同时：

借：固定资产   10 000 000

    贷：待冲基金——待冲财政基金   10 000 000

【例 4-8】201×年终，某医院将尚未支付的财政直接支付项目"病房楼改造"5 000 000 元转入财政应返还额度。

财会部门根据相关凭单，填制会计分录如下：

借：财政应返还额度——财政直接支付   5 000 000

    贷：财政补助收入   5 000 000

2. 财政授权支付方式下，按照财政授权支付到账额度金额，借记"零余额账户用款额度"科目，贷记"财政补助收入"科目。

年度终了，医院本年度财政授权支付预算指标数大于零余额账户用款额度下达数的，借记"财政应返还额度——财政授权支付"科目，贷记"财政补助收入"科目。

【例 4-9】201×年 5 月 10 日，某医院收到代理银行转来的《授权支付到账通知书》，通知书中注明的月度授权支付额度为 6 000 000 元。当月，该医院使用额度为职工发放基本工资 5 500 000 元。

财会部门根据有关凭证，作会计分录如下：

201×年 5 月 10 日

借：零余额账户用款额度   6 000 000

    贷：财政补助收入——基本支出   6 000 000

同时：

借：医疗业务成本   5 500 000

    贷：应付职工薪酬——应付工资   5 500 000

【例 4-10】201×年度终了，某医院经与代理银行提供的对账单核对无误后，将余额 9 500 000 元予以注销。

财会部门根据有关凭证，作会计分录如下：

借：财政应返还额度　　　　　　　　　　　　9 500 000

　　贷：零余额账户用款额度　　　　　　　　　　9 500 000

【例 4 - 11】201 × 年度终了，某医院本年度财政授权支付预算指标数大于零余额账户用款额度下达数 8 000 000 元，

财会部门根据两者的差额及有关凭证，作会计分录如下：

借：财政应返还额度　　　　　　　　　　　　8 000 000

　　贷：财政补助收入　　　　　　　　　　　　　8 000 000

【例 4 - 12】承【例 4 - 10】如果下年初恢复用款额度时，编制会计分录如下：

借：零余额账户用款额度　　　　　　　　　　9 500 000

　　贷：财政应返还额度　　　　　　　　　　　　9 500 000

3. 其他方式下，实际收到财政补助收入时，按照实际收到的金额，借记"银行存款"等科目，贷记"财政补助收入"科目。

【例 4 - 13】某医院尚未实行国库集中支付。201 × 年 6 月 2 日，该医院收到财政专项补助资金 1 000 000 元。

财会部门根据有关凭证，作会计分录如下：

借：银行存款　　　　　　　　　　　　　　　1 000 000

　　贷：财政补助收入——项目支出　　　　　　　1 000 000

4. 期末，将"财政补助收入"科目的贷方余额分别转入本期结余和财政补助结转（余）。按该科目（基本支出）的贷方余额，借记"财政补助收入——基本支出"科目，贷记"本期结余"科目；按该科目（项目支出）的贷方余额，借记"财政补助收入——项目支出"科目，贷记"财政补助结转（余）——财政补助结转（项目支出结转）"科目。

【例 4 - 14】201 × 年 2 月 28 日，某医院将"财政补助收入"科

目余额进行结转，其中基本支出贷方余额为 500 000 元，项目支出贷方余额为 20 000 000 元，财会部门根据有关凭证，作会计分录如下：

201×年 2 月 28 日

将财政补助收入（基本支出）结转：

借：财政补助收入——基本支出　　　　　　　　500 000

　　贷：本期结余　　　　　　　　　　　　　　　　　500 000

将财政补助收入（项目支出）结转：

借：财政补助收入——项目支出　　　　　20 000 000

　　贷：财政补助结转（余）——财政补助结转——项目支出结转

　　　　　　　　　　　　　　　　　　　　　　20 000 000

第四节　科教项目收入

一、科教项目收入概述

科教项目收入是指医院取得的除财政补助收入外专门用于科研、教学项目的补助收入。包括科研项目收入和教学项目收入。

科教项目资金来源于科研、教育管理部门、上级主管部门及其他单位，这里的"项目"，指医院从财政部门以外的部门或单位取得的、具有指定用途、项目完成后需要报送有关项目资金支出决算和使用效果书面报告的资金所对应的项目。

科教项目收入的票据使用管理，根据《财政部关于行政事业单位资金往来结算票据使用管理有关问题的补充通知》（财综〔2010〕111 号）文件中规定：

1. 行政事业单位取得上级主管部门拨付的资金，形成本单位收入，不再向下级单位拨转的，可凭银行结算凭证入账；转拨下级单位，属于暂收代收性质，可使用行政事业单位资金往来结算票据。

2. 行政事业单位取得具有横向资金分配权部门（包括投资主管部门、科技主管部门、国家自然科学基金管理委员会等）等拨付的基本建设投资、科研课题经费，形成本单位收入的，可凭银行结算凭证入账；转拨下级单位或其他相关指定合作单位的，属于暂收代收性质，可使用行政事业单位资金往来结算票据。

3. 没有财务隶属关系的行政单位之间发生的往来资金，应凭银行结算凭证入账。

4. 没有财务隶属关系事业单位等之间发生的往来资金，如科研院所之间、高校之间、科研院所与高校之间发生的科研课题经费等，涉及应税的资金，应使用税务发票；不涉及应税的资金，应凭银行结算凭证入账。

二、科教项目收入的会计处理

（一）会计科目设置

医院应设置"科教项目收入"科目，核算医院取得的除财政补助收入外专门用于科研、教学项目的补助收入；并在该科目下设置"科研项目收入"、"教学项目收入"两个明细科目，并按具体项目进行明细核算。

该科目属于收入类科目，借方登记科教项目收入的缴回、冲销或转出数，贷方登记医院取得的财政补助收入以外的科研、教学项目资金。期末结转后，该科目应无余额。

（二）主要账务处理

1. 取得除财政补助收入以外的科研、教学项目资金时，按收到的金额，借记"银行存款"等科目，贷记"科教项目收入"科目。

【例4－15】201×年5月25日，某医院承担一项科技部课题，课题经费2 000 000元，通过银行拨付医院。

财会部门根据有关凭证，作会计分录如下：

201×年5月25日

借：银行存款　　　　　　　　　　　　　　2 000 000

　　贷：科教项目收入——科研项目收入　　　　　2 000 000

2. 期末，将"科教项目收入"科目贷方余额转入科教项目结转（余），借记"科教项目收入"科目，贷记"科教项目结转（余）"科目。

【例4-16】201×年5月31日，某医院将科教项目收入的余额进行结转，其中科研项目的贷方余额2 000 000元，教学项目的贷方余额为0。

财会部门根据有关凭证，作会计分录如下：

201×年5月31日

借：科教项目收入——科研项目收入　　　　2 000 000

　　贷：科教项目结转（余）——科研项目结转（余）

　　　　　　　　　　　　　　　　　　　　2 000 000

第五节　其　他　收　入

一、其他收入概述

其他收入是指医院除医疗收入、财政补助收入、科教项目收入以外的其他收入。包括培训收入、食堂收入、银行存款利息收入、租金收入、投资收益、财产物资盘盈收入、捐赠收入、确实无法支付的应付款项等。

其他收入比较繁杂，医院应加强管理。同时，应严格执行有关规定和收费标准。

二、其他收入的会计处理

（一）会计科目设置

医院应当设置"其他收入"科目，核算医院除医疗收入、财政补助收入、科教项目收入以外的其他收入；并在该科目下按照其他收入的种类设置明细科目，进行明细核算。其中，医院对外投资实现的投资净损益，应单设"投资收益"明细科目进行核算。

该科目属于收入类科目，借方登记其他收入的转出数，贷方登记医院取得的其他收入数。期末结转后，该科目应无余额。

（二）主要账务处理

1. 取得培训收入、食堂收入、银行存款利息收入等时，按照实际收到的金额，借记"库存现金"、"银行存款"等科目，贷记"其他收入"科目。

【例4-17】201×年3月6日，某医院收到培训现金收入30 000元。

财会部门根据有关凭证，作会计分录如下：

201×年3月6日

借：库存现金   30 000

  贷：其他收入   30 000

【例4-18】201×年3月7日，某医院收到职工食堂交来收入20 000元。转账支票已存入银行。

财会部门根据有关凭证，作会计分录如下：

201×年3月7日

借：银行存款   20 000

  贷：其他收入   20 000

【例4-19】201×年3月20日，某医院收到开户银行发来转账通知，当月医院存款利息 5 000 元已转入医院账户。

财会部门根据有关凭证，作会计分录如下：

201×年 3 月 20 日

借：银行存款   5 000

  贷：其他收入   5 000

2. 固定资产出租收入，在租赁期内各个期间按直线法确认收入。

采用预付租金方式的，收到预付的租金时，借记"银行存款"等科目，贷记"其他应收款"科目；分期确认租金收入时，借记"其他应收款"科目，贷记"其他收入"科目。

采用后付租金方式的，每期确认租金收入时，借记"其他应收款"科目，贷记"其他收入"科目。收到租金时，借记"银行存款"等科目，贷记"其他应收款"科目。

采用分期收取租金方式的，每期收取租金时，借记"银行存款"等科目，贷记"其他收入"科目。

【例 4 - 20】201×年 1 月 1 日，某医院经批准，将空余房屋出租给公司，合同规定采用预付租金的形式，每年租金 240 000 元。当日，该公司交来转账支票一张，金额 240 000 元，为当年预付租金。

财会部门根据有关凭证，作会计分录如下：

收到租金时：

借：银行存款   240 000

  贷：其他应收款   240 000

每月末确认收入时：

借：其他应收款   20 000

  贷：其他收入   20 000

3. 投资收益

（1）短期投资持有期间收到利息等投资收益时，按实际收到的金额，借记"银行存款"等科目，贷记"其他收入——投资收益"科目。

出售或到期收回短期债券本息，按实际收到的金额，借记"银行存款"科目，按出售或收回短期投资的成本，贷记"短期投资"科目，按其差额，借记或贷记"其他收入——投资收益"科目。

【例4－21】201×年5月31日，某医院出售于2月1日购入的3个月短期国债，年利率为4.5%，购入时成本100 000元。财会部门根据有关凭证，作会计分录如下：

201×年5月31日

借：银行存款   101 125

    贷：短期投资   100 000

        其他收入——投资收益   1 125

（2）长期股权投资持有期间，被投资单位宣告分派利润时，按照宣告分派的利润中属于医院应享有的份额，借记"其他应收款"科目，贷记"其他收入——投资收益"科目。

处置长期股权投资时，按照实际取得的价款，借记"银行存款"等科目，按照所处置长期股权投资的账面余额，贷记"长期投资——股权投资"科目，按照尚未领取的已宣告分派的利润，贷记"其他应收款"科目，按照其差额，借记或贷记"其他收入——投资收益"科目。

（3）持有的长期债券投资，应在债券持有期间按照票面价值与票面利率按期计算确认利息收入，如为到期一次还本付息的债券投资，借记"长期投资——债权投资（应收利息）"科目，贷记"其他收入——投资收益"科目；如为分期付息、到期还本的债券投资，借记"其他应收款"科目，贷记"其他收入——投资收益"科目。

出售长期债权投资或到期收回长期债权投资本息，按照实际收到的金额，借记"银行存款"等科目，按照债券初始投资成本和已计未收利息金额，贷记"长期投资——债权投资（成本、应收利息）"科目［到期一次还本付息债券］，或"长期投资——债权投资"、"其他应收款"科目［分期付息债券］，按照其差额，贷记或借记"其他收入——投资收益"科目。

【例4－22】201×年1月1日，某医院以银行存款购入同日发行的国债2 000张，每张面值100元，期限5年，利率5%，到期还本付息，支付手续费400元。财会部门根据有关凭证，作会计分录如下：

201×年1月1日购入国债时：

借：长期投资——债权投资   200 400

    贷：银行存款   200 400

12月31日确认利息收入：

借：长期投资——债权投资——应收利息   10 000

    贷：其他收入——投资收益   10 000

【例4－23】201×年12月30日，某医院于201×年1月1日购买的3年期债券到期。该债券面值100 000元（无手续费），该债券年利率5%，分期付息，每年付息一次。医院收回本金及利息，并存入银行。

财会部门根据有关凭证，作会计分录如下：

201×年12月30日

借：其他应收款   5 000

    贷：其他收入——投资收益   5 000

借：银行存款   105 000

    贷：长期投资——债权投资   100 000

        其他应收款   5 000

4. 盘盈的库存物资、固定资产等，在经批准处理时，借记"待处理财产损溢"科目，贷记"其他收入"科目。

【例4-24】201×年12月3日，经某医院批准同意，将上月盘点药品仓库盘盈的5 000元药品做其他收入处理。

财会部门根据有关凭证，作会计分录如下：

201×年12月3日

借：待处理财产损溢   5 000

  贷：其他收入   5 000

5. 接受的捐赠资金，应按照实际收到的金额，借记"银行存款"等科目，贷记"其他收入"科目；接受的实物资产捐赠，按照同类或类似资产的市场价格或有关凭据注明的金额加上发生的相关费用，借记"库存物资"、"固定资产"等科目，按发生的相关税费金额，贷记"银行存款"等科目，按其差额，贷记"其他收入"科目。

【例4-25】201×年3月3日，一公司向某医院捐赠一台麻醉机，市场价格为500 000元。

财会部门根据有关凭证，作会计分录如下：

201×年3月3日

借：固定资产   500 000

  贷：其他收入   500 000

6. 确实无法支付的应付款项，按照经批准核销的金额，借记"应付账款"、"其他应付款"科目，贷记"其他收入"科目。

【例4-26】201×年3月31日，某医院经批准同意，将"其他应付款"科目中的无法支付的存入保证金1 000元做其他收入处理。

财会部门根据有关凭证，作会计分录如下：

201×年3月31日

借：其他应付款   1 000

　　　　贷：其他收入　　　　　　　　　　　　　　　1 000

　　7. 会计期末，将"其他收入"科目余额转入本期结余，借记"其他收入"科目，贷记"本期结余"科目。

　　【例 4 – 27】201 × 年 3 月 31 日，某医院将其他收入科目余额 200 000 元结转入"本期结余"科目。

　　财会部门根据有关凭证，作会计分录如下：

　　201 × 年 3 月 31 日

　　借：本期结余　　　　　　　　　　　　　200 000

　　　　贷：其他收入　　　　　　　　　　　　　200 000

第五章 费　　用

第一节　费用概述

一、费用的概念和特征

费用是指医院为开展医疗服务及其他业务活动所发生的、导致本期净资产减少的经济利益或者服务潜力的流出。从费用的概念可以看出，费用具有以下两个基本特征：

第一，费用会引起资产减少或者负债增加（或者两者兼而有之），并最终将导致医院资源的减少，包括经济利益的流出和服务潜力的降低，具体表现为医院的现金或非现金资产的流出、耗费或者毁损等。比如，医院将卫生材料用于病人治疗，导致存货（资产）的减少，消耗的卫生材料成本构成费用。再如，固定资产随着时间推移，其价值发生了损耗，并通过折旧反映出来，折旧属于费用的范畴。又如，医院将其存货捐赠给其他单位或个人，导致存货（资产）的减少，这时存货的成本也构成费用。

第二，费用将导致本期净资产的减少。这里所指的"本期"是指费用的发生当期，即费用的确认时点。也就是说，只有在导致某一会计期间净资产减少时，才能确认一项费用。费用最终将减少医院的资产，根据"资产＝负债＋净资产"的会计等式，引起资产总额减少的情况有：负债的减少或者净资产的减少。值得注意的是，其中只有同时引起净资产减少的经济利益或者服务潜力流出才是费用。比如，医院以银行存款（资产）偿还一项应付账款（负债），这种情况下，资产和负债减少了相同的金额，并没有影响净资产，因此，此项资产流出不构成费用。

二、费用的分类

（一）按费用功能分类

按照费用的功能分类，医院的费用分为医疗业务成本、财政项目补助支出、科教项目支出、管理费用和其他支出。

1. 医疗业务成本

医疗业务成本是指医院开展医疗服务及其辅助活动发生的费用，包括人员经费、耗用的药品及卫生材料费、固定资产折旧费、无形资产摊销费、提取医疗风险基金和其他费用，不包括财政补助收入和科教项目收入形成的固定资产折旧和无形资产摊销。

医疗业务成本是医院为了提供医疗服务而发生，按照成本项目、医疗科室等进行归集的直接费用。

2. 财政项目补助支出

财政项目补助支出是指医院利用财政项目补助收入发生的项目支出。

3. 科教项目支出

科教项目支出是指医院使用财政补助收入以外的科研、教学项目收入开展科研、教学活动所发生的各项支出。

4. 管理费用

管理费用是指医院行政及后勤管理部门为组织、管理医疗、科研、教学业务活动所发生的各项费用，包括医院行政及后勤管理部门发生的人员经费、公用经费、资产折旧（摊销）费等费用，以及医院统一负担的离退休人员经费、坏账损失、银行借款利息支出、银行手续费支出、汇兑损益、聘请中介机构费、印花税、房产税、车船使用税等。

管理费用属于期间费用，即为医院发生的、不能合理地归属于具体项目或对象，而只能按照一定会计期间归集的费用。

5. 其他支出

其他支出是指医院本期发生的，无法归属到医疗业务成本、财政项目补助支出、科教项目支出、管理费用中的支出，包括培训支出，食堂提供服务发生的支出，出租固定资产的折旧费，营业税、城市维护建设税、教育费附加等税费，财产物资盘亏或毁损损失，捐赠支出，罚没支出等。

（二）按费用性质分类

医院为了加强其内部管理，还可以同时按照费用的性质进行分类，并将费用的功能分类与性质分类结合起来。比如：医疗业务成本按费用性质分类包括人员经费、卫生材料费、药品费、固定资产折旧费、无形资产摊销费、提取医疗风险基金和其他费用；管理费用按费用性质分类包括人员经费、固定资产折旧费、无形资产摊销费和其他费用。其中：人员经费、其他费用又可参照《政府收支分类科目》中"支出经济分类科目"的相关科目进行分类。

根据《政府收支分类科目》中支出经济分类科目，人员经费包括工资福利支出和对个人和家庭的补助支出。工资福利支出反映医院支付给在职职工和临时聘用人员的各类劳动报酬，以及为上述人员缴纳的各项社会保险费等，包括：（1）基本工资。反映医院按规定发放的基本工资。包括医院工作人员的岗位工资、薪级工资，各类学校毕业生试用期工资等。（2）津贴补贴。反映医院在基本工资之外按规定开支的津贴和补贴。包括政府特殊津贴、艰苦边远地区津贴、护龄津贴、卫生津贴等和各类补贴，如交通补贴、通讯补贴、取暖补贴等。（3）奖金。反映医院按规定开支的各类奖金。如国家统一规定的机关事业单位年终一次性奖金等。（4）社会保障缴费。反映医院为职工缴纳的基本养老、基本医疗、失业、工伤、生育等社会保险费，残疾人就业保障金等社会保险费。（5）伙食补助费。反映医院发给职工的伙食补助费，如误餐补助等。（6）其他工资福利支出。反映上述项目未包括的人员支出，如各种加班工资、病假两个月以上期间的人员工资、编制外长期聘用人员、长期临时工工资等。对个人和家庭的补助包括：（1）离休费。反映医院离休人员的离休费、护理费和其他补贴。（2）退休费。反映未参加基本养老保险的医院退休人员的退休费和其他补贴。（3）退职费。反映医院退职人员的生活补贴，一次性付给职工的退职补贴。（4）抚恤和生活补助。反映医院按规定开支的烈士遗属、牺牲病故人员遗属的一次性和定期抚恤金，伤残人员的抚恤金，离退休人员等其他人员的各项抚恤金；按规定开支的优抚对象定期定量生活补助费，退役军人生活补助费，医院职工和遗属生活补助，因公负伤等住院治疗、住疗养院期间的伙食补助费，长期赡养人员补助费等。（5）救济费。反映按国家规定支付给特殊人员的生活救济费，包括精减、退职、老、弱、残职工救济费等。（6）医疗费。反映未参加职工基本医疗保险的医院人员的医疗费支出，以及参保人员在医疗保险基金开支范围之外，按规定应由医院分担的医疗补助支出。（7）住房公积金。反映医院按职工工资总额的一定比例为职工缴纳的住房公积金。（8）住房补贴。反映医院开支的在职和离退休人员的地方住房补贴、提租补贴、购房补贴等。（9）其他对个人和家庭的补助支出。反映未包括在上述项目的对个人和家庭的补助支出，如婴幼儿补贴、职工探亲补贴、退职人员及随行家属路费等。

其他费用则可参照《政府收支分类科目》中支出经济分类科目"一般商品和服务支出"的相关科目进行分类，具体包括：（1）办公费。反映医院日常办公用品、书报杂志及日常印刷费等支出。（2）水电费。反映医院支付的水费（包括饮用水、卫生用水、绿化用水、中央空调用水）、污水处理费、电费（包括照明用电、空调用电、电梯用电、食堂用电、取暖加压用电、计算机等办公设备用电）等支出。（3）邮电费。反映医院开支的信函、包裹、货物等物品的邮寄及电话费（含住宅电话补贴）、电报费、传真费、网络通讯费等。（4）取暖费。反映医院取暖用燃料费、热力费、炉具购置费、锅炉临时工的工资、节煤奖以及由医院统一支付的在职职工和离退休人员宿舍取暖费等。（5）公用车运行维护费。反映公务用车租用费、燃料费、维修费、过桥过路费、保险费、安全奖励费用等支出。（6）其他交通工具运行费用。反映医院除公务用车外的其他各类交通工具（如船舶、飞机）燃料费、维修费、过桥过路费、保险费、安全奖励费用等支出。（7）差旅费。反映医院工作人员出差的交通费、住宿费、伙食补助费、因工作需要开支的杂费，干部及大中专学生调遣费，调干随行家属旅费补助等。（8）培训费。反映各类培训支出。（9）公务接待费。反映医院按规定开支的各类公务接待（含外宾接待）费用。（10）劳务费。反映医院支付给其他单位和个人的劳务费用，如临时聘用人员、钟点工工资，稿费、翻译费、评审费、一般咨询费、手续费等。（11）工会经费。反映医院按规定提取的工会经费。（12）福利费。反映医院按国家规定提取的福利费。（13）其他日常公用支出。

反映上述科目未包括的日常公用支出。如日常小型会议费、一般行政赔偿费和诉讼费、会员费、来访费、广告费、其他劳务费及离休人员特需费、公用经费等。

三、费用的确认和计量

（一）与费用确认和计量有关的会计核算基础与原则

医院在确认费用时，应当遵循以下三项原则：

1. 权责发生制原则

医院费用的确认主要以权责发生制为基础，财政项目补助支出和科教项目支出的确认以收付实现制为补充。根据权责发生制原则，凡是当期已经发生或应由当期负担的费用，不论款项是否收付，都应当作为当期的费用；凡是不属于当期的费用，即使款项已在当期支付，也不应当作为当期的费用。

2. 划分应计入当期费用的支出和应予以资本化的支出原则

对于以权责发生制为基础确认的费用，如医疗业务成本、管理费用等，应当合理划分应当计入当期费用的支出和应当予以资本化的支出。根据划分应计入当期费用的支出和应予以资本化的支出原则，如果某项支出的效益涵盖几个会计期间，该项支出应予以资本化，如以自筹资金购买固定资产的支出，不能作为当期的费用；如果某项支出的效益仅涉及一个会计期间，则应当确认为当期费用。

3. 配比原则

配比原则指所发生的费用应当与其相关的收入相配比，同一会计期间内的各项收入和与其相关的费用，应当在该会计期间内确认。根据配比原则，为获得当期收入所发生的费用，应当确认为当期费用。配比原则的基本含义在于，当收入已经实现时，某些资产已被消耗（如药品和卫生材料），以及劳务已经提供（如提供诊察服务），对于已被耗用的这些资产和劳务的成本，应当在确认有关收入的期间确认为费用。医院的各项费用中，医疗业务成本与医疗收入的实现直接相联系，两者的确认应符合配比原则，在某个会计期间确认医疗收入时，应当同时确认与之相关的医疗业务成本。

（二）费用的确认和计量原则

1. 费用的确认原则

医院应当在含有经济利益或服务潜力的资源已经流出本单位，资产将带来的未来经济利益或服务潜力预期将减少或者资产预期不能再带来未来经济利益或服务潜力时，确认相应的费用。

2. 费用的计量原则

费用的计量，即以怎样的金额确认费用。医院的各项费用应当在实际发生时按照其实际发生额计入当期费用。

3. 医院费用确认和计量的具体情况

医院在费用确认和计量中，通常会有以下三种具体情况：

第一，费用的确认与收入的确认有着直接联系（或称因果关系、补偿关系）

与本期收入有直接因果关系的费用，或由本期收入补偿的费用，应当在确认相关收入的当期确认为当期费用。比如，医疗业务成本与医疗收入有直接因果关系，医疗业务成本由医疗收入来补偿，两者应在同期予以确认。发出药品、卫生材料是直接与所产生的药品、卫生材料收入相联系的，相关药品、卫生材料的成本应当在确认当期药品、卫生材料收入的同时被确认为当期医疗业务成本（药品费、卫生材料费）。

第二，直接作为当期费用确认

在医院的业务活动中，有些支出不能提供明确的未来经济利益或服务潜力，并且对这些支出加以分摊也没有意义（不能合理地进行分摊，或者分摊不符合成本效益原则等），这时，这些费用就应当直接作为当期费用予以确认。比如，固定资产日常修理费等。这些费用虽然与跨期收入（或提高以后期间的服务潜力）有联系，但由于不确定性因素，往往不能肯定地预计其带来利益及所涉及的期间，因而就直接列作当期的费用。

对于直接确认为当期费用的费用，其计量通常是根据所支付的或者应当支付的现金、银行存款或其他货币资金的金额，或者因此而承担的负债（如应付账款、其他应付款等）的金额来确定。

第三，按照系统、合理的分摊方式确认

如果一项支出的发生预期在若干个会计期间带来经济利益或服务潜力，那么该项支出就应当按照合理的分摊方法，分期确认为费用。比如，以医院自筹资金形成的固定资产的折旧和无形资产的摊销都属于这一情况。当然，并不是所有的折旧和摊销都应当确认为医院的费用，比如以财政补助、科教项目资金形成的折旧，应冲减待冲基金而非确认为费用。

对于分摊确认的费用，如固定资产折旧、无形资产摊销等，费用的计量通常是根据所确认的折旧和摊销金额来确定的。比如，按照规定的折旧方法，在预计使用年限内，计提固定资产折旧时，应当按照计提的折旧金额，确认相同金额的费用。

四、费用类会计科目的设置

费用类

48	5001	医疗业务成本
49	5101	财政项目补助支出
50	5201	科教项目支出
51	5301	管理费用
52	5302	其他支出

五、费用核算新旧制度主要变化

（一）新旧会计科目对照

新医院会计制度会计科目			原医院会计制度会计科目 ＋补充规定会计科目	
序号	编号	名称	编号	名称
五、费用类				
48	5001	医疗业务成本	411	医疗支出
			412	药品支出
49	5101	财政项目补助支出	416	财政专项支出
50	5201	科教项目支出		
51	5301	管理费用	415	管理费用
52	5302	其他支出	419	其他支出

（二）新旧制度主要变化

与原医院会计制度相比较，新医院会计制度在费用核算上主要有以下变化：

1. 新制度不再设置"药品支出"科目，原药品支出和医疗支出的核算内容合并为"医疗业务成本"科目核算；新制度还规范了医疗业务成本的成本项目，要求按科室及成本项目归集医院提供医疗及辅助活动发生的直接成本；新制度下，管理费用期末不再分摊计入医疗业务成本。

2. 新制度将原"财政专项支出"科目改为"财政项目补助支出"科目，要求按照政府收支分类科目设置明细科目，并增加了国库集中支付相关核算内容。

3. 新制度增设"科教项目支出"科目，核算医院使用除财政补助收入以外的科研、教学项目收入开展科研、教学项目活动所发生的各项支出。

第二节 医疗业务成本

一、医疗业务成本概述

医疗业务成本是指医院开展医疗服务及其辅助活动发生的各项费用。包括人员经费、耗用的药品及卫生材料费、固定资产折旧费、无形资产摊销费、提取医疗风险基金和其他费用，不包括财政补助收入和科教项目收入形成的固定资产折旧和无形资产摊销。其中，人员经费包括基本工资、绩效工资（津贴补贴、奖金）、社会保障缴费、住房公积金等；其他费用包括办公费、印刷费、水费、电费、邮电费、取暖费、物业管理费、差旅费、会议费、培训费等。

医疗业务成本是按照具体科室（包括临床服务类科室、医疗技术类科室和医疗辅助类科室）和成本项目（包括人员经费、卫生材料费、药品费、固定资产折旧费、无形资产摊销费、提取医疗风险基金和其他费用）归集的，医院开展医疗服务及其辅助活动发生的直接成本。直接成本是指能够直接计入或采用一定方法计算后直接计入各科室的成本。

医院开展科研、教学项目使用自筹配套资金发生的支出，以及医院开展的不与医院会计制度规定的特定"项目"相关的医疗辅助科研、教学活动发生的相关人员经费、专用材料费、资产折旧（摊销）费等费用，主要由医院的医疗收入予以补偿，直接与医疗收入相关联，因此归属于医疗业务成本。

二、医疗业务成本的分类

（一）按科室性质分类

医疗业务成本按照发生的科室性质，可以分为临床服务类科室成本、医疗技术类科室成本、医疗辅助类科室成本。

1. 临床服务类科室成本，是指临床服务类科室开展医疗服务时发生的各项费用。临床服务类科室是指直接为病人提供医疗服务，并能体现最终医疗结果、完整反映医疗业务成本的科室。

2. 医疗技术类科室成本，是指医疗技术类科室开展服务时发生的各项费用。医疗技术类科室指为临床服务类科室及病人提供医疗技术服务的科室。

3. 医疗辅助类科室成本，是指医疗辅助类科室提供辅助活动时发生的各项费用。医疗辅助类科室是服务于临床服务类和医疗技术类科室，为其提供动力、加工等辅助服务的科室。

（二）按成本项目分类

医疗业务成本按照成本项目，可以分为人员经费、卫生材料费、药品费、固定资产折旧费、无形资产摊销费、提取医疗风险基金和其他费用。

三、医疗业务成本的会计处理

（一）会计科目设置

医院会计应当设置"医疗业务成本"科目，核算医院开展医疗服务及其辅助活动过程中发生的各项费用；并在该科目下设"人员经费"、"卫生材料费"、"药品费"、"固定资产折旧费"、"无形资产摊销费"、"提取医疗风险基金"、"其他费用"等一级明细科目，并按照各具体科室进行明细核算，归集临床服务、医疗技术、医疗辅助类各科室发生的，能够直接计入各科室或采用一定方法计算后计入各科室的直接成本。"人员经费"、"其他费用"明细科目下还应参照《政府收支分类科目》中"支出经济分类科目"的相关科目进行明细核算。

"医疗业务成本"科目属于费用类科目，借方登记医疗业务成本的发生数，贷方登记医疗业务成本的冲销、转出数。期末结转后，该科目应无余额。

医院使用财政基本补助发生的归属于医疗业务成本的支出，在"医疗业务成本"科目核算。医院应当在该科目下设置"财政基本补助支出"备查簿，按《政府收支分类科目》中"支出功能分类科目"以及"支出经济分类科目"的相关科目，对各项归属于医疗业务成本的财政基本补助支出进行登记。

（二）主要账务处理

1. 为从事医疗活动及其辅助活动人员计提的薪酬、福利费等，借记"医疗业务成本——人员经费"科目，贷记"应付职工薪酬"、"应付福利费"、"应付社会保障费"等科目。

【例5-1】201×年2月，某医院为从事医疗活动及其辅助活动人员发放工资1 000 000元，津贴500 000元，奖金1 500 000元，按规定代扣代交个人所得税30 000元，代扣代交个人住房公积金24 000元。

财会部门根据有关凭证，作会计分录如下：

计算应付职工薪酬

借：医疗业务成本——人员经费   3 000 000

    贷：应付职工薪酬   3 000 000

代扣个人所得税、住房公积金

借：应付职工薪酬   54 000

    贷：应付社会保障费   24 000

应交税费　　　　　　　　　　　　　　　　　30 000

　　2. 开展医疗活动及其辅助活动中，内部领用或出售发出的药品、卫生材料等，按其实际成本，借记"医疗业务成本——卫生材料费、药品费"科目，贷记"库存物资"科目。

　　【例5－2】201×年2月，某医院手术室领用卫生材料200 000元，财会部门根据有关凭证，作会计分录如下：

　　　借：医疗业务成本——卫生材料费　　　　　200 000
　　　　贷：库存物资——卫生材料　　　　　　　　　　200 000

　　【例5－3】201×年4月，某医院药房报来当日销售药品处方成本，其中门诊药房药品销售成本3 050 000元，其中西药销售成本2 000 000元、中成药销售成本900 000元、中草药销售成本150 000元；住院药房药品销售成本4 200 000元，其中西药销售成本2 665 000元、中成药销售成本1 360 000元、中草药销售成本175 000元。

　　财会部门根据有关凭证，作会计分录如下：
　　　借：医疗业务成本　　　　　　　　　　　　7 250 000
　　　　贷：库存物资——药品——药房——西药　　4 665 000
　　　　　　　　　　　　　　　　　——中成药　2 260 000
　　　　　　　　　　　　　　　　　——中草药　　325 000

　　3. 开展医疗活动及其辅助活动所使用固定资产、无形资产计提的折旧、摊销，按照财政补助、科教项目资金形成的金额部分，借记"待冲基金"科目，按照应提折旧、摊销额中的其余金额部分，借记"医疗业务成本——固定资产折旧费、无形资产摊销费"科目，按照应计提的折旧、摊销额，贷记"累计折旧"、"累计摊销"科目。

　　【例5－4】201×年2月末，某医院财务部门编制当月折旧提取表，医疗部门应提取500 000元，所提折旧费中属于财政补助资金形成的金额部分为100 000元。

财会部门根据有关凭证，应编制会计分录

对于自筹资金购置的固定资产

借：医疗业务成本——固定资产折旧费　　　　400 000

　　贷：累计折旧　　　　　　　　　　　　　　400 000

对于政府补助购置的固定资产

借：待冲基金——待冲财政基金　　　　　　100 000

　　贷：累计折旧　　　　　　　　　　　　　　100 000

4. 计提的医疗风险基金，按照计提金额，借记"医疗业务成本——提取医疗风险基金"科目，贷记"专用基金——医疗风险基金"科目。

【例5-5】201×年2月末，某医院根据规定提取医疗风险基金，共计100 000元。

　　财会部门根据有关凭证，作会计分录如下：

　　借：医疗业务成本——提取医疗风险基金　　　100 000

　　　　贷：专用基金——医疗风险基金　　　　　　　100 000

5. 开展医疗活动及其辅助活动中发生的其他各项费用，借记"医疗业务成本——其他费用"科目，贷记"银行存款"、"待摊费用"等科目。

【例5-6】201×年2月末，某医院设备管理部门报来设备维修报表，本月共发生维修费100 000元，其中临床医疗科室为80 000元，行政科室发生20 000元。款项尚未支付。

　　财会部门根据有关凭证，作会计分录如下：

　　借：医疗业务成本——其他费用　　　　　　80 000

　　　　管理费用——其他费用　　　　　　　　20 000

　　　　贷：应付账款　　　　　　　　　　　　　100 000

6. 期末，将"医疗业务成本"科目的余额转入本期结余，借记

"本期结余"科目，贷记"医疗业务成本"科目。

【例5-7】201×年3月31日，某医院将本月医疗业务成本的余额结转入"本期结余"科目。

财会部门根据有关凭证，作会计分录如下：

借：本期结余   32 770 000

　　贷：医疗业务成本——人员经费   6 000 000

　　　　　　　　——卫生材料费   10 000 000

　　　　　　　　——药品费   12 000 000

　　　　　　　　——固定资产折旧费   4 500 000

　　　　　　　　——无形资产摊销费   10 000

　　　　　　　　——提取医疗风险基金   250 000

　　　　　　　　——其他费用   10 000

第三节　财政项目补助支出

一、财政项目补助支出概述

财政项目补助支出是指医院利用财政项目补助收入（包括当年取得的财政补助和以前年度结转或结余的财政补助）安排的项目支出。财政补助支出实际发生额全部计入当期支出。其中，用于购建固定资产、无形资产等发生的支出，应同时计入净资产，按规定分期结转。

二、财政项目补助支出的会计处理

（一）会计科目设置

医院应当设置"财政项目补助支出"科目，核算医院本期使用财政项目补助发生的支出；并按照《政府收支分类科目》中"支出功能分类科目"的"医疗卫生"、"科学技术"、"教育"等相关科目以及具体项目进行明细核算。

该科目属于费用类科目,借方登记在财政直接支付方式下发生的财政项目补助支出及在财政授权支付方式下使用零余额账户用款额度发生财政项目补助支出,贷方登记财政项目补助支出的转出数。期末结转后,该科目应无余额。

(二)主要账务处理

1. 财政直接支付方式下,发生财政直接支付的项目补助时,按照支付金额,借记"财政项目补助支出"科目,贷记"财政补助收入"科目;对于为购建固定资产、无形资产或购买药品等物资而由财政直接支付的支出,还应借记"在建工程"、"固定资产"、"无形资产"、"库存物资"等科目,贷记"待冲基金——待冲财政基金"科目。

【例5-8】201×年6月10日,某医院用财政专项补助购买一台核磁机器,价款18 000 000元,由财政直接支付。医院已收到财政国库支付执行机构委托代理银行转来的《财政直接支付入账通知书》及原始凭证。该设备已验收入库,并投入使用。

财会部门根据有关凭证,作会计分录如下:

201×年6月10日

借:财政项目补助支出——医疗卫生　　　　18 000 000

　　贷:财政补助收入——项目支出——医疗卫生

　　　　　　　　　　　　　　　　　　　　18 000 000

借:固定资产　　　　　　　　　　　　　　18 000 000

　　贷:待冲基金——待冲财政基金　　　　　18 000 000

2. 财政授权支付方式下,使用零余额账户用款额度发生项目补助支付时,按照支付金额,借记"财政项目补助支出"科目,贷记

"零余额账户用款额度"科目;对于为购建固定资产、无形资产或购买药品等物资而由财政授权支付的支出,还应借记"在建工程"、"固定资产"、"无形资产"、"库存物资"等科目,贷记"待冲基金——待冲财政基金"科目。

【例5-9】201×年6月14日,某医院购买一批药品,价款20 000元,政府财政给予专项补助20 000元,由财政授权支付。药品已验收入库。

财会部门根据有关凭证,作会计分录如下:

201×年6月14日

借:财政项目补助支出——医疗卫生 20 000

  贷:零余额账户用款额度 20 000

借:库存物资 20 000

  贷:待冲基金——待冲财政基金 20 000

3. 其他方式下,发生财政项目补助支出时,按照实际支付的金额,借记"财政项目补助支出"科目,贷记"银行存款"等科目;对于为购建固定资产、无形资产或购买药品等物资发生的支出,还应借记"在建工程"、"固定资产"、"无形资产"、"库存物资"等科目,贷记"待冲基金——待冲财政基金"科目。

【例5-10】201×年6月24日,某医院使用财政专项资金购买一台免疫化学分析仪,价款500 000元,该设备已验收入库,并投入使用。该医院尚未实行国库集中支付。

财会部门根据有关凭证,作会计分录如下:

201×年6月24日

借:财政项目补助支出——医疗卫生 500 000

  贷:银行存款 500 000

借:固定资产 500 000

贷：待冲基金——待冲财政基金 　　　　　　　 500 000

4. 期末，将"财政项目补助支出"科目的余额结转入财政补助结转（余），借记"财政补助结转（余）——财政补助结转（项目支出结转）"科目，贷记"财政项目补助支出"科目。

【例 5－11】201×年 5 月 31 日，某医院将本期财政项目补助支出科目的余额结转入财政补助结转（余）。

财会部门根据有关凭证，作会计分录如下：

201×年 5 月 31 日

借：财政补助结转（余）——财政补助结转——项目支出结转

　　　　　　　　　　　　　　　　　　 50 000 000

　贷：财政项目补助支出 　　　　　　　　 50 000 000

第四节　科教项目支出

一、科教项目支出概述

科教项目支出是指医院使用除财政补助收入以外的科研、教学项目收入开展科研、教学项目活动发生的各项支出。使用科教项目收入购建固定资产、无形资产等发生的支出，应同时计入净资产，按规定分期结转。

二、科教项目支出的会计处理

（一）会计科目设置

医院应当设置"科教项目支出"科目，核算医院使用除财政补助收入以外的科研、教学项目收入开展科研、教学项目活动所发生的各项支出；并在该科目下设置"科研项目支出"、"教学项目支出"

两个明细科目，并按具体项目进行明细核算。医院还应设置相应的辅助账，登记开展各科研、教学项目所使用自筹配套资金的情况。

该科目属于费用类科目，借方登记使用科教项目收入发生的各项支出，贷方登记科教项目支出的转出数。期末结转后，该科目应无余额。

（二）主要账务处理

1. 使用科教项目收入发生的各项支出，按实际支出金额，借记"科教项目支出"科目，贷记"银行存款"等科目；形成固定资产、无形资产、库存物资的，还应同时借记"固定资产"、"无形资产"、"库存物资"等科目，贷记"待冲基金——待冲科教项目基金"科目。

【例 5 – 12】201×年 3 月 23 日，某医院承担国家科研项目，该课题组利用拨付的课题经费（非财政部门拨付）购买一批试剂，价款 100 000 元，款项已通过银行支付，试剂已经到货，并验收入库。

财会部门根据有关凭证，作会计分录如下：

201×年 3 月 23 日

借：科教项目支出——科研项目支出 100 000

      贷：银行存款 100 000

借：库存物资 100 000

      贷：待冲基金——待冲科教项目基金 100 000

2. 期末，将"科教项目支出"科目的余额转入科教项目结转（余），借记"科教项目结转（余）"科目，贷记"科教项目支出"科目。

【例 5 – 13】201×年 4 月 30 日，某医院将科教项目支出科目的借方余额结转入科教项目结转（余）科目。

财会部门根据有关凭证，作会计分录如下：

201×年 4 月 30 日

借：科教项目结转（余）——科研项目结转（余）

300 000

——教学项目结转（余）

200 000

贷：科教项目支出——科研项目支出　　　300 000

——教学项目支出　　　200 000

第五节　管　理　费　用

一、管理费用概述

管理费用是指医院行政及后勤管理部门为组织、管理医疗和科研、教学业务活动所发生的各项费用。包括医院行政及后勤管理部门发生的人员经费、公用经费、资产折旧（摊销）费等费用，以及医院统一负担的离退休人员经费、坏账损失、银行借款利息支出、银行手续费支出、汇兑损益、聘请中介机构费、印花税、房产税、车船使用税等。

管理费用具有以下特点：一是全面性。医院的行政管理覆盖医院各个部门，后勤提供的服务往往使医院所有部门都受益。二是管理费用的发生体现在行政和后勤管理部门，或属于由医院统一负担，与医院的各医疗科室无直接联系。三是管理费用属于医院的间接成本，即指医院为开展医疗服务活动而发生的不能直接计入、需要按照一定原则和标准分配计入成本核算对象的各项支出。

医院应加强管理费用的控制与管理，严格控制开支范围和开支标准。

二、管理费用的会计处理

（一）会计科目的设置

医院应当设置"管理费用"科目，核算医院行政及后勤部门为组织、管理医疗、科研、教学业务活动所发生的各项费用以及医院统一负担的各项费用；并在该科目下按照与"医疗业务成本"科目明细科目设置相一致的原则，设置"人员经费"、"固定资产折旧费"、"无形资产摊销费"、"其他费用"等一级明细科目，进行明细核算。其中，"人员经费"、"其他费用"明细科目下应参照《政府收支分类科目》中"支出经济分类科目"的相关科目进行明细核算。

该科目属于费用类科目，借方登记管理费用的增加数，贷方登记管理费用的冲减及转出数。期末结转后，该科目应无余额。

为购建固定资产取得的专门借款，在工程项目建设期间的借款利息应予资本化，不在本科目核算；在工程完工交付使用后发生的专门借款利息，在本科目核算。

医院使用财政基本补助发生的归属于管理费用的支出，在本科目核算。医院应当在本科目下设置"财政基本补助支出"备查簿，按《政府收支分类科目》中"支出经济分类科目"的末级科目设置明细项目，对各项归属于管理费用的财政基本补助支出进行明细登记。

（二）主要账务处理

1. 为行政及后勤管理部门人员以及离退休人员计提的薪酬、福利费等，借记"管理费用——人员经费"科目，贷记"应付职工薪酬"、"应付福利费"、"应付社会保障费"等科目。

【例5－14】201×年3月，某医院为行政及后勤人员发放工资300 000元，按规定代扣代交个人所得税5 000元，代扣代交个人住房公积金15 000元。

财会部门根据有关凭证，作会计分录如下：

计算应付职工薪酬

借：管理费用——人员经费 300 000

　　贷：应付职工薪酬 300 000

代扣个人所得税、住房公积金

借：应付职工薪酬 20 000

　　贷：应付社会保障费 15 000

　　　　应交税费 5 000

2. 行政及后勤管理部门所使用固定资产、无形资产计提的折旧、摊销，按照财政补助、科教项目资金形成的金额部分，借记"待冲基金"科目，按照应提折旧、摊销额中的其余金额部分，借记"管理费用——固定资产折旧费、无形资产摊销费"科目，按照应计提的折旧、摊销额，贷记"累计折旧"、"累计摊销"科目。

【例5－15】201×年3月，某医院根据规定提取行政管理及后勤部门固定资产折旧，共计100 000元。上述所提折旧费中属于财政补助资金形成的金额部分为50 000元，属于科教项目资金形成的金额部分为2 000元。

财会部门根据有关凭证，作会计分录如下：

对于自筹资金购置的固定资产：

借：管理费用——固定资产折旧费 48 000

　　贷：累计折旧 48 000

对于财政补助、科教项目资金购置的固定资产：

借：待冲基金——待冲财政基金 50 000

　　　　　　　——待冲科教项目基金 2 000

　　贷：累计折旧 52 000

3. 提取坏账准备时，借记"管理费用——其他费用"科目，贷记"坏账准备"科目；冲减坏账准备时，借记"坏账准备"科目，贷记"管理费用——其他费用"科目。

【例5-16】201×年12月31日，某医院根据规定提取坏账准备，共计150 000元。

财会部门根据有关凭证，作会计分录如下：

201×年12月31日

借：管理费用——其他费用   150 000

    贷：坏账准备   150 000

4. 发生应计入管理费用的银行借款利息支出时，借记"管理费用——其他费用"科目，贷记"预提费用"、"银行存款"、"长期借款"等科目。

发生汇兑净收益时，借记"银行存款"、"应付账款"等科目，贷记"管理费用——其他费用"科目；发生汇兑净损失时，借记"管理费用——其他费用"科目，贷记"银行存款"、"应付账款"等科目。

【例5-17】201×年3月1日，某医院向银行借款1 000 000元，期限一年，到期一次还本付息。合同约定年利率为6%。3月31日计算利息时，财会部门根据有关凭证，作会计分录如下：

201×年3月31日

借：管理费用——其他费用   5 000

    贷：预提费用   5 000

5. 发生其他各项管理费用时，借记"管理费用——其他费用"科目，贷记"库存现金"、"银行存款"、"库存物资"、"待摊费用"等科目。

【例5-18】201×年3月18日，某医院院办张某出差报销差旅费2 000元，付给其现金。

财会部门根据有关凭证，作会计分录如下：

201×年3月18日

借：管理费用——其他费用　　　　　　　　　　　　2 000

　　贷：库存现金　　　　　　　　　　　　　　　　　　　2 000

【例5－19】201×年4月28日，某医院用支票交行政及后勤部门电费共计300 000元。

财会部门根据有关凭证，作会计分录如下：

201×年4月28日

借：管理费用——其他费用　　　　　　　　　　　300 000

　　贷：银行存款　　　　　　　　　　　　　　　　　　300 000

【例5－20】201×年3月28日，某医院行政管理部门领用办公用品5 000元。

财会部门根据有关凭证，作会计分录如下：

201×年3月28日

借：管理费用——其他费用　　　　　　　　　　　　5 000

　　贷：库存物资　　　　　　　　　　　　　　　　　　　5 000

6. 期末，将"管理费用"科目的余额转入本期结余，借记"本期结余"科目，贷记"管理费用"科目。

【例5－21】201×年4月30日，某医院将本月管理费用科目借方余额2 000 000元结转入"本期结余"科目。

财会部门根据有关凭证，作会计分录如下：

201×年4月30日

借：本期结余　　　　　　　　　　　　　　　2 000 000

　　贷：管理费用　　　　　　　　　　　　　　　　2 000 000

第六节 其他支出

一、其他支出概述

其他支出是指医院本期发生的，无法归属到上述医疗业务成本、财政项目补助支出、科教项目支出、管理费用中的支出。包括培训支出，食堂提供服务发生的支出，出租固定资产的折旧费，营业税、城市维护建设税、教育费附加等税费，财产物资盘亏或毁损损失，捐赠支出，罚没支出等。

其他支出的共同特点是与医院的医疗活动无直接的关系，对这些支出进行单独核算的意义在于合理反映医疗业务成本、管理费用与医疗收入的配比关系，以及评价医院的管理水平。

二、其他支出的会计处理

（一）会计科目设置

医院应当设置"其他支出"科目，核算医院本期发生的，无法归属到医疗业务成本、财政项目补助支出、科教项目支出、管理费用中的支出；并在该科目下按照其他支出种类和项目设置明细账，进行明细核算。

该科目属于费用类科目，借方登记医院其他支出的增加数，贷方登记其他支出的冲减及转出数。期末结转后，该科目应无余额。

（二）主要账务处理

1. 为出租固定资产计提的折旧额，按照财政补助、科教项目资金形成的金额部分，借记"待冲基金"科目，按照应提折旧、摊销额中的其余金额部分，借记"其他支出"科目，按照应计提的折旧、摊销额，贷记"累计折旧"科目。

【例 5 - 22】201×年 3 月 1 日，某医院出租一台 X 线设备，该设备原价 900 000 元，预计使用 6 年。该设备购买时政府财政补助 600 000元，医院自筹资金 300 000 元。

按月提取折旧时，财会部门根据有关凭证，作会计分录如下：

借：其他支出   4 167

  贷：累计折旧   4 167

借：待冲基金——待冲财政基金   8 333

  贷：累计折旧   8 333

2. 盘亏、变质、毁损的财产物资，按照相关待处理财产损溢金额扣除可以收回的保险赔偿和过失人赔偿等后的金额，借记"其他支出"科目，按照已收回或应收回的保险赔偿和过失人赔偿等，借记"库存现金"、"银行存款"、"其他应收款"等科目，按照相关待处理财产损溢余额，贷记"待处理财产损溢"科目。

【例 5 - 23】201×年 5 月 29 日，某医院药房盘点过程中发现盘亏药品 5 000 元（系由医院自筹资金形成），其中属于责任过失人造成损失 1 000 元，属非正常损失 4 000 元，经批准列支。财会部门根据有关凭证，作会计分录如下：

（1）将盘亏转入待处理财产损溢：

借：待处理财产损溢   5 000

  贷：库存物资   5 000

（2）经批准处理时：

借：其他支出   4 000

  其他应收款   1 000

  贷：待处理财产损溢   5 000

3. 发生营业税、城市维护建设税、教育费附加等纳税义务的，按照税法规定计算的应交税费金额，借记"固定资产清理"〔出售不动产应交的税费〕、"其他支出"科目，贷记"应交税费"科目。

【例 5 - 24】201×年 3 月 1 日，乙医院将其院内 4 间不需用平房出租给某餐饮集团，双方协议租赁价 96 000 元/年，租金按照年度预付（于每年初预付）。假设房屋租金收入适用的营业税率为 5%，房产税适用税率为 12%，城市维护建设税税率 7%，教育费附加税率 3%。此时，乙医院的会计处理如下：

年初收到预付租金时

借：银行存款   96 000

  贷：其他应收款   96 000

每月末确认租金收入和应交税费时

借：其他应收款   8 000

  贷：其他收入   8 000

借：其他支出   1 400

  贷：应交税费——应交营业税   400

     ——应交城市维护建设税   28

     ——应交教育费附加   12

     ——房产税   960

4. 发生培训支出、食堂支出、捐赠支出、罚没支出等，借记"其他支出"科目，贷记"银行存款"等科目。

【例 5 - 25】201×年 3 月 18 日，物价部门对某医院罚款 10 000 元，已用银行转账支付，财会部门根据有关凭证，作会计分录如下：

201×年 3 月 18 日

借：其他支出   10 000

  贷：银行存款   10 000

【例 5 - 26】201×年 4 月 18 日，某医院研究决定向灾区捐赠价值 100 000 元的药品。财会部门根据有关凭证，作会计分录如下：

201×年 4 月 18 日

借：其他支出　　　　　　　　　　　　　　100 000

　　贷：库存物资——药品　　　　　　　　　100 000

【例 5-27】201×年 4 月 18 日，某医院通过银行转账支付培训费用 5 000 元。财会部门根据有关凭证，作会计分录如下：

201×年 4 月 18 日

借：其他支出　　　　　　　　　　　　　　5 000

　　贷：银行存款　　　　　　　　　　　　　5 000

5. 期末，将"其他支出"科目的余额转入本期结余，借记"本期结余"科目，贷记"其他支出"科目。

【例 5-28】201×年 5 月 31 日，某医院将本月其他支出的借方余额 300 000 元结转"本期结余"科目。财会部门根据有关凭证，作会计分录如下：

201×年 5 月 31 日

借：本期结余　　　　　　　　　　　　　　300 000

　　贷：其他支出　　　　　　　　　　　　　300 000

第六章 净 资 产

第一节 净资产概述

一、净资产的概念及特征

医院净资产是医院开展医疗活动和完成教学、科研各项任务的物质基础，是形成医院资产的基本来源。医院的资产要不来源于对外借款等负债，要不来源于其自身业务活动的积累，比如提供医疗服务取得医疗收入、政府财政补助、科研教学项目拨款等。也就是说，在医院的总资产中，扣除债权人对之享有要求权的资产（即负债）之后，剩余的就是医院自己享有要求权的资产，即净资产。医院净资产是指医院资产减去负债后的余额。

医院的净资产具有以下几个特点：

1. 净资产是个净额概念。医院净资产是指医院资产减去负债后的余额，即：净资产 = 资产 - 负债。一般而言，引起净资产增减变动主要有两种情况：（1）由于含有经济利益或服务潜力的资源流入医院，使得医院的资产增加，或者负债减少，从而导致净资产增加，即医院获得了收入而导致净资产增加；（2）由于含有经济利益或服务潜力的资源流出医院，使得医院的资产减少，或负债增加，从而导致净资产减少，即医院发生了费用而导致净资产减少。即医院的净资产变动主要来自于收入减去费用后的余额。因此，净资产是个净额概念，其核算既依赖于资产和负债的正确核算，也依赖于收入与费用的正确核算。

2. 医院享有其净资产的拥有权和使用权。医院净资产归医院拥有和支配。医院可以使用净资产购买设备和物资，也可以用来安排其他开支。对于专用基金、财政补助结转（余）、科教项目结转（余）等具有限定用途的净资产，医院应当按照有关规定和限定用途予以使用。

3. 医院净资产产权属国家所有。医院的各项净资产虽然为医院所拥有和支配，但从净资产的终极归属而言，其所有权并不属于医院本身，而是归属于国家所有。

二、净资产的分类

（一）按是否限定用途分类

医院净资产按是否限定用途，可分为限定性净资产和非限定性净资产两类。

限定性净资产是指由国家有关法规、制度或拨款单位指定用途的净资产，如专用基金、财政补助结转（余）、科教项目结转（余）。非限定性净资产是指不受国家法规、制度或出资者、拨款单位约束，而由医院自行决定使用的净资产，如事业基金。限定性净资产随着限定条件的解除或时间的推移可以转化为非限定性净资产，如非财政科教项目结余解除限定后，可以转为非限定性净资产（事业基金），由医院自行支配使用。

（二）按内容分类

医院净资产按内容分类，可分为事业基金、专用基金、待冲基金、财政补助结转（余）、科教项目结转（余）、本期结余和未弥补亏损。

1. 事业基金，指医院拥有的非限定用途净资产。包括结余分配转入资金（不包括财政基本支出补助结转）、非财政科教项目结余解除限定后转入的资金等。事业基金按规定用于事业发展和弥补亏损。

2. 专用基金，指医院按照规定设置、提取的具有专门用途的净资产。主要包括职工福利基金、医疗风险基金等。职工福利基金是指按业务收支结余的一定比例提取、专门用于职工集体福利设施、集体福利待遇的资金。医疗风险基金是指从医疗业务成本中计提、专门用于支付医院购买医疗风险保险发生的支出或实际发生的医疗事故赔偿的资金。其他专用基金是指按照有关规定提取、设置的其他专用资金。

3. 待冲基金，指医院使用财政补助、科教项目收入购建固定资产、无形资产或购买药品、卫生材料等物资所形成的，留待计提资产折旧、摊销或领用发出库存物资时予以冲减的基金。

4. 财政补助结转（余），指医院历年滚存的财政补助结转和结余资金，包括基本支出结转、项目支出结转和项目支出结余。

5. 科教项目结转（余），指医院尚未结项的非财政资助科教项目累计所取得收入减去累计发生支出后的，留待下期按原用途继续使用的结转资金，以及医院已经结项但尚未解除限定的非财政科教项目结余资金。

6. 本期结余，指医院本期除财政项目补助收支、科教项目收支以外的各项收入减去各项费用后的结余。本期结余只存在于年度中间，年末，应按规定转入结余分配，结转后无余额。

7. 未弥补亏损，指医院事业基金不足以弥补的累计亏损。

三、净资产类会计科目的设置

净资产类

37	3001	事业基金
38	3101	专用基金
39	3201	待冲基金
	320101	待冲财政基金
	320102	待冲科教项目基金
40	3301	财政补助结转（余）
41	3302	科教项目结转（余）
42	3401	本期结余
43	3501	结余分配

四、净资产核算新旧制度主要变化

（一）新旧会计科目对照

新医院会计制度会计科目			原医院会计制度会计科目 ＋补充规定会计科目	
序号	编号	名称	编号	名称
三、净资产类				
37	3001	事业基金	301	事业基金
38	3101	专用基金	303	专用基金
39	3201 320101 320102	待冲基金 待冲财政基金 待冲科教项目基金	302	固定基金
40	3301	财政补助结转（余）		
41	3302	科教项目结转（余）		
42	3401	本期结余	305	收支结余
43	3501	结余分配	306	结余分配

（二）新旧制度主要变化

与原医院会计制度相比较，新医院会计制度在净资产核算上主要有以下变化：

1. 新制度增设"待冲基金"、"财政补助结转（余）"、"科教项目结转（余）"科目，取消原制度下的"固定基金"科目。

2. 新制度下，"事业基金"科目不再划分一般基金和投资基金，不再核算财政补助基本支出结转，即财政补助基本支出结转不再提取职工福利基金和转入事业基金。

3. 新制度取消原修购基金，在"专用基金"科目下增设"医疗风险基金"明细科目；"职工福利基金"明细科目不再核算从成本费用中提取的职工福利费（转为通过"应付福利费"科目核算）。

4. 新制度将原"收支结余"科目改为"本期结余"科目，"本期结余"科目的核算内容不再包括财政专项补助结余。

第二节　事业基金

一、事业基金概述

事业基金指医院拥有的非限定用途净资产。包括结余分配转入资金（不包括财政基本支出补助结转）、非财政科教项目结余解除限定后转入的资金等。

事业基金没有限定用途，可以用于事业发展和弥补亏损。事业基金用于弥补亏损的最高限额为事业基金扣除医院非财政补助资金和非科教项目资金形成的固定资产、无形资产等资产净值。

事业基金是医院净资产的主要组成部分，为了保证医院医疗服务活动的开展，医院应加强对事业基金的管理，统筹安排，合理使用。

对于事业基金滚存较多的医院，在编制年度预算时应安排一定数量的事业基金。

二、事业基金的会计处理

（一）会计科目设置

医院应当设置"事业基金"科目，核算医院事业基金的增减变动及结存情况。

该科目属于净资产类科目，借方登记事业基金的减少数，贷方登记事业基金的增加数，期末贷方余额反映医院非限定用途净资产的金额。

（二）主要账务处理

1. 按规定将科教项目结项后的结余资金转入事业基金时，借记"科教项目结转（余）"科目，贷记"事业基金"科目。

【例6-1】201×年12月31日，某医院某项科研经费在该科研项目完成后仍有结余20 000元，按规定转入事业基金。财会部门根据有关凭证，作会计分录如下：

借：科教项目结转（余）　　　　　　　　　　20 000

　　贷：事业基金　　　　　　　　　　　　　　　　20 000

2. 年末，将当年未分配结余转入事业基金时，借记"结余分配"科目，贷记"事业基金"科目。

【例6-2】年终，结余分配应计入事业基金600 000元。财会部门根据有关凭证，作会计分录如下：

借：结余分配　　　　　　　　　　　　　　600 000

　　贷：事业基金　　　　　　　　　　　　　　　600 000

3. 年末，用事业基金弥补亏损时，借记"事业基金"科目，贷记"结余分配"科目。

【例6-3】年终，医院亏损20 000元，按规定用事业基金进行弥补。财会部门根据有关凭证，作会计分录如下：

借：事业基金　　　　　　　　　　　　　　20 000

贷：结余分配　　　　　　　　　　　　　　　　　20 000

4. 医院发生需要调整以前年度结余的事项，凡国家另有规定的，从其规定；没有规定的，应通过"事业基金"科目进行核算，并在会计报表附注中予以说明。

【例6-4】201×年1月31日，某医院审计部门对上年度财务报告进行审计时发现，上年10月1日某单位转账汇入一笔团体体检款项20 000元，11月30日该体检项目已完成，但财务部门未确认收入，导致该款项仍挂在"其他应付款"科目中。财会部门应根据审计报告及有关凭证，作会计分录如下：

借：其他应付款　　　　　　　　　　　　　20 000

贷：事业基金　　　　　　　　　　　　　　　　20 000

第三节　专　用　基　金

一、专用基金概述

专用基金是指医院按照规定设置、提取的具有专门用途的净资产。主要包括职工福利基金、医疗风险基金等。

职工福利基金是指按业务收支结余（不包括财政基本支出补助结转）的一定比例提取、专门用于职工集体福利设施、集体福利待遇的资金。

医疗风险基金是指从医疗业务成本中计提、专门用于支付医院购买医疗风险保险发生的支出或实际发生的医疗事故赔偿的资金。

其他专用基金是指按照有关规定提取、设置的其他专用资金。如留本基金等。

专用基金要专款专用，不得擅自改变用途。

二、专用基金的会计处理

（一）会计科目设置

医院应当设置"专用基金"科目，核算医院专用基金的增减变动和结存情况，并在该科目下按照基金类别设置明细科目，进行明细核算。

该科目属于净资产类科目，借方登记专用基金的使用、减少数，贷方登记专用基金的提取、增加数，期末贷方余额，反映医院按规定设置、提取的具有专门用途净资产的金额。

（二）主要账务处理

1. 按照有关规定提取职工福利基金时，借记"结余分配—提取职工福利基金"科目，贷记"专用基金——职工福利基金"科目。

【例6-5】201×年12月31日，某医院实现本年结余16 119 180元（假定没有财政基本补助结转），按照当地规定按40%提取职工福利基金，其余转为事业基金。财会部门根据有关凭证，作会计分录如下：

借：结余分配　　　　　　　　　　　　　16 119 180

　　贷：专用基金——职工福利基金　　　　　6 447 672

　　　　事业基金　　　　　　　　　　　　　9 671 508

2. 按照有关规定提取医疗风险基金时，借记"医疗业务成本"科目，贷记"专用基金——医疗风险基金"科目。

【例6-6】201×年12月31日，按照医院财务制度规定，医院提取医疗风险基金，提取比例为2‰。该医院全年实现医疗收入893 649 360元，财会部门根据有关凭证，作会计分录如下：

借：医疗业务成本　　　　　　　　　　　　1 787 299

贷：专用基金——医疗风险基金　　　　　　　　1 787 299

3. 按规定使用专用基金时，借记"专用基金"科目，贷记"银行存款"等科目。所提取的医疗风险基金不足支付时，按照超出部分的金额，借记"医疗业务成本"科目，贷记"银行存款"等科目。

【例6－7】某医院为医疗业务人员办理医疗风险保险，保险金额为60 000元。财会部门根据有关凭证，作会计分录如下：

　　借：专用基金——医疗风险基金　　　　　　　60 000

　　　贷：银行存款　　　　　　　　　　　　　　　　60 000

【例6－8】201×年12月31日，某医院于201×年4月发生的医疗纠纷，现经法院判决，应赔偿患者家属150万元（"专用基金——医疗风险基金"账户余额为1 187 298元）。

财会部门根据有关凭证，作会计分录如下：

　　借：专用基金——医疗风险基金　　　　　　　1 187 298

　　　医疗业务成本　　　　　　　　　　　　　　312 702

　　　贷：银行存款　　　　　　　　　　　　　　　1 500 000

需要说明的是，医院使用职工福利基金形成职工集体福利设施的，应当在购置相关设施时，借记"固定资产"等科目，贷记"银行存款"等科目。对集体福利设施分期计提折旧时，借记"专用基金——职工福利基金"科目，贷记"累计折旧"科目。

第四节　待冲基金

一、待冲基金概述

待冲基金是指医院使用财政补助、科教项目收入购建固定资产、无形资产或购买药品、卫生材料等物资所形成的，留待计提资产折旧、摊销或领用发出库存物资时予以冲减的基金。

待冲基金反映国家财政对医院的投入程度，以及非财政部门或单位对医院科研、教学的支持程度。引入待冲基金，并在计提资产折旧、摊销时予以冲减，一方面有助于科学地核算医疗成本，为制定医疗服务价格提供更为合理的依据；另一方面可以更好地体现医疗成本与医疗收入之间的配比关系，更好地体现医院的补偿机制；此外还可以实现财政补助收支、科研教学项目收支按照收付实现制基础核算，从而满足相关预算管理、项目管理的要求。

二、待冲基金的确认和计量

（一）待冲基金的确认

待冲基金应当在使用财政补助、科教项目收入购建固定资产、无形资产或购买药品、卫生材料等物资发生支出时予以确认，并在相关固定资产、无形资产按期计提折旧、摊销或领用发出库存物资时予以冲减。

相关固定资产、无形资产在提足折旧、摊销前处置、盘亏的，以及相关库存物资在领用发出前发生盘亏、变质、毁损的，应当在将该资产予以冲销的同时，将该资产所对应的尚未冲减完毕的待冲基金一并冲销。

（二）待冲基金的计量

领用发出库存物资一并冲减的待冲基金金额为发出库存物资所对应的待冲基金金额。

随相关固定资产、无形资产各期计提折旧、摊销一并冲减的待冲基金金额按照以下公式计算确定：

相关资产计提折旧、摊销时应冲减的待冲基金金额＝相关资产应计提的折旧、摊销额×相关资产入账成本中财政补助资金或科教项目

资金所占的比例

三、待冲基金的会计处理

（一）会计科目设置

医院应当设置"待冲基金"科目，核算待冲基金的增减变动及结存情况，并在该科目下设置"待冲财政基金"和"待冲科教项目基金"两个明细科目，进行明细核算。其中，"待冲财政基金"明细科目核算使用财政补助购建固定资产、无形资产或购买药品、卫生材料等物资所形成的，留待计提资产折旧、摊销或领用发出库存物资时予以冲减的基金；"待冲科教项目基金"明细科目核算使用科教项目收入购入固定资产、无形资产或购买药品、卫生材料等物资所形成的，留待计提资产折旧、摊销或领用发出库存物资时予以冲减的基金。

该科目属于净资产类科目，借方登记待冲基金的减少，贷方登记待冲基金的增加，期末贷方余额反映医院尚未冲减完毕的待冲基金数额。

（二）主要账务处理

1. 使用财政补助资金为购建固定资产、无形资产或购买药品、卫生材料等库存物资发生支出时，按照实际支出金额，借记"财政项目补助支出"等科目，贷记"财政补助收入"、"零余额账户用款额度"、"银行存款"等科目；同时，借记"在建工程"、"固定资产"、"无形资产"、"库存物资"等科目，贷记"待冲基金——待冲财政基金"科目。

【例6-9】201×年×月31日，某医院以财政项目补助资金、采用财政直接支付方式购买一台彩色超声诊断仪，价款2 500 000元，该设备已验收入库，并投入使用。财会部门根据有关凭证，作会计分录如下：

借：财政项目补助支出——项目支出——医疗卫生

2 500 000

贷：财政补助收入——项目支出 2 500 000

同时：

借：固定资产 2 500 000

　　贷：待冲基金——待冲财政基金 2 500 000

2. 使用科教项目资金为购建固定资产、无形资产或购买药品、卫生材料等库存物资发生支出时，按照实际支出金额，借记"科教项目支出"科目，贷记"银行存款"等科目；同时，借记"固定资产"、"无形资产"、"库存物资"等科目，贷记"待冲基金——待冲科教项目基金"科目。

【例6-10】某医院承担国家科研项目，该课题组利用拨付的课题经费（非财政部门拨付）购买一批试剂，价款100 000元，款项已通过银行支付，试剂已经到货，并验收入库。财会部门根据有关凭证，作会计分录如下：

借：科教项目支出——科研项目支出 100 000

　　贷：银行存款 100 000

同时：

借：库存物资 100 000

　　贷：待冲基金——待冲科教项目基金 100 000

【例6-11】201×年12月1日，某医院购买某项专利权，价款300 000元。其中以财政项目补助资金、通过财政直接支付180 000元，由某国家科研课题经费支出120 000元。财会部门根据有关凭证，作会计分录如下：

借：财政项目补助支出——项目支出 180 000

　　科教项目支出——科研项目支出 120 000

　　贷：财政补助收入——项目支出 180 000

　　　　银行存款 120 000

同时：

借：无形资产 300 000

    贷：待冲基金——待冲财政基金 180 000

           ——待冲科教项目基金 120 000

3. 财政补助、科教项目资金形成的固定资产、无形资产计提折旧、摊销时，按照财政补助、科教项目资金形成的金额部分，借记"待冲基金"科目，按照应提折旧、摊销额中的其余金额部分，借记"医疗业务成本"、"管理费用"等科目，按照应计提的折旧、摊销额，贷记"累计折旧"、"累计摊销"科目。

【例6-12】承【例6-9】，该彩色超声诊断仪使用年限为5年。财会部门于按月计提折旧时，根据有关凭证，作会计分录如下：

借：待冲基金——待冲财政基金 41 667

    贷：累计折旧 41 667

【例6-13】承【例6-11】该项专利权按规定摊销期限为5年，按月进行摊销，财会部门根据有关凭证，作会计分录如下：

借：待冲基金——待冲财政基金 3 000

           ——待冲科教项目基金 2 000

    贷：累计摊销 5 000

4. 领用、发出财政补助、科教项目资金形成的库存物资时，按发出物资所对应的待冲基金金额，借记"待冲基金"科目，贷记"库存物资"科目。

【例6-14】承【例6-10】，检验科领用该试剂20 000元，财会部门根据有关凭证，作会计分录如下：

借：待冲基金——待冲科教项目基金 20 000

    贷：库存物资 20 000

5. 处置、盘亏财政补助、科教项目资金形成的固定资产、无形资产，以及财政补助、科教项目资金形成的库存物资发生盘亏、变质、毁损的，应当在进行相关账务处理的同时，将该资产对应的尚未冲减完毕的待冲基金余额一并冲销。

【例6－15】承【例6－10】和【例6－14】，剩余试剂盘库时盘亏2 000元，经批准按正常盘亏处理。财会部门根据有关凭证，作会计分录如下：

盘亏时

借：待处理财产损溢 2 000

　　贷：库存物资 2 000

经批准处理时

借：待冲基金——待冲科教项目基金 2 000

　　贷：待处理财产损溢 2 000

第五节　财政补助结转（余）

一、财政补助结转（余）概述

财政补助结转（余）是为了满足部门预算管理要求，加强对财政拨款结转和结余资金管理所设置的净资产项目。

财政补助结转（余）具体指医院历年滚存的财政补助结转和结余资金。财政补助结转资金一般指当年支出预算已执行但尚未完成，或因故未执行，下年需按原用途继续使用的财政补助资金；财政补助结余资金一般指支出预算工作目标已完成，或由于受政策变化、计划调整等因素影响工作终止，当年剩余的财政补助资金。

财政补助结转资金包括基本支出结转资金和项目支出结转资金。财政补助结余资金是指项目支出结余资金。因此财政补助结转（余）具体包括基本支出结转、项目支出结转和项目支出结余。

医院应当按照有关部门预算管理的规定，使用和管理财政补助结转资金和结余资金。医院动用财政项目补助收支结余，应严格执行财政部门有关规定和报批程序。

二、财政补助结转（余）的会计处理

（一）会计科目设置

医院应当设置"财政补助结转（余）"科目，核算医院历年滚存的财政补助结转和结余资金，并在该科目下设置"财政补助结转"和"财政补助结余"两个一级明细科目，进行明细核算。

其中："财政补助结转"一级明细科目下应设置"基本支出结转"、"项目支出结转"两个二级明细科目。"基本支出结转"二级明细科目下应按照《政府收支分类科目》中"支出功能分类科目"的相关科目进行明细核算；"项目支出结转"二级明细科目下应按照《政府收支分类科目》中"支出功能分类科目"的"医疗卫生"、"科学技术"、"教育"等相关科目以及具体项目进行明细核算。

"财政补助结余"一级明细科目下应当按照《政府收支分类科目》中"支出功能分类科目"的相关科目进行明细核算。

该科目属于净资产类科目，借方登记财政项目补助支出结转数、财政补助结转和结余上缴数，贷方登记财政项目补助收入结转数、当年财政基本补助结转转入数，期末贷方余额，反映医院财政补助结转和结余资金数额。

（二）主要账务处理

1. 期末，将本期财政项目补助收入结转入财政补助结转（余）时，借记"财政补助收入——项目支出"科目，贷记"财政补助结转（余）——财政补助结转——项目支出结转"科目；将本期财政项目补助支出结转入财政补助结转（余）时，借记"财政补助结转

（余）——财政补助结转——项目支出结转"科目，贷记"财政项目补助支出"科目。

【例6-16】月末，将本月财政项目补助收入、财政项目补助支出结转，财会部门根据有关凭证，作会计分录如下：

借：财政补助收入——项目支出　　　　　　　2 000 000
　　贷：财政补助结转（余）——财政补助结转——项目支出结转
　　　　　　　　　　　　　　　　　　　　　2 000 000

借：财政补助结转（余）——财政补助结转——项目支出结转
　　　　　　　　　　　　　　　　　　　　　2 580 000
　　贷：财政项目补助支出——项目支出　　　2 580 000

2. 年末，将本年财政基本补助结转，转入财政补助结转（余）时，按"财政补助收入——基本支出"明细科目本年发生额减去"医疗业务成本"、"管理费用"科目下"财政基本补助支出"备查簿中登记的本年发生额合计后的金额，借记"本期结余"科目，贷记"财政补助结转（余）——财政补助结转——基本支出结转"科目。

【例6-17】201×年，财政部门拨付医院基本补助40 000 000元，年末，查阅"医疗业务成本"、"管理费用"科目下"财政基本补助支出"备查簿中登记的本年发生额合计为36 000 000元，剩余4 000 000元，应转入财政补助结转（余）。财会部门根据有关凭证，作会计分录如下：

借：本期结余　　　　　　　　　　　　　　　4 000 000
　　贷：财政补助结转（余）——财政补助结转——基本支出结转
　　　　　　　　　　　　　　　　　　　　　4 000 000

3. 年末，完成上述1. 2. 结转后，应当对"财政补助结转（余）"科目下"财政补助结转——项目支出结转"明细科目下所属各明细项目的执行情况进行分析，按照有关规定将符合财政补助结余资金性质的对应项目的贷方余额转入"财政补助结转（余）"科目下"财政补助结余"明细科目。按照各项目结转金额，借记"财政补助结转（余）——财政补助结转——项目支出结转——××项目"科目，贷记"财政补助结转（余）——财政补助结余"科目。

【例6-18】年末，某医院将某项目结余资金40 000元转入财政补助结余，财会部门根据有关凭证，作会计分录如下：

借：财政补助结转（余）——财政补助结转——项目支出结转

——××项目　　40 000

贷：财政补助结转（余）——财政补助结余　　40 000

4. 按规定向主管部门等上缴财政补助结转和结余资金、注销财政补助结转和结余额度等时，按实际上缴资金数额或注销的资金额度数额，借记"财政补助结转（余）"科目，贷记"财政应返还额度"、"零余额账户用款额度"、"银行存款"等科目。

【例6-19】某医院按规定向主管部门上缴财政补助结余资金2 120 000元，通过注销已下达的零余额账户用款额度的方式缴回。财会部门根据有关凭证，作会计分录如下：

借：财政补助结转（余）——财政补助结余　　2 120 000

贷：零余额账户用款额度　　　　　　　　2 120 000

第六节　科教项目结转（余）

一、科教项目结转（余）概述

科教项目结转（余）是指医院尚未结项的非财政科教项目累计所取得收入减去累计发生支出后的，留待下期按原用途继续使用的结转资金，以及医院已经结项但尚未解除限定的非财政科教项目结余资金。包括科研项目结余资金、教学项目结余资金。这里的"项目"

是指医院从财政部门以外的部门或单位取得的、具有指定用途、项目完成后需要报送有关项目资金支出决算和使用效果书面报告的资金所对应的项目。这里的"累计发生支出"是指使用非财政科研、教学项目收入累计所发生的支出。科教项目资金来源于科研管理部门、上级主管部门及其他单位。

二、科教项目结转（余）的会计处理

（一）会计科目设置

医院应当设置"科教项目结转（余）"科目，核算医院尚未结项的非财政资助科研、教学项目累计所取得收入减去累计发生支出后的、留待下期按原用途继续使用的结转资金，以及医院已经结项但尚未解除限定的非财政科教项目结余资金，并在该科目下设置"科研项目结转（余）"和"教学项目结（转）余"两个明细科目，按具体项目进行明细核算。

该科目属于净资产类科目，借方登记科教项目支出结转数，贷方登记科教项目收入结转数，期末贷方余额，反映医院留待下期按原用途继续使用的非财政科研、教学项目结转资金数额以及尚未解除限定的非财政科研、教学项目结余资金数额。

（二）主要账务处理

1. 期末，结转本期科教项目收入，借记"科教项目收入"科目，贷记"科教项目结转（余）"科目。

【例6-20】月末，结转科研项目收入贷方余额14 600 000元，财会部门根据有关凭证，作会计分录如下：

借：科教项目收入　　　　　　　　　　　14 600 000

　　贷：科教项目结转（余）——科研项目结转（余）

　　　　　　　　　　　　　　　　　　　14 600 000

2. 期末，结转本期科教项目支出，借记"科教项目结转（余）"科目，贷记"科教项目支出"科目。

【例6－21】月末，结转科研项目支出借方余额2 993 800元，财会部门根据有关凭证，作会计分录如下：

借：科教项目结转（余）——科研项目结转（余）

2 993 800

贷：科教项目支出 2 993 800

3. 科教项目结项后如有结余资金并解除限定可以结转事业基金的，按照结转金额，借记"科教项目结转（余）"科目，贷记"事业基金"科目。

【例6－22】某项科研经费在该科研项目完成后仍有结余20 000元，按规定转入事业基金。财会部门根据有关凭证，作会计分录如下：

借：科教项目结转（余）——科研项目结转（余）——××项目

20 000

贷：事业基金 20 000

第七节　本期结余

一、本期结余概述

本期结余是指医院本期除财政项目补助收支、非财政科教项目收支以外的各项收入减去各项费用后的结余。本期结余包括医疗结余和其他结余。本期结余扣除不能参与分配的财政基本补助结转后，在提取完职工福利基金并转入事业基金后形成医院的净资产。用公式表示：

$$\frac{医疗}{结余} = \frac{医疗}{收入} + \frac{财政基本}{补助收入} - \frac{医疗业}{务成本} - \frac{管理}{费用}$$

$$本期结余 = 医疗结余 + 其他收入 - 其他支出$$

$$可供用于分配的结余 = 本期结余 - 财政基本补助结转$$

结余是医院的运营成果，是增加医院事业基金的主要来源。医院应加强结余资金的管理，按照国家规定正确计算与分配结余。医院结余资金应按规定纳入单位预算，在编制年度预算和执行中需追加预算时，按照财政部门的规定安排使用。

二、本期结余的会计处理

（一）会计科目设置

医院应当设置"本期结余"科目，核算医院本期除财政项目补助收支、科教项目收支以外的各项收入减去各项费用后的结余。

该科目属于净资产类科目，借方登记各项支出的转入数、本年财政基本补助结转的转出数、本年业务结余的转出数，贷方登记各项收入的转入数、本年业务亏损的转出数，期末如为贷方余额，反映医院自年初至报告期末累计实现的业务结余；如为借方余额，反映医院自年初至报告期末累计实现的业务亏损。年末结转后，本科目应无余额。

（二）主要账务处理

1. 期末，应将除财政项目补助收支、科教项目收支以外的其他各收入、费用类科目的本期发生额结转入本期结余。按照应结转的各收入类科目的本期发生额，借记"医疗收入"、"财政补助收入——基本支出"、"其他收入"科目，贷记"本期结余"科目；同时，按照应结转的各费用类科目的本期发生额，借记"本期结余"科目，贷记"医疗业务成本"、"管理费用"、"其他支出"科目。

【例6－23】月末，将"医疗收入"、"财政补助收入——基本支出"、"其他收入"科目余额转入"本期结余"科目。财会部门根据有关凭证，作会计分录如下：

借：医疗收入　　　　　　　　　　　30 000 000

　　财政补助收入——基本支出　　　　1 000 000

　　其他收入　　　　　　　　　　　　　500 000

　　贷：本期结余　　　　　　　　　　31 500 000

【例6－24】月末，将"医疗业务成本"、"管理费用"、"其他支出"账户余额转入"本期结余"科目。财会部门根据有关凭证，作会计分录如下：

借：本期结余　　　　　　　　　　　20 000 000

　　贷：医疗业务成本　　　　　　　　18 000 000

　　　　管理费用　　　　　　　　　　1 500 000

　　　　其他支出　　　　　　　　　　　500 000

2. 年末，经过上述 1. 结转后，首先，应将本年财政基本补助结转结转入财政补助结转（余），按"财政补助收入——基本支出"明细科目本年发生额减去"医疗业务成本"、"管理费用"科目下"财政基本补助支出"备查簿中登记的本年发生额合计后的金额，借记"本期结余"科目，贷记"财政补助结转（余）——财政补助结转（基本支出结转）"科目。

其次，将扣除财政基本补助结转后本年实现的业务结余（或发生的业务亏损）结转入结余分配。如扣除财政基本补助结转后"本期结余"科目为贷方余额（即为本年实现的业务结余），借记"本期结余"科目，贷记"结余分配"科目；如扣除财政基本补助结转后"本期结余"科目为借方余额（即为本年发生的业务亏损），借记"结余分配"科目，贷记"本期结余"科目。

【例6－25】年末，查阅"医疗业务成本"、"管理费用"科目下

"财政基本补助支出"备查簿中登记的本年发生额合计后的金额分别为 16 000 000 元和 20 000 000 元，财政补助收入中基本支出补助的本年发生额为 40 000 000 元。财会部门根据有关凭证，作会计分录如下：

借：本期结余　　　　　　　　　　　　4 000 000

　　贷：财政补助结转（余）——财政补助结转——基本支出结转
　　　　　　　　　　　　　　　　　　　　　　4 000 000

【例 6 - 26】年末，"本期结余"账户余额为贷方 16 119 180 元，已扣除年末财政基本补助结转金额。将"本期结余"账户余额转入"结余分配"科目。财会部门根据有关凭证，作会计分录如下：

借：本期结余　　　　　　　　　　　　16 119 180

　　贷：结余分配　　　　　　　　　　　16 119 180

3. 按照有关规定实行超收上缴的，按应当上缴资金数额，借记"本期结余"科目，贷记"应缴款项"等科目。

【例 6 - 27】201 × 年 12 月 31 日，某医院按照上级主管部门规定，收支结余率超过规定指标，应缴超收款 200 万元，财会部门根据有关凭证，作会计分录如下：

借：本期结余　　　　　　　　　　　　2 000 000

　　贷：应缴款项　　　　　　　　　　　2 000 000

［注：由于直接减少本期结余，应在收入费用总表中"减：财政基本补助结转"行下增加"减：结余上缴"行］

第八节　结　余　分　配

一、结余分配概述

医院的结余应按照规定进行分配，本期结余扣除当年财政基本补助结转和其他不能参与分配金额（如结余上缴数）后，应于期末结转至结余分配科目。为正数的，可以按照国家有关规定提取职工福利基金并转入事业基金；为负数的，应由事业基金弥补，不得进行其他分配，事业基金不足以弥补的，为累计未弥补亏损。

二、结余分配的会计处理

（一）会计科目设置

医院应设置"结余分配"科目，核算医院当年提取职工福利基金、未分配结余结转事业基金、用事业基金弥补亏损等的情况和结果。并在该科目下设置"事业基金弥补亏损"、"提取职工福利基金"、"转入事业基金"等明细科目，进行明细核算。

该科目属于净资产类科目，借方登记提取职工福利基金数和转入事业基金数，贷方登记从本期结余转入数和弥补亏损数。年末将未分配结余转入事业基金后，本科目一般应无余额。本科目年末有借方余额的，表示医院累计未弥补的亏损。

（二）主要账务处理

1. 年末，将本年扣除财政基本补助结转后实现的本期结余结转入结余分配时，借记"本期结余"科目，贷记"结余分配"科目；将本年扣除财政基本补助结转后发生的亏损结转入结余分配时，借记"结余分配"科目，贷记"本期结余"科目。

【例6-28】年末，本年扣除财政基本补助结转后实现的业务结余为 16 119 180 元，结转至结余分配，财会部门根据有关凭证，作会计分录如下：

借：本期结余　　　　　　　　　　　16 119 180

　　贷：结余分配　　　　　　　　　　　　16 119 180

2. 经过上述 1. 结转后，"结余分配"科目为贷方余额的，可以按国家有关规定提取职工福利基金，剩余部分转入事业基金。提取职工福利基金时，借记"结余分配"科目，贷记"专用基金"科目；将提取职工福利基金后"结余分配"科目的贷方余额转入事业基金时，借记"结余分配"科目，贷记"事业基金"科目。

【例6－29】年末，"本期结余"科目贷方余额16 119 180元转入"结余分配"科目。按规定提取职工福利基金，提取比例为40%，剩余部分转入事业基金。财会部门根据有关凭证，作会计分录如下：

借：结余分配　　　　　　　　　　　16 119 180

　　贷：专用基金——职工福利基金　　　　　6 447 672

　　　　事业基金　　　　　　　　　　　　　9 671 508

3. 经过上述1. 结转后，"结余分配"科目为借方余额的，应由事业基金弥补，不得进行其他分配；事业基金不足以弥补的，为累计未弥补亏损。以事业基金弥补亏损时，借记"事业基金"科目，贷记"结余分配"科目。

【例6－30】年末，某医院"本期结余"账户借方余额500 000元，出现亏损，将其转入"结余分配"科目。用事业基金弥补亏损。财会部门根据有关凭证，作会计分录如下：

将本期结余转入结余分配：

借：结余分配　　　　　　　　　　　500 000

　　贷：本期结余　　　　　　　　　　　　　500 000

用事业基金弥补亏损时：

借：事业基金　　　　　　　　　　　500 000

　　贷：结余分配　　　　　　　　　　　　　500 000

【例6－31】年末，某医院"本期结余"账户借方余额500 000元，出现亏损，将其转入"结余分配"科目。该医院事业基金只能弥补450 000元。财会部门根据有关凭证，作会计分录如下：

将本期结余转入结余分配：

借：结余分配   500 000

  贷：本期结余   500 000

用事业基金弥补亏损时：

借：事业基金   450 000

  贷：结余分配   450 000

第七章　财务报告

第一节　医院财务报告概述

医院财务报告是反映医院某一特定日期的财务状况和某一会计期间的收入费用、现金流量等的书面文件。

一、医院财务报告的作用

（一）如实反映医院的财务状况、收入费用、现金流量等情况

一般而言，会计具有反映和监督两个职能，其中尤其是反映职能是会计最本质的职能。医院通过编制财务报告，可以真实、完整地反映其所控制的经济资源、所承担的债务状况、所取得的收入、发生的成本费用情况以及现金流量情况、财政补助收支执行情况等，从而可以反映出医院的经济实力、偿债能力、运营绩效、现金周转、预算执行情况等广泛的信息。

（二）解脱医院管理层的受托责任

由于医院资产属于国有资产，上级管理部门与医院管理层之间形成了委托与受托之间的关系，即医院管理层主要是受上级管理部门之托来从事日常业务活动，医院管理层为了解脱其受托责任，必须向委托人披露相关的财务和绩效信息，而定期编制并对外提供财务报告即可达到这一目的，有效解脱医院管理层的受托责任。

（三）提供会计信息使用者决策有用的信息

医院定期编制财务报告不仅可以满足财政、卫生等主管部门及审计等其他监督部门的信息需要，还可以满足债权人、捐赠人、医院管理层和医院自身的信息需要，为这些会计信息使用者提供与其决策有用的信息。这些会计信息使用者通过全面阅读和综合分析医院财务报告，可以了解和掌握医院过去和当前的状况，预测医院的未来发展趋势，从而作出相关的决策。

（四）有助于提高医院的透明度，增强其社会公信力

由于医院的业务活动宗旨是"以病人为中心"，所以，医院这一行业实际上是建立在信任或者诚信基础上的一个行业，信息的透明对于这个行业的发展至关重要。为此，医院通过编制财务报告，可以有效提高其透明度，增强其社会公信力，从而有利于医院在社会公众中树立良好、可信的形象，促进其长远发展。

二、医院财务报告的构成、分类及编制要求

（一）按照内容划分

按照内容，医院财务报告由会计报表、会计报表附注和财务情况说明书组成。

1. 会计报表

会计报表是财务报告的主体和核心，反映医院基本的财务状况、运营业绩、现金流量和财政补助收支情况。会计报表包括"四主表一附表"，即资产负债表、收入费用总表、现金流量表、财政补助收支情况表4张主表，以及作为收入费用总表附表的医疗收入费用明细

表。会计报表的编制要求如下：

（1）医院应当根据医院会计制度有关会计报表的编制基础、编制依据、编制原则和方法的要求，对外提供真实、完整的会计报表。医院不得违反规定，随意改变会计报表的编制基础、编制依据、编制原则和方法，不得随意改变医院会计制度规定的会计报表有关数据的会计口径。

（2）医院会计报表应当根据登记完整、核对无误的账簿记录和其他有关资料编制，要做到数字真实、计算准确、内容完整、报送及时。

2. 会计报表附注

医院会计报表附注是为便于会计报表使用者理解会计报表的内容而对会计报表的编制基础、编制依据、编制原则和方法及主要项目等所作的解释。医院会计报表附注至少应当包括下列内容：

（1）遵循《医院会计制度》的声明；

（2）重要会计政策、会计估计及其变更情况的说明；

（3）重要资产转让及其出售情况的说明；

（4）重大投资、借款活动的说明；

（5）会计报表重要项目及其增减变动情况的说明；

（6）以前年度结余调整情况的说明；

（7）有助于理解和分析会计报表需要说明的其他事项。

3. 财务情况说明书

财务情况说明书是对医院一定会计期间业务活动以及财务状况、收入费用、成本核算、预算执行等情况进行分析说明的书面文字报告。财务情况说明书应全面扼要地提供医院财务、运营等活动的全貌，分析总结其业绩和不足，是财务报告使用者了解和考核其业务活动开展情况的重要资料。医院财务情况说明书至少应当对医院的下列情况作出说明：

（1）业务开展情况；

（2）年度预算执行情况；

（3）资产利用、负债管理情况；

（4）成本核算及控制情况；

（5）绩效考评情况；

（6）需要说明的其他事项。

医院财务情况说明书中对上述事项（4）的说明应附有成本报表，医院会计制度提供了成本报表的参考格式。

（二）按照编制期间划分

按财务报告编报期间，医院财务报告分为中期财务报告和年度财务报告。其中，中期财务报告是以短于一个完整会计年度的期间（如季度、月度）编制的财务报告；年度财务报告则是以整个会计年度为基础编制的财务报告。医院对外提供的年度财务报告应按有关规定经过注册会计师审计。

与年度财务报告相比，中期财务报告可以不编制现金流量表和财政补助收支情况表，并可适当简化报表附注和财务情况说明书的内容。

第二节 资产负债表

一、资产负债表的内容和格式

资产负债表是反映医院某一会计期末全部资产、负债和净资产的情况，或者说它反映的是医院在某一特定日期的财务状况。具体而言，资产负债表反映医院在某一特定日期所拥有或控制的经济资源、所承担的现时义务和净资产的构成情况。

《医院会计制度》规定，医院的资产负债表采用账户式结构，报表分为左右两方，左方列示资产各项目，反映全部资产的分布及存在形态；右方列示负债和净资产各项目，反映全部负债和净资产的内容及构成情况。资产各项目按其流动性由强到弱顺序排列，包括流动资产和非流动资产；负债各项目按其到期日的远近或者偿付的紧迫程度顺序排列，包括流动负债和非流动负债；净资产按照项目内容排列。资产负债表左右双方平衡，即资产总计等于负债和净资产总计。

资产负债表的基本格式见表7-1。

表7-1 资产负债表

会医01表

编制单位： _____年____月____日 单位：元

资　　产	期末余额	年初余额	负债和净资产	期末余额	年初余额
流动资产：			流动负债：		
货币资金			短期借款		
短期投资			应缴款项		
财政应返还额度			应付票据		
应收在院病人医疗款			应付账款		
应收医疗款			预收医疗款		
其他应收款			应付职工薪酬		
减：坏账准备			应付福利费		
预付账款			应付社会保障费		
存货			应交税费		
待摊费用			其他应付款		
一年内到期的长期债权投资			预提费用		
流动资产合计			一年内到期的长期负债		
非流动资产：			流动负债合计		
长期投资			非流动负债：		

资　产	期末余额	年初余额	负债和净资产	期末余额	年初余额
固定资产			长期借款		
固定资产原价			长期应付款		
减：累计折旧			非流动负债合计		
在建工程			负债合计		
固定资产清理			净资产：		
无形资产			事业基金		
无形资产原价			专用基金		
减：累计摊销			待冲基金		
长期待摊费用			财政补助结转（余）		
待处理财产损溢			科教项目结转（余）		
非流动资产合计			本期结余		
			未弥补亏损		
			净资产合计		
资产总计			负债和净资产总计		

二、资产负债表的编制方法

资产负债表的编制是以日常会计核算记录的数据为基础进行归类、整理和汇总，加工成报表项目的过程。我国医院资产负债表主体部分的各项目都列有"年初余额"和"期末余额"两个栏目，是一种比较资产负债表。以下分别说明各栏目的填列方法。

（一）"年初余额"的填列方法

"年初余额"栏内各项数字，应当根据上年年末资产负债表"期末余额"栏内数字填列。如果本年度资产负债表规定的各个项目的名称和内容同上年度不相一致，应对上年年末资产负债表各项目的名称和数字按照本年度的规定进行调整，填入本表"年初余额"栏内。

（二）"期末余额"的填列方法

"期末余额"是指某一会计期末的数字，即中期期末或者年末的数字。资产负债表各项目"期末余额"的数据来源，一般可以通过以下几种方式取得：

第一，直接根据总账科目的余额填列。如短期投资、财政应返还额度、应收在院病人医疗款、应收医疗款、待摊费用、固定资产原价、累计折旧、短期借款、应缴款项、应付票据、事业基金、专用基金、待冲基金、财政补助结转（余）、科教项目结转（余）等项目。

第二，根据几个总账科目的余额计算填列。如"货币资金"项目，根据"库存现金"、"银行存款"、"零余额账户用款额度"、"其他货币资金"科目的期末余额合计填列；"存货"项目，根据"库存物资"、"在加工物资"科目的期末余额合计填列。

第三，根据总账科目和明细科目的余额分析计算填列。如"长期借款"项目，根据"长期借款"总账科目余额扣除"长期借款"科目所属的明细科目中反映的将于一年内到期的长期借款部分分析计算填列。这些项目有：长期借款、长期应付款、长期投资。

第四，根据有关资产科目与其备抵科目抵销后的净额填列。如"固定资产"、"无形资产"项目等。

此外，还要注意有关项目应根据相关科目的不同方向余额，以"－"号填列的情况，如坏账准备、固定资产清理、待处理财产损溢、本期结余等项目。

根据上述原则，《医院会计制度》规定了资产负债表各项目所反映的内容及其填列方法，具体如下：

（1）"货币资金"项目，反映医院期末库存现金、银行存款、零余额账户用款额度以及其他货币资金的合计数。本项目应当根据"库存现金"、"银行存款"、"零余额账户用款额度"、"其他货币资金"科目的期末余额合计填列。

（2）"短期投资"项目，反映医院期末持有的短期投资的成本金额。本项目应当根据"短期投资"科目的期末余额填列。

（3）"财政应返还额度"项目，反映医院期末财政应返还额度的金额。本项目应当根据"财政应返还额度"科目的期末余额填列。

（4）"应收在院病人医疗款"项目，反映医院期末应收在院病人医疗款的金额。本项目应当根据"应收在院病人医疗款"科目的期末余额填列。

（5）"应收医疗款"项目，反映医院期末应收医疗款的账面余额。本项目应当根据"应收医疗款"科目的期末余额填列。

（6）"其他应收款"项目，反映医院期末其他应收款的账面余额。本项目应当根据"其他应收款"科目的期末余额填列。

（7）"坏账准备"项目，反映医院期末对应收医疗款和其他应收款提取的坏账准备。本项目应当根据"坏账准备"科目的期末贷方余额填列；如果"坏账准备"科目期末为借方余额，则以"－"号填列。

（8）"预付账款"项目，反映医院预付给商品或者服务供应单位等的款项。本项目应当根据"预付账款"科目的期末余额填列。

（9）"存货"项目，反映医院在日常业务活动中持有已备出售给病人用于治疗，或者为了治疗出售仍处在加工（包括自制和委托外单位加工）过程中的，或者将在提供医疗服务或日常管理中耗用的药品、卫生材料、低值易耗品和其他材料。本项目应当根据"库存物资"、"在加工物资"科目的期末余额合计填列。

（10）"待摊费用"项目，反映医院已经支出，但应当由本期和以后各期分别负担的分摊期在 1 年以内（含 1 年）的各项费用。本项目应当根据"待摊费用"科目的期末余额填列。

（11）"一年内到期的长期债权投资"项目，反映医院将在 1 年内（含 1 年）到期的长期债权投资。本项目应当根据"长期投资——债权投资"明细科目的期末余额中将在 1 年内（含 1 年）到期的长期债权投资余额分析填列。

（12）"流动资产合计"项目，按照"货币资金"、"短期投资"、"财政应返还额度"、"应收在院病人医疗款"、"应收医疗款"、"其他应收款"、"预付账款"、"存货"、"待摊费用"、"一年内到期的长期债权投资"项目金额的合计数减去"坏账准备"项目金额后的金额填列。

（13）"长期投资"项目，反映医院持有时间准备超过 1 年（不含 1 年）的各种股权性质的投资，以及在 1 年内（含 1 年）不能变现或不准备随时变现的债权性质的投资。本项目应当根据"长期投资"科目期末余额减去其中将于 1 年内（含 1 年）到期的长期债权投资余额后的金额填列。

（14）"固定资产"项目，反映医院各项固定资产的净值（账面价值）。本项目应当根据"固定资产"科目期末余额减去"累计折旧"科目期末余额后的金额填列。

本项目下，"固定资产原价"项目，反映医院各项固定资产的原价，根据"固定资产"科目期末余额填列；"累计折旧"项目，反映医院各项固定资产的累计折旧，根据"累计折旧"科目期末余额填列。

（15）"在建工程"项目，反映医院尚未完工交付使用的在建工程发生的实际成本。本项目应当根据"在建工程"科目的期末余额填列。

（16）"固定资产清理"项目，反映医院因出售、报废、毁损等原因转入清理但尚未清理完毕的固定资产的账面价值，以及固定资产清理过程中所发生的清理费用和清理收入等各项金额的差额。本项目应当根据"固定资产清理"科目的期末借方余额填列；如果"固定资产清理"科目期末为贷方余额，则以"－"号填列。

（17）"无形资产"项目，反映医院持有的各项无形资产的账面价值。本项目应当根据"无形资产"科目期末余额减去"累计摊销"科目期末余额后的金额填列。

本项目下，"无形资产原价"项目，反映医院持有的各项无形资产的账面余额，根据"无形资产"科目期末余额填列；"累计摊销"项目，反映医院各项无形资产已计提的累计摊销，根据"累计摊销"科目期末余额填列。

（18）"长期待摊费用"项目，反映医院已经支出但应由本期和以后各期负担的分摊期限在1年以上（不含1年）的各项费用。本项目应当根据"长期待摊费用"科目的期末余额填列。

（19）"待处理财产损溢"项目，反映医院期末尚未处理的各种财产的净损失或净溢余。本项目应当根据"待处理财产损溢"科目的期末借方余额填列；如果"待处理财产损溢"科目期末为贷方余额，则以"－"号填列。在编制年度资产负债表时，本项目金额一般应为"0"。

（20）"非流动资产合计"项目，按照"长期投资"、"固定资产"、"在建工程"、"固定资产清理"、"无形资产"、"长期待摊费用"、"待处理财产损溢"项目金额的合计数填列。

（21）"资产总计"项目，按照"流动资产合计"、"非流动资产合计"项目金额的合计数填列。

（22）"短期借款"项目，反映医院向银行或其他金融机构等借入的、尚未偿还的期限在1年以下（含1年）的各种借款。本项目应当根据"短期借款"科目的期末余额填列。

（23）"应缴款项"项目，反映医院按规定应缴入国库或应上缴行政主管部门的款项。本项目应当根据"应缴款项"科目的期末余额填列。

（24）"应付票据"项目，反映医院期末应付票据的金额。本项目应当根据"应付票据"科目的期末余额填列。

（25）"应付账款"科目，反映医院期末应付未付账款的金额。本项目应当根据"应付账款"科目的期末余额填列。

（26）"预收医疗款"项目，反映医院向住院病人、门诊病人等预收的医疗款项。本项目应当根据"预收医疗款"科目的期末余额填列。

（27）"应付职工薪酬"项目，反映医院按有关规定应付未付给职工的各种薪酬。本项目应当根据"应付职工薪酬"科目的期末余额填列。

（28）"应付福利费"项目，反映医院按有关规定提取、尚未支付的职工福利费金额。本项目应当根据"应付福利费"科目的期末余额填列。

（29）"应付社会保障费"项目，反映医院按有关规定应付未付给社会保障机构的各种社会保障费。本项目应当根据"应付社会保障费"科目的期末余额填列。

（30）"应交税费"项目，反映医院应交未交的各种税费。本项目应当根据"应交税费"科目的期末余额填列。

（31）"其他应付款"项目，反映医院期末其他应付款金额。本项目应当根据"其他应付款"科目的期末余额填列。

（32）"预提费用"项目，反映医院预先提取的已经发生但尚未实际支付的各项费用。本项目应当根据"预提费用"科目的期末余额填列。

（33）"一年内到期的长期负债"项目，反映医院承担的将于1年内（含1年）偿还的长期负债。本项目应当根据"长期借款"、

"长期应付款"科目的期末余额中将在 1 年内（含 1 年）到期的金额分析填列。

（34）"流动负债合计"项目，按照"短期借款"、"应缴款项"、"应付票据"、"应付账款"、"预收医疗款"、"应付职工薪酬"、"应付福利费"、"应付社会保障费"、"应交税费"、"其他应付款"、"预提费用"、"一年内到期的长期负债"项目金额的合计数填列。

（35）"长期借款"项目，反映医院向银行或其他金融机构借入的期限在 1 年以上（不含 1 年）的各种借款本息。本项目应当根据"长期借款"科目的期末余额减去其中将于 1 年内（含 1 年）到期的长期借款余额后的金额填列。

（36）"长期应付款"项目，反映医院发生的偿还期限在 1 年以上（不含 1 年）的各种应付款项。本项目应当根据"长期应付款"科目的期末余额减去其中将于 1 年内（含 1 年）到期的长期应付款余额后的金额填列。

（37）"非流动负债合计"项目，按照"长期借款"、"长期应付款"项目金额的合计数填列。

（38）"负债合计"项目，按照"流动负债合计"、"非流动负债合计"项目金额的合计数填列。

（39）"事业基金"项目，反映医院拥有的非限定用途的净资产，主要包括滚存的结余资金和科教项目结余解除限定后转入的金额等。本项目应当根据"事业基金"科目的期末余额填列。

（40）"专用基金"项目，反映医院按规定设置、提取的具有专门用途的净资产。本项目应当根据"专用基金"科目的期末余额填列。

（41）"待冲基金"项目，反映医院使用财政补助、科教项目收入购建固定资产、无形资产或购买药品等物资所形成的，留待计提资产折旧、摊销或领用发出库存物资时予以冲减的基金。本项目应当根据"待冲基金"科目的期末余额填列。

（42）"财政补助结转（余）"项目，反映医院历年滚存的财政补助结转和结余资金，包括基本支出结转、项目支出结转和项目支出结余。本项目应当根据"财政补助结转（余）"科目的期末余额填列。

（43）"科教项目结转（余）"项目，反映医院尚未结项的非财政资助科研、教学项目累计所取得收入减去累计发生支出后的，留待下期按原用途继续使用的结转资金，以及医院已经结项但尚未解除限定的非财政科研、教学项目结余资金。本项目应当根据"科教项目结转（余）"科目的期末余额填列。

（44）"本期结余"项目，反映医院自年初至报告期末止除财政项目补助收支、科教项目收支以外的各项收入减去各项费用后的累计结余。本项目应当根据"本期结余"科目的期末贷方余额填列；"本期结余"科目期末为借方余额时，以"－"号填列。在编制年度资产负债表时，本项目金额应为"0"。

（45）"未弥补亏损"项目，反映医院累计未弥补的亏损。本项目应当根据"结余分配"科目的期末借方余额，以"－"号填列。

（46）"净资产合计"项目，按照"事业基金"、"专用基金"、"待冲基金"、"财政补助结转（余）"、"科教项目结转（余）"、"本期结余"、"未弥补亏损"项目金额的合计数填列。

（47）"负债和净资产总计"项目，按照"负债合计"、"净资产合计"项目金额的合计数填列。

三、资产负债表编制举例

【例 7－1】假设甲医院 2012 年 1 月 1 日的资产负债表如表 7－2 所示。

表 7－2　　　　　　　　　　　　　　　资产负债表

会医 01 表
编制单位：甲医院　　　　　　　　　　2012 年 1 月 1 日　　　　　　　　　　单位：元

资　产	期末余额	年初余额	负债和净资产	期末余额	年初余额
流动资产：			流动负债：		
货币资金		125 687 640	短期借款		2 000 000
短期投资		0	应缴款项		0
财政应返还额度		23 200 000	应付票据		0
应收在院病人医疗款		20 562 000	应付账款		81 440 000
应收医疗款		28 050 400	预收医疗款		41 932 400
其他应收款		24 200 000	应付职工薪酬		15 360 000
减：坏账准备		1 567 512	应付福利费		500 000
预付账款		2 760 000	应付社会保障费		3 800 000
存货		35 880 000	应交税费		200 000
待摊费用		0	其他应付款		2 953 200
一年内到期的长期债权投资		0	预提费用		100 000
流动资产合计		258 772 528	一年内到期的长期负债		0
非流动资产：			流动负债合计		148 285 600
长期投资		1 000 000	非流动负债：		
固定资产		755 278 000	长期借款		2 000 000
固定资产原价		1 058 878 000	长期应付款		607 200
减：累计折旧		303 600 000	非流动负债合计		2 607 200
在建工程		552 000	负债合计		150 892 800
固定资产清理		90 000	净资产：		
无形资产		1 104 000	事业基金		745 682 928
无形资产原价		1 380 000	专用基金		40 220 800
减：累计摊销		276 000	待冲基金		55 200 000
长期待摊费用		0	财政补助结转（余）		23 200 000
待处理财产损溢		0	科教项目结转（余）		1 600 000
非流动资产合计		758 024 000	本期结余		0
			未弥补亏损		0
			净资产合计		865 903 728
资产总计		1 016 796 528	负债和净资产总计		1 016 796 528

假设甲医院 2012 年 12 月 31 日的会计科目余额表如表 7－3 所示。

表 7－3   会计科目余额表

编制单位：甲医院   2012 年 12 月 31 日   单位：元

资产类	借方余额	负债和净资产类	贷方余额
库存现金	31 050	坏账准备（资产备抵科目）	2 035 452
银行存款	176 671 050	累计折旧（资产备抵科目）	395 828 712
其他货币资金	19 320	累计摊销（资产备抵科目）	690 400
财政应返还额度	24 580 000	应付账款	101 160 000
应收在院病人医疗款	24 204 540	预收医疗款	46 600 000
应收医疗款	33 432 400	应付职工薪酬	14 900 000
其他应收款	34 416 000	应付福利费	900 000
预付账款	5 796 000	应付社会保障费	3 800 000
库存物资	31 131 800	应交税费	240 000
在加工物资	193 200	其他应付款	2 526 718
长期投资	5 000 000	长期借款	10 500 000
固定资产	1 159 200 000	长期应付款	618 008
在建工程	966 000	事业基金	755 354 436
无形资产	1 932 000	专用基金	48 465 770
长期待摊费用	140 000	待冲基金	76 307 664
		财政补助结转（余）	24 620 000
		科教项目结转（余）	13 166 200

假设表 7－3 中"长期投资"、"长期借款"、"长期应付款"科目中没有将在 1 年内（含 1 年）到期的长期投资和长期负债。

根据以上资料编制甲医院 2012 年 12 月 31 日的资产负债表如表 7－4 所示。

其中：

"货币资金"项目期末余额 = 库存现金期末余额 + 银行存款期末余额 + 零余额账户用款额度期末余额 + 其他货币资金期末余额 = 31 050 + 176 671 050 + 0 + 19 320 = 176 721 420（元）

"存货"项目期末余额 = 库存物资期末余额 + 在加工物资期末余额 = 31 131 800 + 193 200 = 31 325 000（元）

　　　　　　　　　　　　　　　　資产负债表

会医 01 表

编制单位：甲医院　　　　　　　　　2012 年 12 月 31 日　　　　　　　　　单位：元

资　　产	期末余额	年初余额	负债和净资产	期末余额	年初余额
流动资产：			流动负债：		
货币资金	176 721 420	125 687 640	短期借款	0	2 000 000
短期投资	0	0	应缴款项	0	0
财政应返还额度	24 580 000	23 200 000	应付票据	0	0
应收在院病人医疗款	24 204 540	20 562 000	应付账款	101 160 000	81 440 000
应收医疗款	33 432 400	28 050 400	预收医疗款	46 600 000	41 932 400
其他应收款	34 416 000	24 200 000	应付职工薪酬	14 900 000	15 360 000
减：坏账准备	2 035 452	1 567 512	应付福利费	900 000	500 000
预付账款	5 796 000	2 760 000	应付社会保障费	3 800 000	3 800 000
存货	31 325 000	35 880 000	应交税费	240 000	200 000
待摊费用	0	0	其他应付款	2 526 718	2 953 200
一年内到期的长期债权投资	0	0	预提费用	0	100 000
流动资产合计	328 439 908	258 772 528	一年内到期的长期负债	0	0
非流动资产：			流动负债合计	170 126 718	148 285 600
长期投资	5 000 000	1 000 000	非流动负债：		
固定资产	763 371 288	755 278 000	长期借款	10 500 000	2 000 000
固定资产原价	1 159 200 000	1 058 878 000	长期应付款	618 008	607 200
减：累计折旧	395 828 712	303 600 000	非流动负债合计	11 118 008	2 607 200
在建工程	966 000	552 000	负债合计	181 244 726	150 892 800
固定资产清理	0	90 000	净资产：		
无形资产	1 241 600	1 104 000	事业基金	755 354 436	745 682 928
无形资产原价	1 932 000	1 380 000	专用基金	48 465 770	40 220 800
减：累计摊销	690 400	276 000	待冲基金	76 307 664	55 200 000
长期待摊费用	140 000	0	财政补助结转（余）	24 620 000	23 200 000
待处理财产损溢		0	科教项目结转（余）	13 166 200	1 600 000
非流动资产合计	770 718 888	758 024 000	本期结余		0
			未弥补亏损		0
			净资产合计	917 914 070	865 903 728
资产总计	1 099 158 796	1 016 796 528	负债和净资产总计	1 099 158 796	1 016 796 528

第三节 收入费用总表

一、收入费用总表的内容和格式

收入费用总表是反映医院在一定会计期间运营成果及年末结余分配情况的会计报表。它反映两个方面的内容：一是医院在某一会计期间内开展业务活动所实现全部收入、发生全部费用的情况；二是医院在年末的结余分配情况或亏损弥补情况。该表按照各项收入、费用及其构成，以及结余分配或亏损弥补情况分项编制而成。

收入费用总表按反映内容性质的不同，可以分为三大部分：

1. 反映医院在一定会计期间除项目收支外的收入、费用及结余情况。体现在报表的"一、二、三"部分。该部分采用多步式结构，反映医院除项目收支外的收入、费用及结余情况，其本质是反映出医院维持其基本运营活动的收支补偿机制。该部分反映的基本公式为：

$$\text{医疗结余} = \text{医疗收入} + \text{财政基本补助收入} - \text{医疗业务成本} - \text{管理费用}$$

$$\text{本期结余} = \text{医疗结余} + \text{其他收入} - \text{其他支出}$$

2. 反映医院在一定会计期间的项目收支情况。体现在报表的"五、六"部分。该部分包括本期财政项目补助结转（余）和本期科教项目结转（余），反映医院财政项目补助资金和非财政科教项目资金的本期收支及结转（余）情况。该部分反映的基本公式为：

$$\text{本期财政项目补助结转（余）} = \text{本期财政项目补助收入} - \text{本期财政项目补助支出}$$

$$\text{本期科教项目结转（余）} = \text{本期科教项目收入} - \text{本期科教项目支出}$$

收入费用总表的以上两大部分反映了医院全部的收入、费用情况。

3. 反映年末结余分配或弥补亏损情况。集中体现在报表的"四"部分。该部分反映某一会计年度实现的可供分配的结余及其分配情况，或累计亏损的弥补情况。按照有关部门预算管理规定，财政基本补助结转资金不得提取职工福利基金和转入事业基金，因此，本年可供分配结余的计算公式如下：

$$\begin{matrix} \text{本年可供} \\ \text{分配结余} \end{matrix} = \begin{matrix} \text{本期结余} \\ （\text{指本年结余}） \end{matrix} - \begin{matrix} \text{财政基本} \\ \text{补助结转} \end{matrix}$$

按照医院财务制度和主管部门规定执行"超收上缴"政策的医院，如果发生结余上缴义务的，则本年可供分配结余的计算公式如下：

$$\begin{matrix} \text{本年可供} \\ \text{分配结余} \end{matrix} = \begin{matrix} \text{本期结余} \\ （\text{指本年结余}） \end{matrix} - \begin{matrix} \text{财政基本} \\ \text{补助结转} \end{matrix} - \begin{matrix} \text{结余} \\ \text{上缴} \end{matrix}$$

医院收入费用总表主要采用多步式结构。为提供相关比较信息，便于报表使用者分析判断医院运营成果的未来发展趋势，《医院会计制度》规定年度收入费用总表应提供两年的比较数据。收入费用总表的基本格式见表7-5。

表7-5   收入费用总表

会医02表

编制单位：_____年____月   单位：元

项　　目	本月数	本年累计数
一、医疗收入		
加：财政基本补助收入		
减：医疗业务成本		
减：管理费用		

项　　目	本月数	本年累计数
二、医疗结余		
加：其他收入		
减：其他支出		
三、本期结余		
减：财政基本补助结转		
四、结转入结余分配		
加：年初未弥补亏损		
加：事业基金弥补亏损		
减：提取职工福利基金		
转入事业基金		
年末未弥补亏损		
五、本期财政项目补助结转（余）：		
财政项目补助收入		
减：财政项目补助支出		
六、本期科教项目结转（余）：		
科教项目收入		
减：科教项目支出		

注：医院按照财务制度和主管部门规定，发生结余上缴义务的，应当在上表中"减：财政基本补助结转"行和"四、结转入结余分配"行之间增加"减：结余上缴"行。

二、收入费用总表的编制方法

（一）基本填列方法

收入费用总表中"本月数"栏反映各收入、费用及结余项目的本月实际发生数。在编制季度收入费用总表时，应当将本栏改为"本季度数"，反映各收入、费用及结余项目的本季度实际发生数。在编制年度收入费用总表时，应当将本栏改为"上年数"栏，反映各收入、费用及结余项目上一年度的实际发生数。如果本年度收入费用总表规定的各个项目的名称和内容同上年度不一致，应对上年度收入费用总表各项目的名称和数字按照本年度的规定进行调整，填入年度本表中的"上年数"栏。

表中"本年累计数"栏反映各项目自年初起至报告期末止的累计实际发生数。可以根据各月数据累计加总填列。

收入费用总表各项目的填列方法可归纳为以下三类：

第一，根据总账及明细账科目的本期发生额直接或分析填列。如表中"医疗收入"、"财政基本补助收入"、"医疗业务成本"、"管理费用"、"其他收入"、"其他支出"、"财政项目补助收入"、"财政项目补助支出"、"科教项目收入"、"科教项目支出"等项目。

第二，只在编制年度收入费用总表时才填列的项目。如表中"财政基本补助结转"、"结转入结余分配"、"年初未弥补亏损"、"事业基金弥补亏损"、"提取职工福利基金"、"转入事业基金"、"年末未弥补亏损"七个项目。这些项目直接填列在"本年累计数"栏，有些按相关科目及明细科目发生额分析填列，有些根据相关科目及明细科目的年初、年末余额填列。

第三，根据表中项目计算填列。如表中"医疗结余"、"本期结余"、"本期财政项目补助结转（余）"、"本期科教项目结转（余）"项目。

（二）各项目的具体填列方法

根据上述原则，《医院会计制度》规定了收入费用总表各项目的内容及填列方法，具体如下：

（1）"医疗收入"项目，反映医院本期开展医疗服务活动取得的收入，包括门诊收入和住院收入。本项目应当根据"医疗收入"科目的贷方发生额减去借方发生额后的金额填列。

（2）"财政基本补助收入"项目，反映医院本期按部门预算隶属关系从同级财政部门取得的基本支出补助。本项目应当根据"财政补助收入——基本支出"明细科目的发生额填列。

（3）"医疗业务成本"项目，反映医院本期开展医疗活动及其辅助活动发生的各项费用。本项目应当根据"医疗业务成本"科目的发生额填列。

（4）"管理费用"项目，反映医院本期行政及后勤管理部门为组织、管理医疗、科研、教学业务活动所发生的各项费用，包括医院行政及后勤管理部门发生的人员经费、公用经费、资产折旧（摊销）费等费用，以及医院统一负担的离退休人员经费、坏账损失、银行借款利息支出、银行手续费支出、汇兑损益、聘请中介机构费、印花税、房产税、车船税等。本项目应当根据"管理费用"科目的借方发生额减去贷方发生额后的金额填列。

（5）"医疗结余"项目，反映医院本期医疗收入加上财政基本补助收入，再减去医疗业务成本、管理费用后的结余数额。本项目应根据本表中"医疗收入"项目金额加上"财政基本补助收入"项目金额，再减去"医疗业务成本"项目金额、"管理费用"项目金额后的金额填列；如为负数，以"－"号填列。

（6）"其他收入"项目，反映医院本期除医疗收入、财政补助收入、科教项目收入以外的其他收入总额。本项目应当根据"其他收入"科目的贷方发生额减去借方发生额后的金额填列。

（7）"其他支出"项目，反映医院本期发生的，无法归属到医疗业务成本、财政项目补助支出、科教项目支出、管理费用中的支出总额。本项目应当根据"其他支出"科目的发生额填列。

（8）"本期结余"项目，反映医院本期医疗结余加上其他收入，再减去其他支出后的结余数额。本项目可以根据本表"医疗结余"项目金额加上"其他收入"项目金额，再减去"其他支出"项目金额后的金额填列；如为负数，以"－"号填列。

（9）"财政基本补助结转"、"结转入结余分配"、"年初未弥补亏损"、"事业基金弥补亏损"、"提取职工福利基金"、"转入事业基金"、"年末未弥补亏损"七个项目，只有在编制年度收入费用总表时才填列。在编制年度收入费用总表时，该七个项目的内容及"本年累计数"栏的填列方法如下：

"财政基本补助结转"项目，反映医院本年财政基本补助收入减去财政基本补助支出后，留待下年继续使用的结转资金数额。本项目可以根据"财政补助收入——基本支出"明细科目本年发生额减去"医疗业务成本"、"管理费用"科目下"财政基本补助支出"备查簿中登记的本年发生额合计后的金额填列。

"结转入结余分配"项目，反映医院当年本期结余减去财政基本补助结转金额后，结转入结余分配的金额。本项目可以根据本表"本期结余"项目金额减去"财政基本补助结转"项目金额后的金额填列；如为负数，以"－"号填列。

"年初未弥补亏损"项目，反映医院截至本年初累计未弥补的亏损。本项目应当根据"结余分配"科目的本年初借方余额，以"－"号填列。

"事业基金弥补亏损"项目，反映医院本年以事业基金弥补亏损的数额。本项目应当根据"结余分配——事业基金弥补亏损"明细科目的本年贷方发生额填列。

"提取职工福利基金"项目，反映医院本年提取职工福利基金的数额。本项目应当根据"结余分配——提取职工福利基金"明细科目的本年借方发生额填列。

"转入事业基金"项目，反映医院本年转入事业基金的未分配结余数额。本项目应当根据"结余分配——转入事业基金"明细科目的本年借方发生额填列。

"年末未弥补亏损"项目，反映医院截至本年末止累计未弥补的亏损。本项目可以根据"结余分配"科目的本年末借方余额，以"－"号填列。

（10）"本期财政项目补助结转（余）"项目，反映医院本期取得的财政项目补助收入减去本期发生的财政项目补助支出后的数额。本项目应当根据"财政补助收入——项目支出"明细科目本期发生额减去"财政项目补助支出"科目的本期发生额后的金额填列。

本项目下：

"财政项目补助收入"项目，反映医院本期取得的财政项目补助收入。本项目应当根据"财政补助收入——项目支出"科目的本期发生额填列。

"财政项目补助支出"项目，反映医院本期发生的财政项目补助支出。本项目应当根据"财政项目补助支出"科目的本期发生额填列。

（11）"本期科教项目结转（余）"项目，反映医院本期取得的非财政科教项目收入减去本期发生的非财政科教项目支出后的数额。本项目应当根据"科教项目收入"科目本期发生额减去"科教项目支出"科目本期发生额后的金额填列。

本项目下：

"科教项目收入"项目，反映医院本期取得的非财政科教项目收入。本项目应当根据"科教项目收入"科目的本期发生额填列。

"科教项目支出"项目，反映医院本期发生的非财政科教项目支出。本项目应当根据"科教项目支出"科目的本期发生额填列。

三、收入费用总表编制举例

【例7－2】2012 年，甲医院收入、费用类科目发生额如表7－6所示。

表 7-6　　　　甲医院 2012 年收入、费用类科目发生额汇总表　　　　单位：元

科 目 名 称	借方发生额	贷方发生额
医疗收入——门诊收入——挂号收入		2 607 207
医疗收入——门诊收入——诊察收入		517 820
医疗收入——门诊收入——检查收入		25 702 003
医疗收入——门诊收入——化验收入		33 378 778
医疗收入——门诊收入——治疗收入		16 910 630
医疗收入——门诊收入——手术收入		32 336 602
医疗收入——门诊收入——卫生材料收入		69 662 400
医疗收入——门诊收入——药品收入——西药		118 963 949
医疗收入——门诊收入——药品收入——中成药		28 255 599
医疗收入——门诊收入——药品收入——中草药		912 522
医疗收入——门诊收入——药事服务费收入		16 767 000
医疗收入——门诊收入——其他门诊收入		796 646
医疗收入——住院收入——床位收入		23 410 541
医疗收入——住院收入——诊察收入		3 639 226
医疗收入——住院收入——检查收入		37 369 958
医疗收入——住院收入——化验收入		35 903 405
医疗收入——住院收入——治疗收入		70 448 890
医疗收入——住院收入——手术收入		55 077 235
医疗收入——住院收入——护理收入		3 856 493
医疗收入——住院收入——卫生材料收入		135 792 000
医疗收入——住院收入——药品收入——西药		152 423 804
医疗收入——住院收入——药品收入——中成药		4 546 316
医疗收入——住院收入——药品收入——中草药		1 509 720
医疗收入——住院收入——药事服务费收入		19 601 608
医疗收入——住院收入——其他住院收入		3 259 008
财政补助收入——基本支出		40 000 000
财政补助收入——项目支出——医疗卫生项目 1		16 000 000
财政补助收入——项目支出——科技项目		3 000 000
财政补助收入——项目支出——教育项目		1 000 000
科教项目收入		14 000 000
其他收入		59 064 000
医疗业务成本——人员经费（临床服务成本）	83 215 192	
医疗业务成本——卫生材料费（临床服务成本）	152 643 788	
医疗业务成本——药品费（临床服务成本）	225 937 464	
医疗业务成本——固定资产折旧费（临床服务成本）	36 173 114	
医疗业务成本——无形资产摊销费（临床服务成本）	—	
医疗业务成本——提取医疗风险基金（临床服务成本）	1 797 298	
医疗业务成本——其他费用（临床服务成本）	90 200	

科 目 名 称	借方发生额	贷方发生额
医疗业务成本——人员经费（医疗技术成本）	54 627 304	
医疗业务成本——卫生材料费（医疗技术成本）	99 219 458	
医疗业务成本——药品费（医疗技术成本）	31 621 318	
医疗业务成本——固定资产折旧费（医疗技术成本）	34 017 000	
医疗业务成本——无形资产摊销费（医疗技术成本）	138 000	
医疗业务成本——提取医疗风险基金（医疗技术成本）	–	
医疗业务成本——其他费用（医疗技术成本）	89 194	
医疗业务成本——人员经费（医疗辅助成本）	24 546 060	
医疗业务成本——卫生材料费（医疗辅助成本）	1 597 128	
医疗业务成本——药品费（医疗辅助成本）	–	
医疗业务成本——固定资产折旧费（医疗辅助成本）	15 028 200	
医疗业务成本——无形资产摊销费（医疗辅助成本）	200 000	
医疗业务成本——提取医疗风险基金（医疗辅助成本）	–	
医疗业务成本——其他费用（医疗辅助成本）	2 032 662	
财政基本补助支出（备查簿）（包括医疗业务成本和管理费用）	26 000 000	
财政项目补助支出——项目支出——医疗卫生项目	21 920 000	
财政项目补助支出——项目支出——科学技术项目	580 000	
财政项目补助支出——项目支出——教育项目	80 000	
科教项目支出	2 973 800	
管理费用——人员经费	39 826 800	
管理费用——卫生材料费	–	
管理费用——药品费		
管理费用——固定资产折旧费	7 010 398	
管理费用——无形资产摊销费	76 400	
管理费用——提取医疗风险基金	–	
管理费用——其他费用	94 664 402	
其他支出	58 042 800	

假设：（1）表7-6中：医疗收入各明细科目贷方发生额为已扣除分摊的医保结算差额后的净额；其他各收入类科目无借方发生额；各费用类科目无贷方发生额。

（2）"结余分配"科目发生额反映，提取职工福利基金6 447 672元，转入事业基金9 671 508元。

（3）甲医院 2012 年年初没有未弥补亏损。

根据以上资料，编制甲医院 2012 年度收入费用总表如表 7 - 7 所示。

表 7 - 7　　　　　　　　　　　收入费用总表

编制单位：甲医院　　　　　　　2012 年　　　　　　　会医 02 表
单位：元

项　　目	上年数（略）	本年累计数
一、医疗收入		893 649 360
加：财政基本补助收入		40 000 000
减：医疗业务成本		762 973 380
减：管理费用		141 578 000
二、医疗结余		29 097 980
加：其他收入		59 064 000
减：其他支出		58 042 800
三、本期结余		30 119 180
减：财政基本补助结转		14 000 000
四、结转入结余分配		16 119 180
加：年初未弥补亏损		0
加：事业基金弥补亏损		0
减：提取职工福利基金		6 447 672
转入事业基金		9 671 508
年末未弥补亏损		0
五、本期财政项目补助结转（余）：		- 2 580 000
财政项目补助收入		20 000 000
减：财政项目补助支出		22 580 000
六、本期科教项目结转（余）：		11 026 200
科教项目收入		14 000 000
减：科教项目支出		2 973 800

上表中：

医疗收入 = 医疗收入各明细科目贷方发生额之和 = 2 607 207 + 517 820 + 25 702 003 + 33 378 778 + 16 910 630 + 32 336 602 + 69 662 400 + 118 963 949 + 28 255 599 + 912 522 + 16 767 000 + 796 646 +

23 410 541 + 3 639 226 + 37 369 958 + 35 903 405 + 70 448 890 + 55 077 235 + 3 856 493 + 135 792 000 + 152 423 804 + 4 546 316 + 1 509 720 + 19 601 608 + 3 259 008 = 893 649 360（元）

财政基本补助收入 = "财政补助收入——基本支出" 明细科目的发生额 = 40 000 000（元）

医疗业务成本 = 医疗业务成本各明细科目借方发生额之和 = 83 215 192 + 152 643 788 + 225 937 464 + 36 173 114 + 1 797 298 + 90 200 + 54 627 304 + 99 219 458 + 31 621 318 + 34 017 000 + 138 000 + 89 194 + 24 546 060 + 1 597 128 + 15 028 200 + 200 000 + 2 032 662 = 762 973 380（元）

管理费用 = 管理费用各明细科目借方发生额之和 = 39 826 800 + 7 010 398 + 76 400 + 94 664 402 = 141 578 000（元）

医疗结余 = 医疗收入 + 财政基本补助收入 – 医疗业务成本 – 管理费用 = 893 649 360 + 40 000 000 – 762 973 380 – 141 578 000 = 29 097 980（元）

其他收入 = "其他收入" 科目贷方发生额 = 59 064 000（元）

其他支出 = "其他支出" 科目借方发生额 = 58 042 800（元）

本期结余 = 医疗结余 + 其他收入 – 其他支出 = 29 097 980 + 59 064 000 – 58 042 800 = 30 119 180（元）

财政基本补助结转 = "财政补助收入——基本支出" 明细科目发生额 – "医疗业务成本"、"管理费用" 科目下 "财政基本补助支出" 备查簿中登记的发生额合计 = 40 000 000 – 26 000 000 = 14 000 000（元）

结转入结余分配 = 本期结余 – 财政基本补助结转 = 30 119 180 – 14 000 000 = 16 119 180（元）

提取职工福利基金 = "结余分配——提取职工福利基金" 明细科

目借方发生额＝6 447 672（元）

转入事业基金＝"结余分配——转入事业基金"明细科目借方发生额＝9 671 508（元）

财政项目补助收入＝"财政补助收入——项目支出"明细科目贷方发生额＝16 000 000＋3 000 000＋1 000 000＝20 000 000（元）

财政项目补助支出＝"财政项目补助支出"科目借方发生额＝21 920 000＋580 000＋80 000＝22 580 000（元）

本期财政项目补助结转（余）＝财政项目补助收入－财政项目补助支出＝20 000 000－22 580 000＝－2 580 000（元）

科教项目收入＝"科教项目收入"科目贷方发生额＝14 000 000（元）

科教项目支出＝"科教项目支出"科目借方发生额＝2 973 800（元）

本期科教项目结转（余）＝科教项目收入－科教项目支出＝14 000 000－2 973 800＝11 026 200（元）

第四节　医疗收入费用明细表

一、医疗收入费用明细表的内容和格式

医疗收入费用明细表反映某一会计期间内医疗收入、医疗成本及其明细项目的实际发生情况。其中，医疗成本包括医疗业务成本和管理费用。医疗收入费用明细表作为收入费用总表的附表，是对收入费用总表中医疗收入、医疗业务成本和管理费用的明细内容所作的进一步说明。

医疗收入费用明细表分左右两方，左边列示医疗收入各明细项目的金额，右边列示医疗成本各明细项目的金额。

（一）医疗收入的列示内容

医疗收入按形成来源不同，分为门诊收入和住院收入。按照收入性质不同，门诊收入分为挂号收入、诊察收入、检查收入、化验收入、治疗收入、手术收入、卫生材料收入、药品收入、药事服务费收入和其他门诊收入；住院收入分为床位收入、诊察收入、检查收入、化验收入、治疗收入、手术收入、护理收入、卫生材料收入、药品收入、药事服务费收入和其他住院收入。

需要注意的是，各项医疗收入均应按照扣除分摊的医保结算差额后的净额列示。

（二）医疗成本的列示内容

医疗成本指医疗业务成本和管理费用的总和。医疗成本应按性质和功能两种分类予以列示。

1. 按性质分类

医疗成本按性质分类，可分为人员经费、卫生材料费、药品费、固定资产折旧费、无形资产摊销费、提取医疗风险基金和其他费用。按性质分类列示医疗成本，有助于反映费用的经济用途。

2. 按功能分类

医院的业务活动通常可划分为临床服务、医技服务、医辅服务、行政后勤管理等，每一种活动上发生的费用所发挥的功能不同，因此，按功能分类列示医疗成本，有助于反映费用发生的活动领域。

按照费用在医院所发挥的功能进行分类，医疗成本可分为医疗业务成本和管理费用。其中，医疗业务成本指各医疗业务科室发生的可以直接计入各科室或采用一定方法计算后计入各科室的直接成本。具体包括临床服务成本、医疗技术成本和医疗辅助成本，分别反映临床服务类科室、医疗技术类科室、医疗辅助类科室发生的直接成本合计数。管理费用指医院行政后勤管理部门发生的费用以及医院统一负担的管理费用。

医疗收入费用明细表的基本格式见表7-8。

表7-8   医疗收入费用明细表

会医02表附表01

编制单位：　　　　　　　　　年　　月   单位：元

项　　目	本月数	本年累计数	项　　目	本月数	本年累计数
医疗收入			医疗成本		
1. 门诊收入			（一）按性质分类		
其中：挂号收入			1. 人员经费		
诊察收入			2. 卫生材料费		
检查收入			3. 药品费		
化验收入			4. 固定资产折旧费		
治疗收入			5. 无形资产摊销费		
手术收入			6. 提取医疗风险基金		
卫生材料收入			7. 其他费用		
药品收入			（二）按功能分类		
其中：西药收入			1. 医疗业务成本		
中草药收入			其中：临床服务成本		
中成药收入			医疗技术成本		
药事服务费收入			医疗辅助成本		
其他门诊收入			2. 管理费用		
2. 住院收入					
其中：床位收入					
诊察收入					
检查收入					
化验收入					
治疗收入					
手术收入					
护理收入					
卫生材料收入					
药品收入					
其中：西药收入					
中草药收入					
中成药收入					
药事服务费收入					
其他住院收入					

二、医疗收入费用明细表的编制方法

1. 本表"本月数"栏反映医疗收入、医疗成本及其所属明细项目的本月实际发生数;在编制季度收入费用明细表时,应当将本栏改为"本季度数",反映医疗收入、医疗成本及所属明细项目的本季度实际发生数。在编制年度医疗收入费用明细表时,应当将本栏改为"上年数"栏,反映医疗收入、医疗成本及其所属明细项目上一年度的实际发生数。如果本年度医疗收入费用明细表规定的各个项目的名称和内容同上年度不一致,应对上年度医疗收入费用明细表各项目的名称和数字按照本年度的规定进行调整,填入年度本表中的"上年数"栏。

本表"本年累计数"栏反映各项目自年初起至报告期末止的累计实际发生数。

2. 本表各项目的填列方法:

(1)"医疗收入"项目及其所属各明细项目,应当根据"医疗收入"科目及其所属各明细科目的本期贷方发生额减去借方发生额后的金额填列,即各项收入均按照扣除分摊的医保结算差额后的金额填列。

(2)"医疗成本"项目,应当根据"医疗业务成本"科目和"管理费用"科目本期发生额合计填列。

本项目下:

"按性质分类"下各明细项目,应当根据"医疗业务成本"和"管理费用"科目各所属对应一级明细科目本期发生额合计填列。如:

"人员经费"项目,根据"医疗业务成本——人员经费"和"管理费用——人员经费"科目本期发生额合计填列;

"固定资产折旧费"项目,根据"医疗业务成本——固定资产折旧费"和"管理费用——固定资产折旧费"科目本期发生额合计填列;

"无形资产摊销费"项目，根据"医疗业务成本——无形资产摊销费"和"管理费用——无形资产摊销费"科目本期发生额合计填列；

"提取医疗风险基金"项目，根据"医疗业务成本——提取医疗风险基金"科目本期发生额填列；

"其他费用"项目，根据"医疗业务成本——其他费用"和"管理费用——其他费用"科目本期发生额合计填列；

管理费用中一般不发生"药品费"、"卫生材料费"，这两个项目根据"医疗业务成本——药品费、卫生材料费"科目本期发生额填列。

"按功能分类"下各明细项目，应当根据"医疗业务成本"科目及其所属明细科目、"管理费用"科目的本期发生额分析填列。其中："临床服务成本"是指医院临床服务类科室发生的直接成本合计数；"医疗技术成本"是指医院医疗技术类科室发生的直接成本合计数；"医疗辅助成本"是指医院医疗辅助类科室发生的直接成本合计数。

三、医疗收入费用明细表编制举例

【例7-3】根据表7-6的资料编制甲医院2012年医疗收入费用明细表如表7-9所示。

表7-9   医疗收入费用明细表

会医02表附表01

编制单位：甲医院   2012年   单位：元

项　　目	上年数（略）	本年累计数	项　　目	上年数（略）	本年累计数
医疗收入		893 649 360	医疗成本		904 551 380
1. 门诊收入		346 811 156	（一）按性质分类		
其中：挂号收入		2 607 207	1. 人员经费		202 215 356

项　　目	上年数（略）	本年累计数	项　　目	上年数（略）	本年累计数
诊察收入		517 820	2. 卫生材料费		253 460 374
检查收入		25 702 003	3. 药品费		257 558 782
化验收入		33 378 778	4. 固定资产折旧费		92 228 712
治疗收入		16 910 630	5. 无形资产摊销费		414 400
手术收入		32 336 602	6. 提取医疗风险基金		1 797 298
卫生材料收入		69 662 400	7. 其他费用		96 876 458
药品收入		148 132 070	（二）按功能分类		
其中：西药收入		118 963 949	1. 医疗业务成本		762 973 380
中草药收入		912 522	其中：临床服务成本		499 857 056
中成药收入		28 255 599	医疗技术成本		219 712 274
药事服务费收入		16 767 000	医疗辅助成本		43 404 050
其他门诊收入		796 646	2. 管理费用		141 578 000
2. 住院收入		546 838 204			
其中：床位收入		23 410 541			
诊察收入		3 639 226			
检查收入		37 369 958			
化验收入		35 903 405			
治疗收入		70 448 890			
手术收入		55 077 235			
护理收入		3 856 493			
卫生材料收入		135 792 000			
药品收入		158 479 840			
其中：西药收入		152 423 804			
中草药收入		1 509 720			
中成药收入		4 546 316			
药事服务费收入		19 601 608			
其他住院收入		3 259 008			

上表中项目计算过程：

门诊收入 = 门诊收入各明细科目发生额净额之和 = 挂号收入净额 + 诊察收入净额 + 检查收入净额 + 化验收入净额 + 治疗收入净额 + 手术收入净额 + 卫生材料收入净额 + 药品收入净额 + 药事服务费收入净额 + 其他门诊收入净额 = 2 607 207 + 517 820 + 25 702 003 + 33 378 778 +

16 910 630 + 32 336 602 + 69 662 400 + 118 963 949 + 28 255 599 + 912 522 + 16 767 000 + 796 646 = 346 811 156（元）

住院收入 = 住院收入各明细科目发生额净额之和 = 床位收入净额 + 诊察收入净额 + 检查收入净额 + 化验收入净额 + 治疗收入净额 + 手术收入净额 + 护理收入净额 + 卫生材料收入净额 + 药品收入净额 + 药事服务费收入净额 + 其他住院收入净额 = 23 410 541 + 3 639 226 + 37 369 958 + 35 903 405 + 70 448 890 + 55 077 235 + 3 856 493 + 135 792 000 + 152 423 804 + 4 546 316 + 1 509 720 + 19 601 608 + 3 259 008 = 546 838 204（元）

医疗收入 = 门诊收入净额 + 住院收入净额 = 346 811 156 + 546 838 204 = 893 649 360（元）

医疗业务成本 = 医疗业务成本各明细科目发生额之和 = 83 215 192 + 152 643 788 + 225 937 464 + 36 173 114 + 1 797 298 + 90 200 + 54 627 304 + 99 219 458 + 31 621 318 + 34 017 000 + 138 000 + 89 194 + 24 546 060 + 1 597 128 + 15 028 200 + 200 000 + 2 032 662 = 762 973 380（元）

管理费用 = 管理费用各明细科目发生额之和 = 39 826 800 + 7 010 398 + 76 400 + 94 664 402 = 141 578 000（元）

医疗成本 = "医疗业务成本" 科目发生额 + "管理费用" 科目发生额 = 762 973 380 + 141 578 000 = 904 551 380（元）

人员经费 = "医疗业务成本——人员经费（临床服务成本、医疗技术成本、医疗辅助成本）" 科目发生额 + "管理费用——人员经费" 科目发生额 = 83 215 192 + 54 627 304 + 24 546 060 + 39 826 800 = 202 215 356（元）

卫生材料费 = "医疗业务成本——卫生材料费（临床服务成本、医疗技术成本、医疗辅助成本）" 科目发生额 = 152 643 788 + 99 219 458 + 1 597 128 = 253 460 374（元）

药品费＝"医疗业务成本——药品费（临床服务成本、医疗技术成本、医疗辅助成本）"科目发生额＝225 937 464＋31 621 318＝257 558 782（元）

固定资产折旧费＝"医疗业务成本——固定资产折旧费（临床服务成本、医疗技术成本、医疗辅助成本）"科目发生额＋"管理费用——固定资产折旧费"科目发生额＝36 173 114＋34 017 000＋15 028 200＋7 010 398＝92 228 712（元）

无形资产摊销费＝"医疗业务成本——无形资产摊销费（临床服务成本、医疗技术成本、医疗辅助成本）"科目发生额＋"管理费用——无形资产摊销费"科目发生额＝138 000＋200 000＋76 400＝414 400（元）

提取医疗风险基金＝"医疗业务成本——提取医疗风险基金（临床服务成本、医疗技术成本、医疗辅助成本）"科目发生额＝1 797 298（元）

其他费用＝"医疗业务成本——其他费用（临床服务成本、医疗技术成本、医疗辅助成本）"科目发生额＋"管理费用——其他费用"科目发生额＝90 200＋89 194＋2 032 662＋94 664 402＝96 876 458（元）

临床服务成本＝"医疗业务成本"科目所属各一级明细科目按"临床服务成本"功能分类下各明细项目之和＝83 215 192＋152 643 788＋225 937 464＋36 173 114＋1 797 298＋90 200＝499 857 056（元）

医疗技术成本＝"医疗业务成本"科目所属各一级明细科目按"医疗技术成本"功能分类下各明细项目之和＝54 627 304＋99 219 458＋31 621 318＋34 017 000＋138 000＋89 194＝219 712 274（元）

医疗辅助成本＝"医疗业务成本"科目所属各一级明细科目按"医疗辅助成本"功能分类下各明细项目之和＝24 546 060＋1 597 128＋15 028 200＋200 000＋2 032 662＝43 404 050（元）

第五节　现金流量表

一、现金流量表概述

现金流量表是反映医院一定会计期间现金流入和流出的报表。这里的"现金"是指医院的库存现金以及可以随时用于支付的存款，即不仅包括"库存现金"账户核算的库存现金，还包括可以随时用于支付的银行存款、零余额账户用款额度和其他货币资金。编制现金流量表有助于会计报表使用者了解和评价医院现金获取能力、支付能力、偿债能力和周转能力，有助于预测医院未来现金流量，有助于分析判断医院的财务前景。

现金流量表以现金为基础编制，划分业务活动、投资活动和筹资活动，按照收付实现制原则编制，将权责发生制下的信息调整为收付实现制下的现金流量信息。医院应当在年末编制本年度现金流量表。

二、现金流量及其分类

现金流量是指现金的流入和流出。医院的现金流量产生于不同的来源，也有不同的用途。例如，可通过提供医疗服务收到现金，通过向银行借款收到现金等；购买卫生材料、固定资产需要支付现金，职工工资也需要用现金进行支付等。现金流量净额是指现金流入与流出的差额，可能是正数，也可能是负数。如果是正数，则为净流入；如果是负数，则为净流出。一般来说，现金流入大于流出反映了医院现金流量的积极现象和趋势。现金流量信息能够表明医院经营状况是否良好，资金是否紧缺，医院偿付能力大小，从而为行政管理部门、债权人、医院管理者等提供有用的信息。

需要注意的是，医院现金形式的转换不会产生现金的流入和流出，如，医院从银行提取现金，是医院现金存放形式的转换，不构成现金流量。此外，医院取得财政补助，在直接支付方式下，实质是现金流入和现金流出同步发生，财政直接支付所取得的补助及同时发生的支出也构成医院的现金流量。

《医院会计制度》规定，现金流量表应当按照业务活动产生的现金流量、投资活动产生的现金流量和筹资活动产生的现金流量分别反映。

（一）业务活动产生的现金流量

业务活动是指医院投资活动和筹资活动以外的所有交易和事项，包括提供医疗服务、获得非资本性财政补助、取得科研项目拨款、支付人员经费、购买药品及卫生材料、支付项目支出、支付其他公用经费等。通过业务活动产生的现金流量，可以说明医院的业务活动对现金流入和流出的影响程度，判断医院在不动用对外筹得资金的情况下，是否足以维持日常业务周转、偿还债务等。

业务活动产生的现金流入项目主要有：开展医疗服务活动收到的现金、财政基本支出补助收到的现金、财政非资本性项目补助收到的现金、从事科教项目活动收到的除财政补助以外的现金、收到的其他与业务活动有关的现金；业务活动产生的现金流出项目主要有：发生人员经费支付的现金、购买药品支付的现金、购买卫生材料支付的现金、使用财政非资本性项目补助支付的现金、使用科教项目收入支付的现金、支付的其他与业务活动有关的现金。

（二）投资活动产生的现金流量

投资活动是指医院长期资产的购建和对外投资及其处置活动。现金流量表中的"投资"既包括对外投资，又包括长期资产的购建与处置。其中，长期资产是指固定资产、无形资产、在建工程等。医院的投资活动包括取得和收回投资、购建和处置固定资产、购买和处置无形资产等。通过投资活动产生的现金流量，可以判断投资活动对医院现金流量净额的影响程度。

投资活动产生的现金流入项目主要有：收回投资所收到的现金，取得投资收益所收到的现金，处置固定资产、无形资产收回的现金净额，收到的其他与投资活动有关的现金；投资活动产生的现金流出项目主要有：购建固定资产、无形资产支付的现金，对外投资支付的现金，上缴处置固定资产、无形资产收回现金净额支付的现金，支付的其他与投资活动有关的现金。

（三）筹资活动产生的现金流量

筹资活动主要是指导致医院债务规模发生变化的活动，包括取得和偿还借款、偿付利息等。应付账款、应付票据等属于业务活动，不属于筹资活动。医院取得的财政资本性项目补助（即用于购建固定资产、无形资产的财政补助）从性质上类似于国家对企业的投资，参照企业现金流量表中将实收资本作为筹资活动现金流量的做法，《医院会计制度》规定将医院取得的财政资本性项目补助作为筹资活动产生的现金流量。

筹资活动产生的现金流入项目主要有：取得财政资本性项目补助收到的现金，借款收到的现金，收到的其他与筹资活动有关的现金；筹资活动产生的现金流出项目主要有：偿还借款支付的现金，偿付利息支付的现金，支付的其他与筹资活动有关的现金。

医院在进行现金流量分类时，对于现金流量表中未特别指明的现金流量，应按照现金流量表的分类方法和重要性原则，判断某项交易或事项所产生的现金流量应当归属的类别或项目，对于重要的现金流入或流出项目应当单独反映。

三、现金流量表的内容和格式

按照《医院会计制度》规定，医院现金流量表在格式的设计上主要依照现金流量的性质，依次分类反映业务活动产生的现金流量、投资活动产生的现金流量和筹资活动产生的现金流量，最后汇总反映医院现金净增加额。在有外币现金流量折算为人民币的医院，正表中还应单设"汇率变动对现金的影响额"项目，以反映医院外币现金流量折算为人民币时，所采用的现金流量发生日的汇率或期初汇率折算的人民币金额与"现金净增加额"中外币现金净增加额按期末汇率折算的人民币金额之间的差额。

医院现金流量表的基本格式见表 7-10。

表 7-10　　　　　　　　　　　　现金流量表

会医 03 表

编制单位：　　　　　　　　　　　_____年度　　　　　　　　单位：元

项　目	行次	金额
一、业务活动产生的现金流量：		
开展医疗服务活动收到的现金		
财政基本支出补助收到的现金		
财政非资本性项目补助收到的现金		
从事科教项目活动收到的除财政补助以外的现金		
收到的其他与业务活动有关的现金		
现金流入小计		
发生人员经费支付的现金		
购买药品支付的现金		
购买卫生材料支付的现金		
使用财政非资本性项目补助支付的现金		
使用科教项目收入支付的现金		
支付的其他与业务活动有关的现金		
现金流出小计		
业务活动产生的现金流量净额		

项　目	行次	金额
二、投资活动产生的现金流量：		
收回投资所收到的现金		
取得投资收益所收到的现金		
处置固定资产、无形资产收回的现金净额		
收到的其他与投资活动有关的现金		
现金流入小计		
购建固定资产、无形资产支付的现金		
对外投资支付的现金		
上缴处置固定资产、无形资产收回现金净额支付的现金		
支付的其他与投资活动有关的现金		
现金流出小计		
投资活动产生的现金流量净额		
三、筹资活动产生的现金流量：		
取得财政资本性项目补助收到的现金		
借款收到的现金		
收到的其他与筹资活动有关的现金		
现金流入小计		
偿还借款支付的现金		
偿付利息支付的现金		
支付的其他与筹资活动有关的现金		
现金流出小计		
筹资活动产生的现金流量净额		
四、汇率变动对现金的影响额		
五、现金净增加额		

四、现金流量表的编制方法

（一）"业务活动产生的现金流量"各项目的内容和填列方法

编制现金流量表时，业务活动产生的现金流量的列报方法主要有两种：一是直接法；二是间接法。这两种方法通常也称为编制现金流量表的方法。

直接法是指通过现金收入和现金支出的主要类别直接反映医院业务活动产生的现金流量，如开展医疗服务活动收到的现金、购买药品支付的现金等就是按现金收入和支出的类别直接反映的。在直接法下，一般是以收入费用总表中的本期各项收入为起点，调节与业务活动有关的项目的增减变动，然后计算出业务活动产生的现金流量。

间接法是指以本期净资产变动额为起点，通过调整不涉及现金的收入、费用等项目的增减变动，调整不属于业务活动的现金收支项目，据此计算并列示业务活动的现金流量的一种方法。

按照《医院会计制度》的规定，医院应当采用直接法编制业务活动产生的现金流量，对于按照间接法反映业务活动现金流量的情况不作要求。采用直接法编报的现金流量表，便于分析医院业务活动产生的现金流量的来源和用途，预测医院现金流量的未来前景。

以下按照直接法的要求分别说明医院现金流量表中"业务活动产生的现金流量"各项目的内容及其填列方法：

（1）"开展医疗服务活动收到的现金"项目，反映医院开展医疗活动取得的现金净额。本项目可以根据"库存现金"、"银行存款"、"应收在院病人医疗款"、"应收医疗款"、"预收医疗款"、"医疗收入"等科目的记录分析填列。

（2）"财政基本支出补助收到的现金"项目，反映医院接受财政基本支出补助取得的现金。本项目可以根据"零余额账户用款额度"、"财政补助收入"等科目及其所属明细科目的记录分析填列。

（3）"财政非资本性项目补助收到的现金"项目，反映医院接受财政除用于购建固定资产、无形资产以外的项目补助取得的现金。本项目可以根据"银行存款"、"零余额账户用款额度"、"财政补助收入"等科目及其所属明细科目的记录分析填列。

（4）"从事科教项目活动收到的除财政补助以外的现金"项目，反映医院从事科研、教学项目活动取得的除财政补助以外的现金。本项目可以根据"库存现金"、"银行存款"、"科教项目收入"等科目的记录分析填列。

（5）"收到的其他与业务活动有关的现金"项目，反映医院收到的除以上项目之外的与业务活动有关的现金。本项目可以根据"库存现金"、"银行存款"、"其他应收款"、"其他收入"等科目的记录分析填列。

（6）"发生人员经费支付的现金"项目，反映医院为开展各项业务活动发生人员经费支付的现金。本项目可以根据"库存现金"、"银行存款"、"在加工物资"、"医疗业务成本"、"管理费用"、"应付职工薪酬"、"应付福利费"、"应付社会保障费"等科目的记录分析填列。

（7）"购买药品支付的现金"项目，反映医院购买药品而支付的现金。本项目可以根据"库存现金"、"银行存款"、"应付账款"、"应付票据"、"预付账款"、"医疗业务成本"、"库存物资"等科目的记录分析填列。

（8）"购买卫生材料支付的现金"项目，反映医院购买卫生材料支付的现金。本项目可以根据"库存现金"、"银行存款"、"应付账款"、"应付票据"、"预付账款"、"医疗业务成本"、"库存物资"等科目的记录分析填列。

（9）"使用财政非资本性项目补助支付的现金"项目，反映医院使用除用于购建固定资产、无形资产外的财政项目补助资金发生支出所支付的现金。本项目可以根据"银行存款"、"零余额账户用款额度"、"财政项目补助支出"等科目的记录分析填列。

（10）"使用科教项目收入支付的现金"项目，反映医院使用非财政科研、教学项目收入支付的现金；不包括使用非财政科教项目收入购建固定资产、无形资产所支付的现金。使用非财政科教项目收入购建固定资产、无形资产所支付的现金，在"购建固定资产、无形资产支付的现金"项目反映。本项目可以根据"库存现金"、"银行存款"、"科教项目支出"等科目的记录分析填列。

（11）"支付的其他与业务活动有关的现金"项目，反映医院除上述项目之外支付的与业务活动有关的现金。本项目可以根据"库存现金"、"银行存款"、"其他应付款"、"管理费用"、"其他支出"、"应交税费"等科目的记录分析填列。

（12）"业务活动产生的现金流量净额"项目，按照"业务活动产生的现金流量"项下"现金流入小计"项目金额减去"现金流出小计"项目金额后的金额填列；如为负数，以"－"号填列。

（二）"投资活动产生的现金流量"各项目的内容和填列方法

现金流量表中的投资活动包括短期投资和长期投资的取得与处置、固定资产的购建与处置、无形资产的购置与转让等。单独反映投资活动产生的现金流量，能了解医院为获得未来收益或提供服务而导致对外投资或内部长期资产投资的程度，以及以前对外投资所带来的现金流入的信息。投资活动现金流量各项目的内容和填列方法如下：

（1）"收回投资所收到的现金"项目，反映医院出售、转让或者到期收回长期投资而收到的现金；不包括长期投资收回的利润、利息，以及收回的非现金资产。本项目可以根据"库存现金"、"银行存款"、"长期投资"等科目的记录分析填列。

（2）"取得投资收益所收到的现金"项目，反映医院因对外投资而从被投资单位分回利润收到的现金以及取得的现金利息。本项目可以根据"库存现金"、"银行存款"、"其他应收款"、"其他收入——投资收益"等科目的记录分析填列。

（3）"处置固定资产、无形资产收回的现金净额"项目，反映医院处置固定资产和无形资产所取得的现金，减去为处置这些资产而支付的有关费用之后的净额。由于自然灾害所造成的固定资产等长期资产损失而收到的保险赔款收入，也在本项目反映。本项目可以根据"库存现金"、"银行存款"、"固定资产清理"等科目的记录分析填列。

（4）"收到的其他与投资活动有关的现金"项目，反映医院除上述项目之外收到的与投资活动有关的现金。其他现金流入如果金额较大的，应当单列项目反映。本项目可以根据"库存现金"、"银行存款"等有关科目的记录分析填列。

（5）"购建固定资产、无形资产支付的现金"项目，反映医院购买和建造固定资产，取得无形资产所支付的现金；不包括为购建固定资产而发生的借款利息资本化的部分、融资租入固定资产支付的租赁费。借款利息和融资租入固定资产支付的租赁费，在筹资活动产生的现金流量中反映。本项目可以根据"库存现金"、"银行存款"、"固定资产"、"无形资产"、"在建工程"等科目的记录分析填列。

（6）"对外投资支付的现金"项目，反映医院进行对外投资所支付的现金，包括取得长期股权投资和长期债权投资所支付的现金，以及支付的佣金、手续费等附加费用。本项目可以根据"库存现金"、"银行存款"、"长期投资"等科目的记录分析填列。

（7）"上缴处置固定资产、无形资产收回现金净额支付的现金"项目，反映医院将处置固定资产、无形资产所收回的现金净额予以上缴所支付的现金。本项目可以根据"库存现金"、"银行存款"、"应缴款项"等科目的记录分析填列。

（8）"支付的其他与投资活动有关的现金"项目，反映医院除上述项目之外支付的与投资活动有关的现金。如果其他现金流出金额较大的，应当单列项目反映。本项目可以根据"库存现金"、"银行存款"等有关科目的记录分析填列。

（9）"投资活动产生的现金流量净额"项目，按照"投资活动产生的现金流量"项下"现金流入小计"项目金额减去"现金流出小计"项目金额后的金额填列；如为负数，以"－"号填列。

（三）"筹资活动产生的现金流量"各项目的内容和填列方法

单独反映筹资活动产生的现金流量，能了解医院筹资活动产生现金流量的规模与能力，以及医院为获得现金流入而付出的代价。筹资活动现金流量各项目的内容和填列方法如下：

（1）"取得财政资本性项目补助收到的现金"项目，反映医院接受用于购建固定资产、无形资产的财政项目补助取得的现金。本项目可以根据"银行存款"、"零余额账户用款额度"、"财政补助收入"等科目及其所属明细科目的记录分析填列。

（2）"借款收到的现金"项目，反映医院举借各种短期、长期借款所收到的现金。本项目可以根据"库存现金"、"银行存款"、"短期借款"、"长期借款"等科目的记录分析填列。

（3）"收到的其他与筹资活动有关的现金"项目，反映医院除上述项目之外收到的与筹资活动有关的现金。如果其他现金流入金额较大的，应当单列项目反映。本项目可以根据"库存现金"、"银行存款"等有关科目的记录分析填列。

（4）"偿还借款支付的现金"项目，反映医院偿还债务本金所支付的现金。本项目可以根据"库存现金"、"银行存款"、"短期借款"、"长期借款"等科目的记录分析填列。

（5）"偿付利息支付的现金"项目，反映医院实际支付的借款利息等。本项目可以根据"库存现金"、"银行存款"、"长期借款"、"管理费用"、"预提费用"等科目的记录分析填列。

（6）"支付的其他与筹资活动有关的现金"项目，反映医院除上述项目之外支付的与筹资活动有关的现金，如融资租入固定资产所支付的租赁费。本项目可以根据"库存现金"、"银行存款"、"长期应付款"等有关科目的记录分析填列。

（7）"筹资活动产生的现金流量净额"项目，按照"筹资活动产生的现金流量"项下"现金流入小计"项目金额减去"现金流出小计"项目金额后的金额填列；如为负数，以"－"号填列。

（四）"汇率变动对现金的影响额"项目的内容和填列方法

现金流量表中"汇率变动对现金的影响额"项目，反映医院外币现金流量折算为人民币时，所采用的现金流量发生日的汇率或期初汇率折算的人民币金额与本表"现金净增加额"中外币现金净增加额按期末汇率折算的人民币金额之间的差额。

（五）"现金净增加额"项目的内容和填列方法

现金流量表中"现金净增加额"项目，反映医院本年度现金变动的金额。本项目应当根据本表"业务活动产生的现金流量净额"、"投资活动产生的现金流量净额"、"筹资活动产生的现金流量净额"和"汇率变动对现金的影响额"项目的金额合计填列。

五、现金流量表的具体编制说明

在具体编制现金流量表时，医院可根据业务量的大小及复杂程度，采用工作底稿法、T型账户法，或直接根据有关科目的记录分析填列。

（一）工作底稿法

采用工作底稿法编制现金流量表就是以工作底稿为手段，以收入费用总表和资产负债表数据为基础，结合有关科目的记录，对现金流量表的每一项目进行分析并编制调整分录，从而编制出现金流量表。

采用工作底稿法编制现金流量表的程序是：

第一步，将资产负债表的期初数和期末数过入工作底稿的期初数栏和期末数栏。

第二步，对当期业务进行分析并编制调整分录。调整分录大体有这样几类：第一类涉及收入费用总表中的收入和费用项目以及资产负债表中的资产、负债和净资产项目，通过调整，将权责发生制下的收入费用转换为现金基础；第二类是涉及资产负债表和现金流量表中的投资、筹资项目，反映投资和筹资活动的现金流量；第三类是涉及收入费用总表和现金流量表中的投资和筹资项目，目的是将收入费用总表中有关投资和筹资方面的收入和费用列入到现金流量表投资、筹资现金流量中去。此外，还有一些调整分录并不涉及现金收支，只是为了核对资产负债表项目的期末期初变动。

在调整分录中，有关现金的事项，并不直接借记或贷记现金，而是分别记入"业务活动产生的现金流量"、"投资活动产生的现金流量"、"筹资活动产生的现金流量"的有关项目，借记表明现金流入，贷记表明现金流出。

第三步，将调整分录过入工作底稿中的相应部分。

第四步，核对调整分录，借贷合计应当相等，资产负债表项目期初数加减调整分录中的借贷金额以后，应当等于期末数。

第五步，根据工作底稿中的现金流量表项目部分编制正式的现金流量表。

（二）T型账户法

采用T型账户法编制现金流量表，是以T型账户为手段，以资产负债表和收入费用总表数据为基础，结合有关科目的记录，对现金流量表的每一项目进行分析并编制调整分录，从而编制现金流量表。采用T型账户法编制现金流量表的程序是：

第一步，为所有的非现金项目（包括资产负债表项目和收入费用总表）分别开设T型账户，并将各自的期末期初变动数过入各相关账户。如果项目的期末数大于期初数，则将差额过入到与项目余额相同的方向；反之，过入相反的方向。

第二步，开设一个大的"现金"T型账户，每边分为业务活动、投资活动和筹资活动三个部分，左边记现金流入，右边记现金流出。与其他账户一样，过入期末期初变动数。

第三步，以收入费用总表项目为基础，结合资产负债表分析每一个非现金项目的增减变动，并据此编制调整分录。

第四步，将调整分录过入各T型账户，并进行核对，该账户借贷相抵后的余额与原先过入的期末期初变动数应当一致。

第五步，根据大的"现金"T型账户编制正式的现金流量表。

（三）分析填列法

分析填列法是直接根据资产负债表、收入费用总表和有关会计科目明细账的记录，分析计算出现金流量表各项目的金额，并据以编制现金流量表的一种方法。

六、现金流量表编制举例

【例7－4】假设甲医院2012年度现金流量情况如下：

（1）2012年开展医疗服务增加当期现金流入889 280 420元；

（2）2012年收到财政基本支出性质的补助（含财政直接支付金额）增加当期现金流入40 000 000元；

（3）2012年收到财政非资本性项目补助（含财政直接支付金额）增加当期现金流入4 400 000元；

（4）2012年收到非财政科教项目资金增加当期现金流入14 000 000元；

（5）2012年收到其他与业务活动有关的现金48 776 000元；

（6）2012年发生人员经费支付现金202 275 356元；

（7）2012年购买药品支付现金256 315 782元；

（8）2012 年购买卫生材料支付现金 231 628 374 元；

（9）2012 年使用财政非资本性项目补助支付现金（含财政直接支付金额）11 120 000 元；

（10）2012 年使用非财政科教项目资金支付现金 2 973 800 元；

（11）2012 年支付其他与业务活动有关的现金 157 141 740 元；

（12）2012 年收回投资收到现金 5 000 000 元；

（13）2012 年取得投资收益收到现金 700 000 元；

（14）2012 年处置固定资产、无形资产收回现金净额 2 000 元；

（15）2012 年购建固定资产、无形资产支付现金 115 439 588 元；

（16）2012 年对外投资支付现金 1 000 000 元；

（17）2012 年上缴处置固定资产、无形资产收回现金净额支付现金 2 000 元；

（18）2012 年取得财政资本性项目补助收到现金 15 600 000 元；

（19）2012 年借款收到现金 8 000 000 元；

（20）2012 年偿还借款支付现金 2 000 000 元；

（21）2012 年偿付利息支付现金 500 000 元。

甲医院据此编制的 2012 年度现金流量表如表 7 – 11 所示。

表 7 – 11 　　　　　　　　　　　　　现金流量表

会医 03 表

编制单位：甲医院　　　　　　　2012 年度　　　　　　　　　　单位：元

项　　目	行次	金额
一、业务活动产生的现金流量：		
开展医疗服务活动收到的现金		889 280 420
财政基本支出补助收到的现金		40 000 000
财政非资本性项目补助收到的现金		4 400 000
从事科教项目活动收到的除财政补助以外的现金		14 000 000
收到的其他与业务活动有关的现金		48 776 000

项　　目	行次	金额
现金流入小计		996 456 420
发生人员经费支付的现金		202 275 356
购买药品支付的现金		256 315 782
购买卫生材料支付的现金		231 628 374
使用财政非资本性项目补助支付的现金		11 120 000
使用科教项目收入支付的现金		2 973 800
支付的其他与业务活动有关的现金		157 141 740
现金流出小计		861 455 052
业务活动产生的现金流量净额		135 001 368
二、投资活动产生的现金流量:		
收回投资所收到的现金		5 000 000
取得投资收益所收到的现金		700 000
处置固定资产、无形资产收回的现金净额		2 000
收到的其他与投资活动有关的现金		-
现金流入小计		5 702 000
购建固定资产、无形资产支付的现金		115 439 588
对外投资支付的现金		1 000 000
上缴处置固定资产、无形资产收回现金净额支付的现金		2 000
支付的其他与投资活动有关的现金		-
现金流出小计		116 441 588
投资活动产生的现金流量净额		- 110 739 588
三、筹资活动产生的现金流量:		
取得财政资本性项目补助收到的现金		15 600 000
借款收到的现金		8 000 000
收到的其他与筹资活动有关的现金		-
现金流入小计		23 600 000
偿还借款支付的现金		2 000 000
偿付利息支付的现金		500 000
支付的其他与筹资活动有关的现金		-
现金流出小计		2 500 000
筹资活动产生的现金流量净额		21 100 000
四、汇率变动对现金的影响额		-
五、现金净增加额		45 361 780

第六节 财政补助收支情况表

一、财政补助收支情况表的内容和格式

财政补助收支情况表是反映医院某一年度内财政补助收支及其结转、结余情况的报表。该表全面反映了医院财政补助的取得、支出及结转、结余情况，有助于为医院管理部门等信息使用者了解、评价医院财政拨款预算执行情况，进行财政拨款支出决策，加强财政拨款结转、结余资金管理等提供有用的会计信息。

财政补助收支情况表由"上年结转"、"本年财政补助收支、上缴"、"结转下年"三个部分构成，其反映的基本公式为：

$$上年结转 + 本年财政补助收入 - 本年财政补助支出 - 财政补助上缴 = 结转下年$$

为提供相关比较信息，便于报表使用者分析判断医院财政补助的未来发展趋势，《医院会计制度》规定财政补助收支情况表在"本年财政补助收支、上缴"部分要提供两年的比较数据。财政补助收支情况表的基本格式见表7－12。

表 7－12　　　　　　　　　　财政补助收支情况表

会医 04 表

编制单位：　　　　　　　　　　＿＿＿＿年度　　　　　　　　　　单位：元

项　　目	结转本年数	—
一、上年结转		—
（一）财政补助结转		—
1. 基本支出结转		—
2. 项目支出结转		—
其中：医疗卫生项目		—

项　　目	结转本年数	—
科学技术项目		—
教育项目		—
（二）财政补助结余		—

项　　目	本年数	上年数
二、本年财政补助收入		
（一）基本支出		
（二）项目支出		
其中：医疗卫生项目		
科学技术项目		
教育项目		
三、本年财政补助支出		
（一）基本支出		
（二）项目支出		
其中：医疗卫生项目		
科学技术项目		
教育项目		
四、财政补助上缴		
（一）财政补助结转上缴		
（二）财政补助结余上缴		

项　　目	结转下年数	—
五、结转下年		—
（一）财政补助结转		—
1. 基本支出结转		—
2. 项目支出结转		—
其中：医疗卫生项目		—
科学技术项目		—
教育项目		—
（二）财政补助结余		—

二、财政补助收支情况的编制方法

（一）"上年结转"各项目的内容和填列方法：

"上年结转"项目及其所属各明细项目的"结转本年数"栏，反映医院上一年度结转至本年度使用的财政补助结转和结余资金数额。该栏各项目应根据上年度"财政补助收支情况表"中"结转下年"

项目及其所属各明细项目的"结转下年数"栏的数字填列。

（二）"本年财政补助收入"各项目的内容和填列方法：

1. "本年财政补助收入"项目及其所属各明细项目的"本年数"栏，反映医院本年度确认的财政补助收入总额、基本支出补助总额、项目支出补助及所属各明细项目支出补助总额。该栏各项目应当根据"财政补助收入"科目及其所属明细科目的本年发生额填列。

2. "本年财政补助收入"项目及其所属各明细项目的"上年数"栏，反映医院上一年度确认的财政补助收入总额、基本支出补助总额、项目支出补助及所属各明细项目支出补助总额。该栏各项目应当根据上一年度"财政补助收支情况表"中"本年财政补助收入"项目及其所属各明细项目的"本年数"栏的数字填列。

（三）"本年财政补助支出"各项目的内容和填列方法：

1. "本年财政补助支出"项目及其所属各明细项目的"本年数"栏，反映医院本年度发生的财政补助支出总额、财政补助基本支出总额、财政补助项目支出及其所属各明细项目支出总额。

该栏"本年财政补助支出"项目，应根据该项目所属"基本支出"和"项目支出"两个项目金额的合计数填列。

该栏"基本支出"项目，应当根据"医疗业务成本"、"管理费用"科目下"财政基本补助支出"备查簿登记的本年发生额合计填列。

该栏"项目支出"及其所属各明细项目，应当根据"财政项目补助支出"科目及其所属明细科目的本年发生额填列。

2. "本年财政补助支出"项目及其所属各明细项目的"上年数"栏，反映医院上一年度发生的财政补助支出总额、财政补助基本支出总额、财政补助项目支出及其所属各明细项目支出总额。该栏各项目应当根据上一年度"财政补助收支情况表"中"本年财政补助支出"

项目及其所属各明细项目的"本年数"栏的数字填列。

（四）"财政补助上缴"各项目的内容和填列方法：

1. "财政补助上缴"项目的"本年数"栏，反映医院本年度按规定上缴的财政补助结转和结余金额。该项目应根据该项目所属"财政补助结转上缴"和"财政补助结余上缴"两个项目金额的合计数填列。

"财政补助上缴"项目的"上年数"栏，反映医院上一年度按规定上缴的财政补助结转和结余金额。该项目应根据上一年度"财政补助收支情况表"中"财政补助上缴"项目的"本年数"栏的数字填列。

2. "财政补助结转上缴"项目的"本年数"栏，反映医院本年度按规定上缴的财政补助结转金额。该项目应根据"财政补助结转（余）——财政补助结转"明细科目的借方发生额分析填列。

"财政补助结转上缴"项目的"上年数"栏，反映医院上一年度按规定上缴的财政补助结转金额。该项目应当根据上一年度"财政补助收支情况表"中"财政补助结转上缴"项目的"本年数"栏的数字填列。

3. "财政补助结余上缴"项目的"本年数"栏，反映医院本年度按规定上缴的财政补助结余金额。该项目应根据"财政补助结转（余）——财政补助结余"明细科目的借方发生额填列。

"财政补助结余上缴"项目的"上年数"栏，反映医院上一年度按规定上缴的财政补助结余金额。该项目应当根据上一年度"财政补助收支情况表"中"财政补助结余上缴"项目的"本年数"栏的数字填列。

（五）"结转下年"各项目的内容和填列方法：

1. "结转下年"项目，反映医院结转至下一年度使用的财政补助结转和结余资金数额。该项目应当根据该项目所属"财政补助结转"

和"财政补助结余"两个项目金额的合计数填列。

2. "财政补助结转"项目，反映医院结转至下一年度使用的财政补助结转资金。该项目应当根据"财政补助结转（余）——财政补助结转"明细科目的年末余额填列。

"基本支出结转"项目，反映医院结转至下一年度使用的基本支出财政补助。该项目应当根据"财政补助结转（余）——财政补助结转（基本支出结转）"明细科目的年末余额填列。

"项目支出结转"项目，反映医院结转至下一年度使用的财政补助项目结转资金。该项目应当根据"财政补助结转（余）——财政补助结转（项目支出结转）"明细科目的年末余额填列。本项下所属各明细项目，应当根据"财政补助结转（余）——财政补助结转（项目支出结转）"明细科目所属明细科目的年末余额分析填列。

3. "财政补助结余"项目，反映医院结转至下一年度使用的财政补助项目结余资金。该项目应当根据"财政补助结转（余）——财政补助结余"科目的年末余额填列。

三、财政补助收支情况表编制举例

【例7-5】乙医院2012年度财政补助收支情况如表7-13（相关数据从乙医院的账簿记录中摘取并分析计算而成）所示。

表7-13　　　　乙医院2012年度财政补助收支及结转、结余情况表　　单位：万元

项目类别	项目名称	上年结转	本期收入	本期支出	结转下年	结余
基本支出		1 000	4 000	3 600	1 400	
医疗卫生项目	外科设备购置	0	1 400	1 000	400	
	停车场建设	220	200	196	224	
	实验室改造	1 000	0	996	0	4
	小计	1 220	1 600	2 192	624	4

项目类别	项目名称	上年结转	本期收入	本期支出	结转下年	结余
科学技术项目	课题1	100	0	20	80	
	课题2	0	120	4	116	
	课题3	0	40	8	32	
	课题4	0	140	26	114	
	小计	100	300	58	342	
教育项目	重点学科人才培养	0	100	8	92	
项目支出合计		1 320	2 000	2 258	1 058	4
财政补助合计		2 320	6 000	5 858	2 458	4

假定表7-13中，"上年结转"栏全部为财政补助结转，没有财政补助结余。

根据上述资料，编制乙医院2012年度财政补助收支情况表如表7-14。

表7-14　　　　　　　　　**财政补助收支情况表**

会医04表

编制单位：乙医院　　　　　　　　2012年度　　　　　　　　单位：元

项　　目	结转本年数	—
一、上年结转	23 200 000	—
（一）财政补助结转	23 200 000	—
1. 基本支出结转	10 000 000	—
2. 项目支出结转	13 200 000	—
其中：医疗卫生项目	12 200 000	—
科学技术项目	1 000 000	—
教育项目	0	—
（二）财政补助结余	0	—
项　　目	本年数	上年数（略）
二、本年财政补助收入	60 000 000	
（一）基本支出	40 000 000	
（二）项目支出	20 000 000	
其中：医疗卫生项目	16 000 000	
科学技术项目	3 000 000	
教育项目	1 000 000	

项　　目	本年数	上年数
三、本年财政补助支出	58 580 000	
（一）基本支出	36 000 000	
（二）项目支出	22 580 000	
其中：医疗卫生项目	21 920 000	
科学技术项目	580 000	
教育项目	80 000	
四、财政补助上缴	0	
（一）财政补助结转上缴	0	
（二）财政补助结余上缴	0	
项　　目	结转下年数	—
五、结转下年	24 620 000	—
（一）财政补助结转	24 580 000	—
1. 基本支出结转	14 000 000	—
2. 项目支出结转	10 580 000	—
其中：医疗卫生项目	6 240 000	—
科学技术项目	3 420 000	—
教育项目	920 000	—
（二）财政补助结余	40 000	—

第七节　成　本　报　表

一、成本报表概述

随着医疗卫生体制改革的不断深入，医院成本核算、分析及管理工作变得越来越重要。一方面在卫生资源有限的情况下，医院需要依靠技术进步、科学管理和结构调整，降低成本，提高效率，向社会提供更多、更好的卫生服务；另一方面，科学的成本核算与分析结果也是制定合理的医疗收费标准的重要依据。

为了促进医院加强成本核算与控制，便于医院行政管理部门等相关方面了解、评价、监督医院的成本管理工作，并为国家研究、制定医疗收费标准及医疗改革政策提供依据，《医院会计制度》规定医院应当在编报财务报告时，在财务情况说明书中对医院的成本核算与控制情况做出说明，并附送成本报表。同时，《医院会计制度》提供了成本报表的参考格式。

二、成本报表的内容及参考格式

医院需要作为财务情况说明书附表编报的成本报表包括 3 张表，即医院各科室直接成本表、医院临床服务类科室全成本表和医院临床服务类科室全成本构成分析表，这 3 张表的编制期间均为月度和年度。

（一）医院各科室直接成本表

医院各科室直接成本表反映管理费用（行政后勤类科室成本）和医疗技术、医疗辅助科室成本分摊至临床服务类科室成本前各科室直接成本情况。直接成本是指科室为开展医疗服务活动而发生的能够直接计入或采用一定方法计算后直接计入的各种费用。

各科室直接成本需要按成本项目，即人员经费、卫生材料费、药品费、固定资产折旧费、无形资产摊销费、提取医疗风险基金和其他费用分项列示。

（二）医院临床服务类科室全成本表

医院临床服务类科室全成本表反映医院根据《医院财务制度》规定的原则和程序，将管理费用、医疗辅助类科室直接成本、医疗技术类科室直接成本逐步分摊转移到临床服务类科室后，各临床服务类科室的全成本情况。即：临床服务类科室全成本包括科室直接成本和分摊转移的间接成本。

各临床服务类科室的直接成本、间接成本和全成本也应当按成本项目，即人员经费、卫生材料费、药品费、固定资产折旧费、无形资产摊销费、提取医疗风险基金和其他费用分项列示。

（三）医院临床服务类科室全成本构成分析表

医院临床服务类科室全成本构成分析表反映各临床服务类科室的全成本中各项成本所占的比例情况，以及各临床服务类科室的床日成本、诊次成本情况。

诊次和床日成本核算是以诊次、床日为核算对象，将科室成本进一步分摊到门急诊人次、住院床日中，计算出诊次成本、床日成本。

医院成本报表的参考格式见表7 – 15、表7 – 16、表7 – 17。

表7 – 15　　　　　　　　　医院各科室直接成本表

成本医01表

编制单位：　　　　　　　　　　　　　年＿＿月　　　　　　　单位：元

成本项目＼科室名称	人员经费(1)	卫生材料费(2)	药品费(3)	固定资产折旧(4)	无形资产摊销(5)	提取医疗风险基金(6)	其他费用(7)	合计(8) = (1) + (2) + (3) + (4) + (5) + (6) + (7)
临床服务类科室1 临床服务类科室2 … 小计								
医疗技术类科室1 医疗技术类科室2 … 小计								
医疗辅助类科室1 医疗辅助类科室2 … 小计								
医疗业务成本合计								
管理费用								
本月总计								

说明：

1. 本表反映管理费用和医疗技术、辅助类科室成本分摊至临床服务类科室成本前各科室直接成本情况。

2. 医疗业务成本合计 = 临床服务类科室成本小计 + 医疗技术类科室成本小计 + 医疗辅助类科室成本小计。

3. 本月总计 = 医疗业务成本合计 + 管理费用。

表 7－16

医院临床服务类科室全成本表

编制单位：　　　　　　　　　　　　　　　　　　　　____年____月　　　　　　　　　　　　　　　成本医 02 表
　　　单位：元

成本项目　　科室名称	人员经费(1)			卫生材料费(2)			药品费(3)			固定资产折旧(4)			无形资产摊销(5)			提取医疗风险基金(6)			其他费用(7)			合计(8)=(1)+(2)+(3)+(4)+(5)+(6)+(7)		
	直接成本	间接成本	全成本	直接成本	间接成本	全成本	直接成本	间接成本	全成本	直接成本	间接成本	全成本	直接成本	间接成本	全成本	直接成本	间接成本	全成本	直接成本	间接成本	全成本	直接成本	间接成本	全成本
临床服务类科室 1																								
临床服务类科室 2																								
…																								
科室全成本合计																								

说明：

1. 本表反映医院根据《医院财务制度》规定的原则和程序，将管理费用、医疗辅助类科室直接成本，医疗技术类科室直接成本逐步分摊转移到临床服务类科室的全成本情况。即：临床服务类科室全成本包括本科室直接成本金额。

2. 表中的"直接成本"反映间接成本分摊前各临床服务类科室发生的直接成本金额。

3. 表中的"间接成本"反映将管理费用、医疗辅助类科室直接成本，医疗技术类科室直接成本按规定的原则和程序分摊转移各临床服务类科室直接成本的间接成本金额。

— 343 —

表 7 – 17　　　　　　　　　　医院临床服务类科室全成本构成分析表

成本医 03 表

编制单位：　　　　　　　　　　　　　　年　　　　月　　　　　　　　　　　单位：元

科室名称 成本项目	内科		…	各临床服务类科室合计	
	金额	%		金额	%
人员经费	（##）			（**）	
卫生材料费					
药品费					
固定资产折旧					
无形资产摊销					
提取医疗风险基金					
其他费用					
科室全成本合计	（100%）			（100%）	
科室收入					
收入 – 成本					
床日成本					
诊次成本					

说明：

　　本表用于对医院临床服务类科室全成本要素及其结构进行分析与监测。"##"为某一临床服务类科室不同成本项目的构成比，用于分析各临床服务类科室的成本结构，确定各科室内部成本管理的重点成本项目。科室全成本包括临床服务类科室直接成本和分摊转移的间接成本。

　　例：人员经费%（##）=（某一临床服务类科室人员经费金额/该科室全成本合计）×100%

　　　　人员经费金额合计（**）=各临床服务类科室人员经费之和

　　　　人员经费合计% = $\left(\dfrac{各临床服务类科室人员经费之和}{各临床服务类科室全成本合计}\right)$ ×100%

　　诊次和床日成本核算是以诊次、床日为核算对象，将科室成本进一步分摊到门急诊人次、住院床日中，计算出诊次成本、床日成本。

三、成本报表的编制方法

　　医院各科室直接成本表的各项目可以根据有关科目记录直接或计算填列。医院临床服务类科室全成本表中的"直接成本"栏可根据有关科目记录填列，"间接成本"、"全成本"栏需根据《医院财务制度》规定的方法计算填列。医院临床服务类科室全成本构成分析表各项目需要依据医院临床服务类科室全成本表的数据计算填列，其中，床日成本、诊次成本需根据《医院财务制度》规定的方法计算填列。

需要说明的是：以上 3 张报表所反映的成本信息主要以科室、诊次和床日为成本核算对象，所反映的成本均不包括财政补助、非财政科教项目资金形成的固定资产折旧和无形资产摊销。开展医疗全成本核算的地方或医院，还应将财政项目补助支出、非财政科教项目支出所形成的固定资产折旧、无形资产摊销纳入成本核算范围。

第八章　新旧医院会计制度衔接

第一节　新旧制度衔接总要求

一、新旧制度衔接时间要求

医院在 2011 年 7 月 1 日（公立医院改革国家联系试点城市所属医院适用，下同）或 2012 年 1 月 1 日（公立医院改革国家联系试点城市所属医院以外的医院适用，下同）之前，仍应按照《医院会计制度》（财会字〔1998〕58 号）（以下简称原制度）进行会计核算和编报会计报表。自 2011 年 7 月 1 日或 2012 年 1 月 1 日起，医院应当严格按照新《医院会计制度》（财会〔2010〕27 号）（以下简称新制度）的规定进行会计核算和编报财务报告。

二、新旧制度衔接工作的内容和步骤

第一步，做好执行新制度前的准备工作。

一是对本单位的资产负债进行全面清查、盘点和核实，对于清查出的账龄超过 3 年、确认无法收回的应收医疗款，药品及库存物资盘

盈、盘亏、毁损，固定资产盘盈、盘亏，以及应确认而未确认的资产、负债，应当报经批准后，按照原制度规定处理完毕。

二是对本单位固定资产、无形资产的原价、形成的资金来源、已使用年限、尚可使用年限等进行核查，为计提固定资产折旧、追溯确认待冲基金等做好准备。

三是根据原账编制 2011 年 6 月 30 日或 2011 年 12 月 31 日的科目余额表。

第二步，按照新制度设立 2011 年 7 月 1 日或 2012 年 1 月 1 日的新账。

第三步，将原账中各会计科目 2011 年 6 月 30 日或 2011 年 12 月 31 日的余额转入新账并按新制度进行调整，将基建账（即按照《国有建设单位会计制度》单独核算基本建设投资的账套）相关数据并入新账，按上述调整后的科目余额编制科目余额表，作为新账各会计科目的期初余额。上述"原账中各会计科目"指原制度规定的会计科目，以及医院参照财政部印发的相关补充规定增设的会计科目。

第四步，根据新账各会计科目期初余额，按照新制度编制 2011 年 7 月 1 日或 2012 年 1 月 1 日期初资产负债表。

第二节　资产负债的全面清查

医院在执行新制度前，应对本单位的资产和负债进行全面清查、盘点和核实，对于清查出的账龄超过 3 年、确认无法收回的应收医疗款，药品及库存物资盘盈、盘亏、毁损，固定资产盘盈、盘亏，以及应确认而未确认的资产、负债，应当报经批准后，按照原制度规定处理完毕。同时，还应对本单位固定资产、无形资产的原价、形成的资金来源、已使用年限、尚可使用年限等进行核查，为执行新制度时计提固定资产折旧、追溯确认待冲基金等做好准备。

一、资产盘亏或毁损

对于清查出的药品、低值易耗品、卫生材料和其他材料等流动资产盘亏、毁损，按原制度规定，借记"待处理财产损溢——待处理流动资产损溢"、"药品进销差价——药品盘亏"科目，贷记"药品"、"库存物资"等科目。报经批准处理时，按残料价值、收回的保险赔偿和过失人赔偿，借记"库存物资"、"其他应收款"等科目，贷记"待处理财产损溢——待处理流动资产损溢"科目；剩余净损失，属于正常损失部分，借记"管理费用"科目，贷记"待处理财产损溢——待处理流动资产损溢"科目，属于非正常损失部分，借记"其他支出"科目，贷记"待处理财产损溢——待处理流动资产损溢"。

对于固定资产盘亏，按其原值，借记"待处理财产损溢——待处理固定资产损溢"科目，贷记"固定资产"科目。报经批准处理时，借记"固定基金"科目，贷记"待处理财产损溢——待处理固定资产损溢"科目。

【例8-1】2011年12月，某医院在资产全面清查中发现盘亏一批卫生材料，该批材料的原账面余额为400元，经批准按非正常损失处理。相关会计处理如下：

卫生材料盘亏时：

借：待处理财产损溢——待处理流动资产损溢　　　　400

　　贷：库存物资　　　　　　　　　　　　　　　　　　400

报经批准处理时：

借：其他支出　　　　　　　　　　　　　　　　　　400

　　贷：待处理财产损溢——待处理流动资产损溢　　　　400

【例8-2】2011年12月，某医院在资产全面清查中发现盘亏一台设备。该设备原价为1 500元，经批准转销。相关会计处理如下：

设备盘亏时：

借：待处理财产损溢——待处理固定资产损溢　　1 500

　　贷：固定资产　　　　　　　　　　　　　　　　　1 500

报经批准处理时：

借：固定基金　　　　　　　　　　　　　　　　1 500

　　贷：待处理财产损溢——待处理固定资产损溢　　1 500

二、资产盘盈

对于清查出的药品、低值易耗品、卫生材料和其他材料等流动资产盘盈，按原制度规定，借记"药品"、"库存物资"等科目，贷记"待处理财产损溢——待处理流动资产损溢"、"药品进销差价——药品盘盈"科目。报经批准处理时，借记"待处理财产损溢——待处理流动资产损溢"科目，贷记"管理费用"科目。

对于清查出的固定资产盘盈，按重置完全价值，借记"固定资产"科目，贷记"待处理财产损溢——待处理固定资产损溢"科目。报经批准处理时，借记"待处理财产损溢——待处理流动资产损溢"科目，贷记"固定基金"科目。

【例8-3】2011年12月，某医院在资产全面清查中盘盈一批办公用品，该批办公用品的市场售价为10 000元，报经批准处理。相关会计处理如下：

办公用品盘盈时：

借：库存物资　　　　　　　　　　　　　　　　10 000

　　贷：待处理财产损溢——待处理流动资产损溢　　10 000

报经批准处理时：

借：待处理财产损溢——待处理流动资产损溢　10 000

　　贷：管理费用　　　　　　　　　　　　　　　10 000

【例 8 - 4】2011 年 12 月，某医院在资产全面清查中盘盈一台全新 IBM T60 型笔记本电脑，该笔记本电脑的重置完全价值为 18 500 元，报经批准处理。相关会计处理如下：

电脑盘盈时：

借：固定资产　　　　　　　　　　　　　　　　18 500

　　贷：待处理财产损溢——待处理固定资产损溢　18 500

报经批准处理时：

借：待处理财产损溢——待处理固定资产损溢　18 500

　　贷：固定基金　　　　　　　　　　　　　　　18 500

三、应确认而未确认入账的资产负债

对于清查出的应确认而未确认入账的资产、负债，应当按原制度规定确认入账。

【例 8 - 5】2011 年 12 月 31 日，某医院发现一笔尚未入账的财政专项补助，该专项补助系财政授权支付，已于月初收到代理银行转来的《授权支付到账通知书》，通知书中注明的授权支付额度为 170 600 元。相关会计处理如下：

借：零余额账户用款额度　　　　　　　　　　170 600

　　贷：财政补助收入　　　　　　　　　　　　　170 600

四、应核销而未核销的坏账

对于清查出的账龄超过 3 年、确认无法收回的应收医疗款，应按规定程序报经批准后予以核销。核销应收医疗款时，按原制度规定，借记"坏账准备"科目，贷记"应收医疗款"科目。

【例8-6】2011年12月，某医院盘查出院病人欠费和医保欠费余额，发现已超过3年以上的出院病人欠费1 000 000元、医保欠费3 000 000元，报经批准后予以核销。相关会计处理如下：

借：坏账准备　　　　　　　　　　　　　　4 000 000

　　贷：应收医疗款——出院病人欠费　　　　　　1 000 000

　　　　　　　　——医保欠费　　　　　　　　3 000 000

五、固定资产、无形资产信息核查

医院应当在执行新制度前，对本单位固定资产、无形资产的原价、形成的资金来源、已使用年限、尚可使用年限等进行核查，以为执行新制度时计提固定资产折旧、追溯确认待冲基金等做好准备。

医院可以将核查结果汇总编表，作为新旧衔接时计提固定资产折旧、追溯确认待冲基金的凭据。表8-1和表8-2分别以专用设备、无形资产为例，提供了核查信息表的参考格式。

表8-1　　　　　　　　　某医院专用设备核查信息表

2011年12月31日　　　　　　　　　金额单位：元

设备编码	设备名称	启用日期	资产原价						折旧年限			应计折旧额				备注
			合计	财政资金	财政资金比例	科教项目资金	科教项目资金比例	其他资金	折旧年限	已使用年限	尚可使用年限	合计	财政资金形成部分	科教项目资金形成部分	其他资金形成部分	
XXX	A															
XXX	B															
XXX	C															
…	…															
合计																

审核：　　　　　　　　　　制表：

注：上表中的"折旧年限"为符合新《医院财务制度》规定的折旧年限。

表 8 - 2　　　　　　　　　某医院无形资产核查信息表

2011 年 12 月 31 日　　　　　　　　　　　　金额单位：元

无形资产编码	无形资产名称	入账日期	摊余价值						摊销年限			入账原价	已摊销额	备注
			合计	财政资金	财政资金比例	科教项目资金	科教项目资金比例	其他资金	摊销年限	已摊销年限	未摊销年限			
XXX	A													
XXX	B													
XXX	C													
...	...													
合计														

审核：　　　　　　　　　制表：

第三节　原账科目余额转入新账

一、新旧转账方法

将原账中各会计科目 2011 年 6 月 30 日或 2011 年 12 月 31 日的余额转入新账，指的是对原账中资产、负债、净资产类科目余额的结转。由于原账中收入支出类科目月末或年末无余额，不需进行转账处理，自 2011 年 7 月 1 日或 2012 年 1 月 1 日起，按照新制度设置收入费用类科目启用新账即可。

原账科目余额转入新账的基本方法如下：

（一）资产类

1．"现金"、"银行存款"、"零余额账户用款额度"、"其他货币资金"、"财政应返还额度"、"应收在院病人医药费"、"应收医疗款"、"坏账准备"、"在加工材料"、"待摊费用"、"在建工程"科目

新制度设置了"库存现金"、"银行存款"、"零余额账户用款额

— 352 —

度"、"其他货币资金"、"财政应返还额度"、"应收在院病人医疗款"、"应收医疗款"、"坏账准备"、"在加工物资"、"待摊费用"、"在建工程"科目,其核算内容与原账中上述相应科目的核算内容基本相同。转账时,应将原账中上述科目的余额直接转入新账中相应科目。新账中相应科目设有明细科目的,应将原账中上述科目的余额加以分析,分别转入新账中相应科目的相关明细科目。

2. "其他应收款"科目

新制度设置了"其他应收款"、"预付账款"科目,其中,"其他应收款"科目的核算内容较原账中"其他应收款"科目发生变化:一是增加了应收长期投资利息或利润等核算内容;二是不再核算医院的预付款项,相应内容转由新制度中"预付账款"科目核算。转账时,如果原账中"其他应收款"科目余额包括预付账款,则应对该科目余额进行分析:将预付账款余额转入新账中"预付账款"科目,将剩余余额转入新账中"其他应收款"科目。

3. "药品"、"药品进销差价"、"库存物资"科目

新制度未设置"药品"、"药品进销差价"科目,但设置了"库存物资"科目,其核算范围有所扩大,包括了原账中"药品"、"库存物资"科目的核算内容,并将原制度药品售价核算改为了进价核算。转账时,应在新账中"库存物资"科目下设置"药品"、"卫生材料"、"低值易耗品"、"其他材料"等明细科目,将原账中"库存物资"科目的余额分析转入新账中"库存物资"科目的相关明细科目;将原账中"药品"科目相关明细科目的余额转入新账中"库存物资——药品"科目相应明细科目的借方,将原账中"药品进销差价"科目相关明细科目的余额作为减项转入新账中"库存物资——药品"科目相应明细科目的借方。

4. "对外投资"科目

新制度将医院的对外投资划分为短期投资和长期投资，相应设置了"短期投资"、"长期投资"两个科目，两个科目的核算内容与原账中"对外投资"科目的核算内容基本相同。转账时，应对原账中"对外投资"科目的余额进行分析：将能够随时变现并且持有时间不准备超过1年（含1年）的对外投资余额转入新账中"短期投资"科目，将剩余余额区分股权投资性质和债权投资性质转入新账中"长期投资"科目的相关明细科目。

5. "固定资产"科目

新制度设置了"固定资产"科目，由于固定资产价值标准提高，原账中作为固定资产核算的实物资产，将有一部分要按照新制度转为低值易耗品。转账时，应当根据重新确定的固定资产目录，结合固定资产的清理状态，对原账中"固定资产"科目的余额进行分析：

（1）对于达不到新制度中固定资产确认标准的，应当将相应余额转入新账中"库存物资"科目；对于已领用出库的，还应同时将其成本一次性摊销，同时做好相关实物资产的登记管理工作，在新账中，借记"事业基金"科目，贷记"库存物资"科目。

（2）对于符合新制度中固定资产确认标准，因出售、报废、毁损等原因已转入清理但尚未从原账核销的，应当将相应余额连同相应的"固定基金"科目余额转入新账中"固定资产清理"科目，借记新账中"固定资产清理"科目，贷记原账中"固定资产"科目，同时，借记原账中"固定基金"科目，贷记新账中"固定资产清理"科目。

新旧转账时已转入清理但尚未清理完毕的固定资产，在执行新制度后发生的相关清理费用以及取得的清理收入等，通过新账中"固定资产清理"科目核算。

（3）对于符合新制度中固定资产确认标准且未转入清理的，应当将相应余额转入新账中"固定资产"科目。

6."无形资产"科目

新制度设置了"无形资产"、"累计摊销"科目，分别反映无形资产的原价和计提的累计摊销。原账中"无形资产"科目余额反映的是尚未摊销的无形资产价值。转账时，应对原账中"无形资产"科目的累计借方、贷方发生额进行分析，将原账中"无形资产"科目借方累计发生额中属于仍在账无形资产初始确认成本的金额转入新账中的"无形资产"科目，将原账中"无形资产"科目贷方累计发生额中属于仍在账无形资产累计摊销的金额转入新账中的"累计摊销"科目。新账中"无形资产"科目转入金额减去"累计摊销"科目转入金额后的金额应当等于原账中"无形资产"科目余额。

7."待处理财产损溢"科目

新制度设置了"待处理财产损溢"科目，其核算内容与原账中相应科目的核算内容基本相同。由于医院应当按照本规定在执行新制度前进行财产清查并将清查出的资产盘盈、盘亏、毁损等报经批准处理完毕，原账中"待处理财产损溢"科目2011年6月30日或2011年12月31日一般应无余额，不需进行转账处理，自2011年7月1日或2012年1月1日起直接启用新账即可。若原账中"待处理财产损溢"科目2011年6月30日或2011年12月31日有余额，则应将其余额直接转入新账中"待处理财产损溢"科目。

（二）负债类

1."短期借款"、"预收医疗款"、"预提费用"、"长期借款"、"长期应付款"科目

新制度设置了"短期借款"、"预收医疗款"、"预提费用"、"长期借款"、"长期应付款"科目，其核算内容与原账中上述相应科目的核算内容基本相同。转账时，应将原账中上述科目的余额直接转入

新账中相应科目。

2. "应缴超收款"科目

新制度未设置"应缴超收款"科目，但设置了"应缴款项"科目，其核算内容不同于原制度"应缴超收款"科目。原账中"应缴超收款"科目一般无余额，不需进行转账处理。若原账中"应缴超收款"科目有余额，则应将其余额转入新账中"应缴款项"科目。

3. "应付账款"科目

新制度设置了"应付账款"、"应付票据"、"预付账款"科目。转账时，应对原账中"应付账款"科目及其所属明细科目的余额进行分析：如"应付账款"科目所属明细科目有借方余额，应将具有借方余额的明细科目的借方余额转入新账中"预付账款"科目，并将其余明细科目的贷方余额按照新制度分别转入新账中"应付账款"、"应付票据"科目；如"应付账款"科目所属明细科目没有借方余额，应将该科目余额按照新制度分别转入新账中"应付账款"、"应付票据"科目。

4. "应付工资（离退休费）"、"应付地方（部门）津贴补贴"、"应付其他个人收入"科目

新制度未设置"应付工资（离退休费）"、"应付地方（部门）津贴补贴"、"应付其他个人收入"科目，但设置了"应付职工薪酬"科目，其核算内容涵盖了原账中上述三个科目的核算内容，医院应在新账中该科目下按照国家有关规定设置明细科目。转账时，应将原账中"应付工资（离退休费）"、"应付地方（部门）津贴补贴"、"应付其他个人收入"科目的余额分别转入新账中"应付职工薪酬"科目的相关明细科目。

5. "应付社会保障费"、"其他应付款"科目

新制度设置了"应付社会保障费"、"应交税费"、"其他应付

款"、"应付福利费"、"科教项目结转（余）"科目。其中，"应付社会保障费"科目的核算范围比原账大，包括了代扣代交的住房公积金等；"其他应付款"科目的核算范围比原账小，不包括代扣代交的住房公积金、应交的各种税费、尚未使用的科研、教学项目资金等，相应内容转由新制度下"应付社会保障费"、"应交税费"、"科教项目结转（余）"科目核算。转账时，应将原账中"应付社会保障费"科目的余额转入新账中"应付社会保障费"科目，同时对原账中"其他应付款"科目的余额进行分析：将其中属于代扣代交的住房公积金等应付社会保障费的余额，转入新账中"应付社会保障费"科目；将其中属于应交税费的余额，转入新账中"应交税费"科目；将其中属于科研、教学项目资金的余额，转入新账中"科教项目结转（余）"科目；将剩余余额，转入新账中"其他应付款"科目。

原账中"其他应付款"科目核算有医院从成本费用中提取的职工福利费的，还应将相应余额转入新账中"应付福利费"科目。

（三）净资产类

1. "事业基金"科目

新制度设置了"事业基金"科目，但不再在该科目下设置"一般基金"、"投资基金"明细科目，其核算范围也较原账中"事业基金"科目发生变化，不再包括财政补助基本支出结转资金。转账时，应将原账中"事业基金"科目所属"一般基金"、"投资基金"明细科目余额一并转入新账中"事业基金"科目。

2. "专用基金"科目

新制度设置了"专用基金"、"应付福利费"科目。其中，"专用基金"科目的核算内容不同于原制度中的相应科目：原制度"专用基金"科目核算内容包括修购基金、职工福利基金、住房基金、留本基金等，新制度取消了修购基金、增加了医疗风险基金；对于按国家有关规定从成本费用中提取的职工福利费，原制度规定通过"专用基金"科目核算，新制度规定通过"应付福利费"科目核算。转账时，应在新账中"专用基金"科目下按照新制度规定设置明细科目，并按以下要求转账：

（1）修购基金。将原账中"专用基金——修购基金"明细科目余额转入新账中"事业基金"科目。

（2）职工福利基金。医院在执行新制度前已通过"其他应付款"科目和"专用基金——职工福利基金"明细科目分别核算从成本费用中提取的职工福利费和从结余中提取的职工福利基金的，应将原账中"专用基金——职工福利基金"明细科目余额直接转入新账中"专用基金——职工福利基金"明细科目。

医院在执行新制度前对于从成本费用中提取的职工福利费和从结余中提取的职工福利基金都通过"专用基金——职工福利基金"明细科目核算的，应对原账中该明细科目余额进行分析：将按国家有关规定从成本费用中提取但尚未支出的职工福利费余额转入新账中"应付福利费"科目，将剩余余额转入新账中"专用基金——职工福利基金"明细科目。无法对原账中该明细科目余额加以区分的，应将该明细科目余额全部转入新账中"专用基金——职工福利基金"明细科目。

（3）科教项目基金。原账中"专用基金"科目核算有新制度所界定的科研、教学项目资金的，应将该部分余额转入新账中"科教项目结转（余）"科目。

（4）其他专用基金。对于原账中其他专用基金，按有关规定保留的，将其余额转入新账中"专用基金"科目的相关明细科目；没有保留依据的，将其余额转入新账中"事业基金"科目。

3. "固定基金"科目

新制度未设置"固定基金"科目。转账时，应将原账中"固定基金"科目余额扣除转入新账中"固定资产清理"科目余额后的余额转入新账中"事业基金"科目。

4. "收支结余"科目

新制度未设置"收支结余"科目，但设置了"本期结余"、"财政补助结转（余）"科目。其中，"本期结余"科目的核算内容较原账中"收支结余"科目的主要区别是不再包括财政专项补助结余。转账时，区分以下两种情况处理：

（1）对于自2011年7月1日起执行新制度的医院，应对原账中"收支结余"科目及其明细科目的余额进行分析：将原账中"收支结余——财政专项补助结余"明细科目贷方余额中属于新制度下财政项目补助结转的余额转入新账中"财政补助结转（余）——财政补助结转（项目支出结转）"明细科目，将属于新制度下财政项目补助结余的余额转入新账中"财政补助结转（余）——财政补助结余"明细科目；将原账中"收支结余——医疗收支结余、药品收支结余、其他结余"各明细科目的余额转入新账中"本期结余"科目。

（2）对于自2012年1月1日起执行新制度的医院，应对原账中"收支结余——财政专项补助结余"明细科目的贷方余额进行分析：将属于新制度下财政项目补助结转的余额转入新账中"财政补助结转（余）——财政补助结转（项目支出结转）"明细科目；将属于新制度下财政项目补助结余的余额转入新账中"财政补助结转（余）——财政补助结余"明细科目。

5. "结余分配"科目

新制度设置了"结余分配"科目，其核算内容与原制度相应科目基本相同。原账中"结余分配"科目一般无余额，不需进行转账处理。若原账中"结余分配"科目有借方余额，应将该余额转入新账中"结余分配"科目。

原账中"结余分配——待分配结余"明细科目有贷方余额以单独反映结转下期使用的财政基本支出补助资金的，应当将该余额转入新账中"财政补助结转（余）——财政补助结转（基本支出结转）"明细科目。

二、新旧会计科目对照

表8－3提供了新旧制度会计科目对照情况，便于医院对照该表，按照上述新旧转账方法，进行新旧会计科目的结转。

表8－3　　　　　　　　新旧医院会计制度会计科目对照表

<table>
<tr><td colspan="3">新医院会计制度会计科目</td><td colspan="2">原医院会计制度会计科目
＋补充规定会计科目</td></tr>
<tr><td>序号</td><td>编号</td><td>名　称</td><td>编号</td><td>名　　称</td></tr>
<tr><td colspan="5">一、资产类</td></tr>
<tr><td>1</td><td>1001</td><td>库存现金</td><td>101</td><td>现金</td></tr>
<tr><td>2</td><td>1002</td><td>银行存款</td><td>102</td><td>银行存款</td></tr>
<tr><td>3</td><td>1003</td><td>零余额账户用款额度</td><td></td><td>＋零余额账户用款额度</td></tr>
<tr><td>4</td><td>1004</td><td>其他货币资金</td><td>109</td><td>其他货币资金</td></tr>
<tr><td>5</td><td>1101</td><td>短期投资</td><td></td><td></td></tr>
<tr><td>6</td><td>1201
120101
120102</td><td>财政应返还额度
财政直接支付
财政授权支付</td><td></td><td>＋财政应返还额度
财政直接支付
财政授权支付</td></tr>
<tr><td>7</td><td>1211</td><td>应收在院病人医疗款</td><td>111</td><td>应收在院病人医药费</td></tr>
<tr><td>8</td><td>1212</td><td>应收医疗款</td><td>113</td><td>应收医疗款</td></tr>
<tr><td>9</td><td>1215</td><td>其他应收款</td><td>119</td><td>其他应收款</td></tr>
<tr><td>10</td><td>1221</td><td>坏账准备</td><td>114</td><td>坏账准备</td></tr>
<tr><td>11</td><td>1231</td><td>预付账款</td><td></td><td></td></tr>
<tr><td>12</td><td>1301</td><td>库存物资</td><td>121</td><td>药品</td></tr>
<tr><td></td><td></td><td></td><td>122</td><td>药品进销差价</td></tr>
<tr><td></td><td></td><td></td><td>123</td><td>库存物资</td></tr>
</table>

	新医院会计制度会计科目			原医院会计制度会计科目+补充规定会计科目	
序号	编号	名称	编号	名 称	
13	1302	在加工物资	125	在加工材料	
14	1401	待摊费用	131	待摊费用	
15	1501 150101 150102	长期投资 股权投资 债权投资	141	对外投资	
16	1601	固定资产	151	固定资产	
17	1602	累计折旧			
18	1611	在建工程	153	在建工程	
19	1621	固定资产清理			
20	1701	无形资产	161	无形资产	
21	1702	累计摊销			
22	1801	长期待摊费用			
23	1901	待处理财产损溢	181	待处理财产损溢	
			171	开办费	
二、负债类					
24	2001	短期借款	201	短期借款	
25	2101	应缴款项	211	应缴超收款	
26	2201	应付票据	202	应付账款	
27	2202	应付账款			
28	2203	预收医疗款	204	预收医疗款	
29	2204	应付职工薪酬		+应付工资（离退休费）	
				+应付地方（部门）津贴补贴	
				+应付其他个人收入	
30	2205	应付福利费			
31	2206	应付社会保障费	207	应付社会保障费	
32	2207	应交税费	209	其他应付款	
33	2209	其他应付款			
34	2301	预提费用	221	预提费用	
35	2401	长期借款	231	长期借款	
36	2402	长期应付款	241	长期应付款	
三、净资产类					
37	3001	事业基金	301	事业基金	
38	3101	专用基金	303	专用基金	

新医院会计制度会计科目			原医院会计制度会计科目 +补充规定会计科目	
序号	编号	名称	编号	名 称
39	3201 320101 320102	待冲基金 待冲财政基金 待冲科教项目基金	302	固定基金
40	3301	财政补助结转（余）		
41	3302	科教项目结转（余）		
42	3401	本期结余	305	收支结余
43	3501	结余分配	306	结余分配
四、收入类				
44	4001 400101 400102	医疗收入 门诊收入 住院收入	403 404	医疗收入 药品收入
45	4101 410101 410102	财政补助收入 基本支出 项目支出	401	财政补助收入
46	4201	科教项目收入		
47	4301	其他收入	409 402	其他收入 上级补助收入
五、费用类				
48	5001	医疗业务成本	411 412	医疗支出 药品支出
49	5101	财政项目补助支出	416	财政专项支出
50	5201	科教项目支出		
51	5301	管理费用	415	管理费用
52	5302	其他支出	419	其他支出

注：上表中标有"＋"号的会计科目为医院参照财政部印发的相关补充规定增设的会计科目。其中，"应付工资（离退休费）"、"应付地方（部门）津贴补贴"、"应付其他个人收入"三个科目取代了原医院会计制度中"205 应付工资"科目。

三、新旧转账举例

【例8－7】丙医院于2012年1月1日起开始执行新《医院会计制度》，假设该医院2011年12月31日科目余额表如表8－4所示。

2011 年 12 月 31 日科目余额表

单位：丙医院

单位：元

编　　号	名　　称	余　额
一、资产类		
101	现金	75.00
102	银行存款	530 152 622.00
103	零余额账户用款额度	0.00
109	其他货币资金	600 000.00
126	财政应返还额度	9 328 100.00
111	应收在院病人医药费	33 749 381.00
113	应收医疗款	135 951 044.00
119	其他应收款	48 834 530.00
11901	预付设备款	38 700 255.00
11902	其他	10 134 275.00
114	坏账准备	8 685 021.00（贷）
121	药品	37 068 411.00
1210101	西药库	24 176 954.00
1210102	草药库	813 851.00
12102	药房	12 077 606.00
1210201	门诊西药房	2 674 845.00
1210202	门诊草药房	58 456.00
1210203	住院西药房	9 344 305.00
122	药品进销差价	5 682 838.00（贷）
12201	西药	5 464 761.00（贷）
12202	草药	218 077.00（贷）
123	库存物资	2 404 102.00
125	在加工材料	127 265.00
131	待摊费用	651 821.00
141	对外投资	8 335 000.00
151	固定资产	1 235 211 004.00
153	在建工程	10 000.00
161	无形资产	1 640 716.00
181	待处理财产损溢	0.00
171	开办费	100 000.00

编　号	名　　称	余额
二、负债类		
201	短期借款	2 254 001.00
211	应缴超收款	5 000 000.00
202	应付账款	264 937 360.00
204	预收医疗款	40 530 821.00
207	应付社会保障费	650 669.00
209	其他应付款	20 175 371.00
212	应付工资（离退休费）	65 781.00
213	应付地方（部门）津贴补贴	51 000.00
214	应付其他个人收入	38 590.00
221	预提费用	9 365.00
231	长期借款	1 300 000.00
241	长期应付款	2 500 000.00
三、净资产类		
301	事业基金	189 633 944.00
302	固定基金	1 235 211 004.00
303	专用基金	255 467 336.00
305	收支结余	
30504	财政专项补助结余	11 970 970.00
306	结余分配	
30603	待分配结余	0.00

注：1. 上述科目余额中，除特别指明外，资产类科目均为借方余额，负债、净资产类科目均为贷方余额。

2. 上述科目余额中，资产类科目借方余额合计（扣除贷方余额后的金额）为2 029 769 212元，负债科目贷方余额合计为337 512 958元，净资产类科目贷方余额合计为1 692 283 254元，资产类科目借方余额合计＝负债科目贷方余额合计＋净资产类科目贷方余额合计。

　　根据上述资料，丙医院将2011年12月31日科目余额转入新账的处理如下：

（一）资产类

1. "现金"科目

新制度设置了"库存现金"科目，其核算内容与原制度"现金"科目的核算内容相同。转账时，应将原账中"现金"科目的余额直接转入新账中"库存现金"科目。丙医院结转"现金"科目的会计分录如下：

借：库存现金（新）　　　　　　　　　　　　　75

　　贷：现金（旧）　　　　　　　　　　　　　　　75

2. "银行存款"科目

新制度设置了"银行存款"科目，其核算内容与原制度"银行存款"科目的核算内容相同。转账时，应将原账中"银行存款"科目的余额直接转入新账中"银行存款"科目。丙医院结转"银行存款"科目的会计分录如下：

借：银行存款（新）　　　　　　　　　　530 152 622

　　贷：银行存款（旧）　　　　　　　　　530 152 622

3. "零余额账户用款额度"科目

丙医院 2011 年 12 月 31 日"零余额账户用款额度"科目无余额，不需结转。

4. "其他货币资金"科目

新制度设置了"其他货币资金"科目，其核算内容与原制度"其他货币资金"科目的核算内容相同。转账时，应将原账中"其他货币资金"科目的余额直接转入新账中"其他货币资金"科目。丙医院结转"其他货币资金"科目的会计分录如下：

借：其他货币资金（新）　　　　　　　　　600 000

　　贷：其他货币资金（旧）　　　　　　　　　600 000

5. "财政应返还额度"科目

新制度设置了"财政应返还额度"科目，其核算内容与原制度

"财政应返还额度"科目的核算内容相同。转账时，应将原账中"财政应返还额度"科目的余额直接转入新账中"财政应返还额度"科目。丙医院结转"财政应返还额度"科目的会计分录如下：

借：财政应返还额度（新）　　　　　　　9 328 100

　　贷：财政应返还额度（旧）　　　　　　　9 328 100

6. "应收在院病人医药费"科目

新制度设置了"应收在院病人医疗款"科目，其核算内容与原制度"应收在院病人医药费"科目的核算内容相同。转账时，应将原账中"应收在院病人医药费"科目的余额直接转入新账中"应收在院病人医疗款"科目。丙医院结转"应收在院病人医药费"科目的会计分录如下：

借：应收在院病人医疗款（新）　　　　　33 749 381

　　贷：应收在院病人医药费（旧）　　　　　33 749 381

7. "应收医疗款"科目

新制度设置了"应收医疗款"科目，其核算内容与原制度"应收医疗款"科目核算内容基本相同。转账时，应将原账中"应收医疗款"科目余额直接转入新账中"应收医疗款"科目。丙医院结转"应收医疗款"科目的会计分录如下：

借：应收医疗款（新）　　　　　　　　135 951 044

　　贷：应收医疗款（旧）　　　　　　　　135 951 044

8. "坏账准备"科目

新制度设置了"坏账准备"科目，其核算内容与原制度"坏账准备"科目的核算内容基本相同。转账时，应将原账中"坏账准备"科目余额直接转入新账中"坏账准备"科目。丙医院结转"坏账准备"科目的会计分录如下：

借：坏账准备（旧）　　　　　　　　　　8 685 021

贷：坏账准备（新）   8 685 021

9. "在加工材料"科目

新制度设置了"在加工物资"科目，其核算内容与原制度"在加工材料"科目的核算内容基本相同。转账时，应将原账中"在加工材料"科目的余额直接转入新账中"在加工物资"科目。丙医院结转"在加工材料"科目的会计分录如下：

借：在加工物资（新）   127 265

贷：在加工材料（旧）   127 265

10. "待摊费用"科目

新制度设置了"待摊费用"科目，其核算内容与原制度"待摊费用"科目的核算内容相同。转账时，应将原账中"待摊费用"科目的余额直接转入新账中"待摊费用"科目。丙医院结转"待摊费用"科目的会计分录如下：

借：待摊费用（新）   651 821

贷：待摊费用（旧）   651 821

11. "在建工程"科目

新制度设置了"在建工程"科目，其核算内容较原制度"在建工程"科目有所扩大。转账时，应将原账中"在建工程"科目的余额直接转入新账中"在建工程"科目。丙医院结转"在建工程"科目的会计分录如下：

借：在建工程（新）   10 000

贷：在建工程（旧）   10 000

12. "其他应收款"科目

新制度设置了"其他应收款"、"预付账款"科目，其中，"其他应收款"科目不再核算医院的预付款项，相应内容转由新制度中"预付账款"科目核算。转账时，如果原账中"其他应收款"科目余额包括预付账款，则应对该科目余额进行分析：将预付账款余额转入新账中"预付账款"科目，将剩余余额转入新账中"其他应收款"科目。丙医院"其他应收款"科目借方余额为48 834 530元，其中：预付设备款38 700 255元、其他10 134 275元。丙医院结转"其他应收款"科目的会计分录如下：

借：预付账款（新）　　　　　　　　38 700 255

　　贷：其他应收款——设备款（旧）　　　　　38 700 255

借：其他应收款（新）　　　　　　　　10 134 275

　　贷：其他应收款（旧）　　　　　　　　　　10 134 275

13. "药品"、"药品进销差价"、"库存物资"科目

新制度未设置"药品"、"药品进销差价"科目，但设置了"库存物资"科目，其核算范围有所扩大，包括了原账中"药品"、"库存物资"科目的核算内容，并将原制度药品售价核算改为了进价核算。转账时，应在新账中"库存物资"科目下设置"药品"、"卫生材料"、"低值易耗品"、"其他材料"等明细科目，将原账中"库存物资"科目的余额分析转入新账中"库存物资"科目的相关明细科目；将原账中"药品"科目相关明细科目的余额转入新账中"库存物资——药品"科目相应明细科目的借方，将原账中"药品进销差价"科目相关明细科目的余额作为减项转入新账中"库存物资——药品"科目相应明细科目的借方。丙医院结转"药品"、"药品进销差价"、"库存物资"科目的会计分录如下：

（1）结转"库存物资"科目余额

借：库存物资（新）　　　　　　　　2 404 102

　　贷：库存物资（旧）　　　　　　　　　2 404 102

（2）结转"药品"科目余额

借：库存物资——药品——药库——西药库（新）

24 176 954

——草药库（新）

813 851

——药房——门诊西药房（新）

2 674 845

——门诊草药房（新）

58 456

——住院西药房（新）

9 344 305

贷：药品——药库——西药库（旧）　24 176 954

——草药库（旧）　813 851

——药房——门诊西药房（旧）　2 674 845

——门诊草药房（旧）　58 456

——住院西药房（旧）　9 344 305

（3）结转"药品进销差价"科目余额

①计算 2011 年 12 月 31 日药品差价率：

$$西药差价率 = \frac{西药差价}{（西药库余额 + 门诊西药房余额 + 住院西药房余额）}$$

$$= 5\,464\,761 / (24\,176\,954 + 2\,674\,845 + 9\,344\,305)$$

$$= 0.1510$$

草药差价率 = 中药差价 / （草药库余额 + 门诊草药房余额）

$$= 218\,077 / (813\,851 + 58\,456)$$

$$= 0.2500$$

②计算 2011 年 12 月 31 日药品成本（进价）：

西药库药品成本（进价）= 西药库余额(售价) × (1 - 西药差价率)

$$= 24\ 176\ 954 \times (1 - 0.1510)$$

$$= 20\ 526\ 234\ （元）$$

门诊西药房药品成本（进价）= 门诊西药房余额（售价）

$$\times (1 - 西药差价率)$$

$$= 2\ 674\ 845 \times (1 - 0.1510)$$

$$= 2\ 270\ 943\ （元）$$

住院西药房药品成本（进价）= 住院西药房余额（售价）

$$\times (1 - 西药差价率)$$

$$= 9\ 344\ 305 \times (1 - 0.1510)$$

$$= 7\ 934\ 166\ （元）$$

草药库药品成本（进价）= 草药库余额（售价）$\times (1 - 草药差价率)$

$$= 813\ 851 \times (1 - 0.2500)$$

$$= 610\ 388\ （元）$$

门诊草药房药品成本（进价）= 门诊草药房余额（售价）

$$\times (1 - 草药差价率)$$

$$= 58\ 456 \times (1 - 0.2500)$$

$$= 43\ 842\ （元）$$

③计算 2011 年 12 月 31 日药品应分摊的进销差价：

西药库进销差价 = 西药库余额（售价）- 西药库药品成本（进价）

$$= 24\ 176\ 954 - 20\ 526\ 234$$

$$= 3\ 650\ 720\ （元）$$

门诊西药房进销差价 = 门诊西药房余额（售价）

$$- 门诊西药房药品成本（进价）$$

$$= 2\ 674\ 845 - 2\ 270\ 943$$

$$= 403\ 902\ （元）$$

住院西药房进销差价 = 住院西药房余额（售价）

$$-住院西药房药品成本（进价）$$

$$= 9\ 344\ 305 - 7\ 934\ 166$$

$$= 1\ 410\ 139（元）$$

草药库进销差价 = 草药库余额（售价）- 草药库药品成本（进价）

$$= 813\ 851 - 610\ 388$$

$$= 203\ 463（元）$$

门诊草药房进销差价 = 门诊草药房余额（售价）

$$-门诊草药房药品成本（进价）$$

$$= 58\ 456 - 43\ 842$$

$$= 14\ 614（元）$$

④结转 2011 年 12 月 31 日药品进销差价（以"☐"表示红字登记）：

借：库存物资——药品——药库——西药库（新）

3 650 720

——草药库（新）

203 463

——药房——门诊西药房（新）

403 902

——门诊草药房（新）

14 614

——住院西药房（新）

1 410 139

贷：药品进销差价——西药进销差价　　　5 464 761

14. "对外投资"科目

新制度设置了"短期投资"、"长期投资"两个科目，两个科目的核算内容与原账中"对外投资"科目的核算内容基本相同。转账时，应对原账中"对外投资"科目的余额进行分析：将能够随时变现并且持有时间不准备超过1年（含1年）的对外投资余额转入新账中"短期投资"科目，将剩余余额区分股权投资性质和债权投资性质转入新账中"长期投资"科目的相关明细科目。

假定丙医院"对外投资"科目余额中含有如下投资：①国债投资1 000 000元，系2011年8月1日购买，期限1年，到期一次还本付息，年息4%；②对外股权投资5 335 000元；③国债投资2 000 000元，系2010年1月1日购入的同日发行的国债，期限3年，利率5%，到期一次还本付息。丙医院结转"对外投资"科目的会计分录如下：

借：短期投资（新）　　　　　　　　　　1 000 000
　　　贷：对外投资——债权投资（旧）　　　　　　1 000 000
借：长期投资——股权投资（新）　　　　5 335 000
　　　贷：对外投资——股权投资（旧）　　　　　　5 335 000
借：长期投资——债权投资（新）　　　　2 000 000
　　　贷：对外投资——债权投资（旧）　　　　　　2 000 000

15. "固定资产"科目

新制度设置了"固定资产"科目，由于固定资产价值标准提高，原账中作为固定资产核算的实物资产，将有一部分要按照新制度转为低值易耗品。转账时，应当根据重新确定的固定资产目录，结合固定资产的清理状态，对原账中"固定资产"科目的余额进行分析，分别转入新账中"库存物资"、"固定资产清理"、"固定资产"科目。

假定丙医院原账中"固定资产"科目余额包括如下内容：不再符合新制度固定资产价值标准的资产余额为 5 000 000 元，其中已领用出库的资产余额为 4 500 000 元；符合新制度中固定资产确认标准，因报废已转入清理但尚未从原账核销的资产余额为 300 000 元。丙医院结转"固定资产"科目的会计分录如下：

（1）将部分固定资产转为低值易耗品

借：库存物资——低值易耗品——在库（新）

　　　　　　　　　　　　　　　　　5 000 000

　　贷：固定资产（旧）　　　　　　5 000 000

对其中已领用出库的资产成本进行摊销

借：库存物资——低值易耗品——在用（新）

　　　　　　　　　　　　　　　　　4 500 000

　　贷：库存物资——低值易耗品——在库（新）

　　　　　　　　　　　　　　　　　4 500 000

借：事业基金（新）　　　　　　　　4 500 000

　　贷：库存物资——低值易耗品——摊销（新）

　　　　　　　　　　　　　　　　　4 500 000

（2）将报废固定资产转入清理

借：固定资产清理（新）　　　　　　300 000

　　贷：固定资产（旧）　　　　　　300 000

借：固定基金（旧）　　　　　　　　300 000

　　贷：固定资产清理（新）　　　　300 000

（3）将原账中其他固定资产余额转入新账

其他固定资产余额 = 1 235 211 004 − 5 000 000 − 300 000

　　　　　　　　 = 1 229 911 004（元）

借：固定资产（新）   1 229 911 004

     贷：固定资产（旧）   1 229 911 004

16．"无形资产"科目

新制度设置了"无形资产"、"累计摊销"科目，分别反映无形资产的原价和计提的累计摊销。原账中"无形资产"科目余额反映的是尚未摊销的无形资产价值。转账时，应对原账中"无形资产"科目的累计借方、贷方发生额进行分析，将原账中"无形资产"科目借方累计发生额中属于仍在账无形资产初始确认成本的金额转入新账中的"无形资产"科目，将原账中"无形资产"科目贷方累计发生额中属于仍在账无形资产累计摊销的金额转入新账中的"累计摊销"科目。新账中"无形资产"科目转入金额减去"累计摊销"科目转入金额后的金额应当等于原账中"无形资产"科目余额。

丙医院 2011 年 12 月 31 日"无形资产"科目借方余额为 1 640 716 元，经核查，在账无形资产原价共计 2 000 000 元，已摊销 359 284 元。丙医院结转"无形资产"科目的会计分录如下：

借：无形资产（新）   2 000 000

     贷：无形资产（旧）   1 640 716

         累计摊销（新）   359 284

17．"待处理财产损溢"科目

丙医院原账中"待处理财产损溢"科目无余额，不需进行转账处理。

18．"开办费"科目

按照新制度规定，医院发生的开办费不再分期摊销，直接计入管理费用。丙医院应当将原尚未摊销完毕的开办费冲减事业基金。调账时，借记新账中"事业基金"科目，贷记原账中"开办费"科目。丙医院结转"开办费"科目的会计分录如下：

借：事业基金（新）   100 000

  贷：开办费（旧）   100 000

（二）负债类

1. "短期借款"科目

新制度设置了"短期借款"科目，其核算内容与原账中"短期借款"科目的核算内容基本相同。转账时，应将原账中"短期借款"科目的余额直接转入新账中相应科目。丙医院结转"短期借款"科目的会计分录如下：

借：短期借款（旧）   2 254 001

  贷：短期借款（新）   2 254 001

2. "预收医疗款"科目

新制度设置了"预收医疗款"科目，其核算内容与原账中"预收医疗款"科目的核算内容基本相同。转账时，应将原账中"预收医疗款"科目的余额直接转入新账中相应科目。丙医院结转"预收医疗款"科目的会计分录如下：

借：预收医疗款（旧）   40 530 821

  贷：预收医疗款（新）   40 530 821

3. "预提费用"科目

新制度设置了"预提费用"科目，其核算内容与原账中"预提费用"科目的核算内容基本相同。转账时，应将原账中"预提费用"科目的余额直接转入新账中相应科目。丙医院结转"预提费用"科目的会计分录如下：

借：预提费用（旧）   9 365

  贷：预提费用（新）   9 365

4. "长期借款"科目

新制度设置了"长期借款"科目，其核算内容与原账中"长期借款"科目的核算内容基本相同。转账时，应将原账中"长期借款"科目的余额直接转入新账中相应科目。丙医院结转"长期借款"科目的会计分录如下：

借：长期借款（旧）　　　　　　　　　1 300 000

　　贷：长期借款（新）　　　　　　　　　　1 300 000

5. "长期应付款"科目

新制度设置了"长期应付款"科目，其核算内容与原账中"长期应付款"科目的核算内容基本相同。转账时，应将原账中"长期应付款"科目的余额直接转入新账中相应科目。丙医院结转"长期应付款"科目的会计分录如下：

借：长期应付款（旧）　　　　　　　　2 500 000

　　贷：长期应付款（新）　　　　　　　　　2 500 000

6. "应缴超收款"科目

新制度未设置"应缴超收款"科目，但设置了"应缴款项"科目。丙医院原账中"应缴超收款"科目余额为 5 000 000 元，应将其余额转入新账中"应缴款项"科目。丙医院结转"应缴超收款"科目的会计分录如下：

借：应缴超收款（旧）　　　　　　　　5 000 000

　　贷：应缴款项（新）　　　　　　　　　　5 000 000

7. "应付账款"科目

新制度设置了"应付账款"、"应付票据"、"预付账款"科目。转账时，应对原账中"应付账款"科目及其所属明细科目的余额进行分析：如"应付账款"科目所属明细科目有借方余额，应将具有借方余额的明细科目的借方余额转入新账中"预付账款"科目，并将其余明细科目的贷方余额按照新制度分别转入新账中"应付账款"、"应付票据"科目；如"应付账款"科目所属明细科目没有借方余额，应将该科目余额按照新制度分别转入新账中"应付账款"、"应付票据"科目。

丙医院"应付账款"科目贷方余额为 264 937 360 元，经对该科目余额进行明细分析，该科目所属明细科目有借方余额 900 000 元，所属明细科目贷方余额中属于应付账款性质的金额为 265 537 360 元、属于应付票据性质的金额为 300 000 元。丙医院结转"应付账款"科目的会计分录如下：

借：应付账款（旧）　　　　　　　　　264 937 360

　　预付账款（新）　　　　　　　　　　900 000

　　贷：应付账款（新）　　　　　　　　　265 537 360

　　　　应付票据（新）　　　　　　　　　　300 000

8. "应付工资（离退休费）"、"应付地方（部门）津贴补贴"、"应付其他个人收入"科目

新制度未设置"应付工资（离退休费）"、"应付地方（部门）津贴补贴"、"应付其他个人收入"科目，但设置了"应付职工薪酬"科目，其核算内容涵盖了原账中上述三个科目的核算内容，医院应在新账中该科目下按照国家有关规定设置明细科目。转账时，应将原账中"应付工资（离退休费）"、"应付地方（部门）津贴补贴"、"应付其他个人收入"科目的余额分别转入新账中"应付职工薪酬"科目的相关明细科目。丙医院结转"应付工资（离退休费）"、"应付地方（部门）津贴补贴"、"应付其他个人收入"科目的会计分录如下：

借：应付工资（离退休费）（旧）　　　　　65 781

　　应付地方（部门）津贴补贴（旧）　　　51 000

　　应付其他个人收入（旧）　　　　　　　38 590

　　贷：应付职工薪酬（新）　　　　　　　　　155 371

9. "应付社会保障费"、"其他应付款"科目

新制度设置了"应付社会保障费"、"应交税费"、"其他应付款"、"应付福利费"、"科教项目结转（余）"科目。其中，"应付社会保障费"科目的核算范围比原账大，包括了代扣代交的住房公积金等；"其他应付款"科目的核算范围比原账小，不包括代扣代交的住房公积金、应交的各种税费、尚未使用的科研、教学项目资金等，相应内容转由新制度下"应付社会保障费"、"应交税费"、"科教项目结转（余）"科目核算。转账时，应将原账中"应付社会保障费"科目的余额转入新账中"应付社会保障费"科目，同时对原账中"其他应付款"科目的余额进行分析：将其中属于代扣代交的住房公积金等应付社会保障费的余额，转入新账中"应付社会保障费"科目；将其中属于应交税费的余额，转入新账中"应交税费"科目；将其中属于科研、教学项目资金的余额，转入新账中"科教项目结转（余）"科目；将剩余余额，转入新账中"其他应付款"科目。

丙医院原账中"其他应付款"科目贷方余额为 20 175 371 元，其中：代扣代交的住房公积金 53 060 元、应交税费 61 860.88 元、非财政科教项目资金余款 25 077 元。丙医院结转"应付社会保障费"、"其他应付款"科目的会计分录如下：

（1）结转"应付社会保障费"科目余额

借：应付社会保障费（旧）　　　　　　　650 669

　　贷：应付社会保障费（新）　　　　　　　　650 669

（2）结转"其他应付款"科目

借：其他应付款（旧）　　　　　　　　20 175 371

　　贷：其他应付款（新）　　　　　　　20 035 373.12

　　　　应交税费（新）　　　　　　　　　61 860.88

| 科教项目结转（余）（新） | 25 077 |
| 应付社会保障费（新） | 53 060 |

（三）净资产类

1. "事业基金" 科目

新制度设置了"事业基金"科目，但不再在该科目下设置"一般基金"、"投资基金"明细科目，其核算范围也较原账中"事业基金"科目发生变化，不再包括财政补助基本支出结转资金。转账时，应将原账中"事业基金"科目所属"一般基金"、"投资基金"明细科目余额一并转入新账中"事业基金"科目。

丙医院"事业基金"科目贷方余额为 189 633 944 元，其中：一般基金余额 183 578 944 元，投资基金余额 6 055 000 元。丙医院结转"事业基金"科目的会计分录如下：

借：事业基金——一般基金（旧）　　183 578 944

　　　　　　——投资基金（旧）　　　6 055 000

　　贷：事业基金（新）　　　　　　　189 633 944

2. "专用基金" 科目

新制度设置了"专用基金"、"应付福利费"科目。其中，"专用基金"科目的核算内容不同于原制度中的相应科目：原制度"专用基金"科目核算内容包括修购基金、职工福利基金、住房基金、留本基金等，新制度取消了修购基金、增加了医疗风险基金；对于按国家有关规定从成本费用中提取的职工福利费，原制度规定通过"专用基金"科目核算，新制度规定通过"应付福利费"科目核算。转账时，应在新账中"专用基金"科目下按照新制度规定设置明细科目，并按要求转账。

丙医院"专用基金"科目贷方余额为 255 467 336 元，相关明细科目余额如下：

①"专用基金——修购基金"明细科目借方余额 37 263 619 元。

②"专用基金——职工福利基金"明细科目贷方余额 248 094 999 元，其中：从结余中提取的福利基金 246 462 999 元，从成本费用中提取的职工福利费 1 632 000 元。

③"专用基金——科教项目基金"明细科目贷方余额 36 963 217 元，其中：科研经费 23 020 632 元，研究生经费 13 942 585 元。

④"专用基金——住房基金"明细科目贷方余额 7 499 354 元。

⑤"专用基金——其他基金"（无保留依据）明细科目贷方余额 173 385 元。

对于原账上述各项基金，丙医院应将修购基金余额转入新账中"事业基金"科目；将职工福利基金余额分别转入新账中"专用基金"和"应付福利费"科目；将科教基金余额转入新账中"科教项目结转（余）"科目；将住房基金余额转入新账中"专用基金"科目；将其他无保留依据的基金余额转入新账中"事业基金"科目。

丙医院结转"专用基金"科目所属各明细科目的会计分录如下：

（1）结转修购基金

借：事业基金（新）　　　　　　　　　　37 263 619

　　贷：专用基金——修购基金（旧）　　　　37 263 619

（2）结转职工福利基金

借：专用基金——职工福利基金（旧）　248 094 999

　　贷：专用基金——职工福利基金（新）　246 462 999

　　　　应付福利费（新）　　　　　　　　　1 632 000

（3）结转科教项目基金

借：专用基金——科教项目基金——科研经费（旧）

　　　　　　　　　　　　　　　　　　　　23 020 632

——教学经费（旧）

13 942 585

贷：科教项目结转（余）——科研项目结转（余）（新）

23 020 632

——教学项目结转（余）（新）

13 942 585

（4）结转住房基金

借：专用基金——住房基金（旧）　　　7 499 354

　　贷：专用基金——住房基金（新）　　　7 499 354

（5）结转其他无保留依据的基金

借：专用基金——其他基金（旧）　　　173 385

　　贷：事业基金（新）　　　　　　　　173 385

3."固定基金"科目

新制度未设置"固定基金"科目。转账时，应将原账中"固定基金"科目余额扣除转入新账中"固定资产清理"科目余额后的余额转入新账中"事业基金"科目。丙医院 2011 年 12 月 31 日"固定基金"科目贷方余额为 1 235 211 004 元，扣除新旧转账时转入固定资产清理的固定基金 300 000 元，将剩余余额 1 234 911 004 元转入新账中事业基金。丙医院结转"固定基金"科目的会计分录如下：

借：固定基金（旧）　　　　　　　1 234 911 004

　　贷：事业基金（新）　　　　　　　1 234 911 004

4."收支结余"科目

新制度未设置"收支结余"科目，但设置了"本期结余"、"财政补助结转（余）"科目。其中，"本期结余"科目的核算内容较原账中"收支结余"科目的主要区别是不再包括财政专项补助结余。

丙医院自 2012 年 1 月 1 日起执行新制度，应对原账中"收支结余——财政专项补助结余"明细科目的贷方余额进行分析：将属于新制度下财政项目补助结转的余额转入新账中"财政补助结转（余）——财政补助结转（项目支出结转）"明细科目；将属于新制度下财政项目补助结余的余额转入新账中"财政补助结转（余）——财政补助结余"明细科目。

丙医院 2011 年 12 月 31 日"收支结余——财政专项补助结余"科目贷方余额为 11 970 970 元，其中属于新制度下财政项目补助结转的余额为 7 964 500 元，属于新制度下财政项目补助结余的余额为 4 006 470 元。丙医院结转"财政专项补助结余"科目的会计分录如下：

借：收支结余——财政专项补助结余（旧） 11 970 970
　　贷：财政补助结转（余）——财政补助结转（项目支出结转）(新)
　　　　　　　　　　　　　　　　　　　　　7 964 500
　　　　　　　　——财政补助结余（新）
　　　　　　　　　　　　　　　　　　　　　4 006 470

5. "结余分配"科目

丙医院原账中"结余分配"科目无余额，不需进行转账处理。

第四节　部分资产负债表项目的追溯调整

由于新制度在会计确认、计量及核算方法上较旧制度变动较大，为了确保医院将原账科目余额转入新账后能够按照新制度的规定进行会计处理，还需要对部分资产负债表项目进行追溯调整。要求进行追溯调整的事项包括如下几个方面：

一、调整财政补助基本支出结转事项

按照新制度规定，医院尚未使用的财政基本支出补助（即财政补助基本支出结转）不再提取职工福利基金和转入事业基金。医院应当将实行国库管理制度改革后已转入事业基金但尚未使用的财政基本支出补助金额转回至"财政补助结转（余）"科目。在新账中，按照实行国库管理制度改革后已转入事业基金但尚未使用的财政基本支出补助金额，借记"事业基金"科目，贷记"财政补助结转（余）——财政补助结转（基本支出结转）"科目。

【例8-8】承【例8-7】，丙医院从原账转入新账的"事业基金"科目贷方余额中包含实行国库管理制度改革后已转入事业基金但尚未使用的财政基本支出补助500 000元。丙医院调整财政补助基本支出结转的会计分录如下：

借：事业基金（新）   500 000
　　贷：财政补助结转（余）——财政补助结转（基本支出结转）（新）   500 000

二、追溯确认待冲基金

按照新制度规定，医院为购建固定资产、无形资产等所使用的财政补助、科教项目资金应当确认为待冲基金，并在计提资产折旧、摊销等时予以冲减。医院应当将执行新制度前所有在账固定资产（新旧转账时转入"固定资产清理"、"库存物资"科目的固定资产以及图书除外）、无形资产账面余额中由财政补助、科教项目资金形成的金额追溯确认为待冲基金。对于除房屋及建筑物、无形资产以外的确实难以追溯的固定资产，至少应当按照以下范围追溯确认待冲基金：1999年1月1日以后以固定资产入账并且执行新制度前仍在账的资产。

按照上述要求将固定资产、无形资产账面余额中由财政补助、科教项目资金形成的金额追溯确认为待冲基金时，在新账中，借记"事业基金"科目，贷记"待冲基金"科目。

需要注意的是，追溯确认待冲基金时，对于固定资产，应以其在原账中的账面余额（即形成原价）为基础计算确定待冲基金的追溯确认金额；对于无形资产，应以其在原账中的账面余额（即原价减去累计摊销后的摊余价值）为基础计算确定待冲基金的追溯确认金额。

【例8-9】承【例8-7】，丙医院从原账转入新账的固定资产账面余额（不含图书的账面余额）中由财政补助形成的金额为37 545 500元，由非财政科教项目资金形成的金额为4 010 000元。丙医院追溯确认固定资产所对应的待冲基金的会计分录如下：

借：事业基金（新）　　　　　　　　　　41 555 500
　　贷：待冲基金——待冲财政基金（新）　　37 545 500
　　　　　　　　——待冲科教项目基金（新）　4 010 000

【例8-10】承【例8-7】，丙医院2011年12月31日原账中"无形资产"科目账面余额（即摊余价值）中，由财政补助形成的金额为300 000元，由非财政科教项目资金形成的金额为100 000元。丙医院追溯确认无形资产所对应的待冲基金的会计分录如下：

借：事业基金（新）　　　　　　　　　　400 000
　　贷：待冲基金——待冲财政基金（新）　　300 000
　　　　　　　　——待冲科教项目基金（新）　100 000

三、计提固定资产折旧

按照新制度规定，医院应当对除图书外的固定资产计提折旧。

医院应当按照新制度对执行新制度前形成的固定资产（新旧转账时转入"固定资产清理"、"库存物资"科目的固定资产以及图书除外）计提折旧，并将计提的折旧冲减待冲基金和事业基金。在新账中，按照应计提的折旧金额中应冲减待冲基金的部分，借记"待冲基金"科目，按照应计提的折旧金额中的剩余部分，借记"事业基金"科目，按照应计提的折旧金额，贷记"累计折旧"科目。

【例8-11】承【例8-7】，丙医院对转入新账中的固定资产（不包括图书）追溯计提折旧，共计提折旧617 500 000元，其中由财政补助形成的折旧额为11 520 000元，由非财政科教项目资金形成的折旧额为1 233 000元。具体见表8-5。

丙医院追溯计提固定资产折旧的会计分录如下：

借：事业基金（新）　　　　　　　　　　604 747 000

　　待冲基金——待冲财政基金（新）　　 11 520 000

　　　　　　——待冲科教项目基金（新）　 1 233 000

　　贷：累计折旧（新）　　　　　　　　617 500 000

四、补记长期债权投资利息

按照新制度规定，医院应当按期计算确认长期债权投资应计利息并确认利息收入。医院应当按照新制度补记长期债权投资应计利息并增加事业基金。按照应补记的利息金额，在新账中，借记"其他应收款"科目［分期付息的长期债权投资］，或者借记"长期投资——债权投资（应收利息）"科目［到期一次还本付息的长期债权投资］，贷记"事业基金"科目。

表 8-5

丙医院固定资产折旧计提汇总表

2012 年 1 月 1 日

单位：元

项　目	合计	财政资金形成部分	科教项目资金形成部分	其他资金形成部分			
				小计	医疗活动用	辅助活动用	行政及后勤管理部门用
资　产　原　价							
合计	1 229 911 004	37 545 500	4 010 000	1 188 355 504	710 893 302	358 096 652	119 365 550
一、房屋建筑物	967 659 517	37 055 500	4 000 000	967 659 517	580 595 710	290 297 856	96 765 952
二、专用设备	205 508 500	490 000	10 000	164 453 000	98 671 800	49 335 900	16 445 300
三、一般设备	47 865 700			47 365 700	28 419 420	14 209 710	4 736 570
四、其他固定资产	8 877 287			8 877 287	3 206 372	4 253 186	1 417 729
折　旧　额							
合计	617 500 000	11 520 000	1 233 000	604 747 000	362 848 200	181 424 100	60 474 700
一、房屋建筑物	483 747 109	11 369 654	1 229 925	483 747 109	290 248 265	145 124 133	48 374 711
二、专用设备	102 736 697	150 346	3 075	90 137 117	54 082 270	27 041 135	9 013 712
三、一般设备	23 928 762			23 775 341	14 265 205	7 132 602	2 377 534
四、其他固定资产	7 087 433			7 087 433	4 252 460	2 126 230	708 743

审核：　　　　　　　　　　　　　　　　制表：

【例8-12】承【例8-7】，丙医院转入新账的长期债权投资为2010年1月1日购入的同日发行的国债200 000元，期限3年，利率5%，到期一次还本付息。丙医院应补记的长期债权投资利息 = 200 000×5%×2=20 000（元）。丙医院补记长期债权投资利息的会计分录如下：

借：长期投资——债权投资（应计利息）（新）　20 000

　　贷：事业基金（新）　　　　　　　　　　　　　　20 000

五、调整坏账准备

与原制度相比较，新制度下坏账准备的计量发生变化：一是原制度规定坏账准备按照年末应收在院病人医药费和应收医疗款余额的一定比例计提；新制度规定坏账准备的提取范围为应收医疗款和其他应收款；二是医院执行新制度可能调整坏账准备的计提比例和方法。医院应当按照新制度重新计算坏账准备的计量金额，按照重新计算的金额与原账中"坏账准备"科目余额的差额，在新账中，借记或贷记"坏账准备"科目，贷记或借记"事业基金"科目。

【例8-13】承【例8-7】，2011年12月31日，丙医院"坏账准备"科目贷方余额8 685 021元。根据新的医院会计及财务制度规定，假定按应收款项余额百分比法计提坏账准备，计提比例为4%。

按新制度应计提的坏账准备 =（应收医疗款 + 其他应收款）×4%

　　　　　　　　　　　　 =（135 951 044 + 48 834 530）×4%

　　　　　　　　　　　　 = 7 391 422.96（元）

应冲减的坏账准备 = 原账中"坏账准备"科目余额

　　　　　　　　 - 重新计算的坏账准备金额

　　　　　　　　 = 8 685 021 - 7 391 422.96

$$= 1\ 293\ 598.04\ （元）$$

丙医院追溯调整坏账准备的会计分录如下：

借：坏账准备（新）　　　　　　　　　　1 293 598.04

　　贷：事业基金（新）　　　　　　　　　1 293 598.04

第五节　基建账数据并入医院新账

医院应当按照新制度的要求，在按国家有关规定单独核算基本建设投资的同时，将基建账（即按照《国有建设单位会计制度》单独核算基本建设投资的账套）相关数据并入医院会计"大账"。为方便并账，医院应当在新账中"在建工程"科目下设置"基建工程"明细科目，核算由基建账套并入的在建工程支出。

将2011年6月30日或2011年12月31日原基建账套中相关科目余额并入新账时：按照基建账中"建筑安装工程投资"、"设备投资"、"待摊投资"、"预付工程款"等科目余额合计，增记新账中"在建工程——基建工程"科目；按照基建账中"交付使用资产"等科目余额，增记新账中"固定资产"等科目；按照基建账中"基建投资借款"科目余额，增记新账中"长期借款"科目；按照基建账中"基建拨款"科目余额，增记新账中"待冲基金"等科目；按照基建账中其他科目余额，分析调整新账中相应科目。基建账科目与"大账"科目的主要对应关系如下：

1. 基建账"交付使用资产"科目→医院大账"固定资产"科目。

2. 基建账"建筑安装工程投资"、"设备投资"、"待摊投资"、"待核销基建支出"、"转出投资"、"预付工程款"、"预付备料款"等科目→医院大账"在建工程——基建工程"科目。

3. 基建账"银行存款"、"财政应返还额度"、"零余额账户用款额度"、"现金"等科目→医院大账"银行存款"、"财政应返还额度"、"零余额账户用款额度"、"库存现金"等科目。

4. 基建账"其他应收款"科目→医院大账"其他应收款"科目。

5. 基建账"基建拨款"科目（财政拨款）→医院大账"待冲基金"科目。

6. 基建账"基建拨款"科目（单位自筹）→医院大账"其他应收款"科目（若医院将自筹资金结转基建账户时在大账中记入"在建工程"科目，则对应医院大账"在建工程"科目）。

7. 基建账"基建投资借款"科目→医院大账"长期借款"科目。

8. 基建账"应付器材款"、"应付工程款"科目→医院大账"应付账款"科目。

9. 基建账"其他应付款"科目→医院大账"其他应付款"科目。

【例8-14】承【例8-7】，2011年12月31日，丙医院基建账资金平衡表如表8-6。

表8-6　　　　　　　　　资金平衡表

编制单位：丙医院　　　　　　　2011年12月31日　　　　　　　单位：元

资金占用	余额	资金来源	余额
一、基本建设支出类合计	2 472 544.64	一、基本建设拨款合计	5 575 523.98
（一）交付使用资产	500 000.00	（一）以前年度拨款	575 523.98
1. 固定资产	500 000.00	1. 中央财政性资金拨款	275 523.98
2. 流动资产	0.00	其中：以前年度部门自筹	0.00
3. 无形资产	0.00	2. 地方财政性资金拨款	100 000.00
4. 递延资产	0.00	其中：以前年度部门自筹	0.00
（二）待核销基建支出	252 000.00	3. 其他拨款	200 000.00

资金占用	余额	资金来源	余额
（三）转出投资	338 000.00	（二）本年拨款	5 000 000.00
（四）在建工程	1 382 544.64	1. 中央财政性资金拨款	3 000 000.00
1. 建筑安装工程投资	410 000.00	其中：中央预算内基建拨款	0.00
2. 设备投资	650 000.00	国债专项资金拨款	0.00
3. 待摊投资	322 544.64	中央财政专项资金	3 000 000.00
4. 其他投资	0.00	中央政府性基金	0.00
二、应收生产单位投资借款	0.00	其他资金（中央部门自筹）	0.00
三、器材	0.00	2. 地方财政性资金拨款	1 000 000.00
其中：待处理器材损失	0.00	其中：省级拨款	1 000 000.00
四、货币资金合计	4 987 101.33	地市级拨款	0.00
其中：银行存款	4 087 101.33	县市级拨款	0.00
财政应返还额度	900 000.00	其他资金（地方部门自筹）	0.00
其中：直接支付	0.00	3. 其他拨款	1 000 000.00
授权支付	900 000.00	（三）预收下年度财政性资金拨款	0.00
现金	0.00	其中：部门自筹	0.00
五、有价证券	0.00	（四）本年交回结余资金（均以"－"号表示）	0.00
六、预付及应收款合计	435 790.12	1. 交中央财政	0.00
1. 预付备料款	0.00	2. 交地方财政	0.00
2. 预付工程款	235 000.00	3. 交主管部门及其他	0.00
3. 预付设备款	0.00	二、项目资本	0.00
4. 应收有偿调出器材及工程款	0.00	三、项目资本公积	0.00
5. 应收票据	0.00	四、基建借款合计	1 000 000.00
6. 其他应收款	200 790.12	其中：企业债券资金	0.00
七、固定资产合计		五、应付款合计	1 319 912.11
固定资产原价	0.00	（一）应付器材款	0.00
减：累计折旧	0.00	（二）应付工程款	1 000 000.00
固定资产净值	0.00	（三）应付有偿调入器材及工程款	0.00
固定资产清理	0.00	（四）应付票据	0.00

资金占用	余额	资金来源	余额
待处理固定资产损失	0.00	（五）应付工资及福利费	0.00
		（六）其他应付款	319 912.11
		六、未交款合计	0.00
		（一）未交税金	0.00
		（二）未交基建收入	0.00
		（三）其他未交款	0.00
		七、留成收入	0.00
资金占用总计	7 895 436.09	资金来源总计	7 895 436.09

丙医院应在新旧制度衔接时，将上述资金平衡表中的数据（或将其基建账中相关科目 2011 年 12 月 31 日的余额）并入新账（指会计"大账"）。基本原则是：将基建账中资金占用类科目余额并入新账资产类科目；将基建账中资金来源类科目余额并入新账负债和净资产类科目；对于医院"大账"资金户和基建账户之间发生的资金往来应当进行抵销处理。

假定丙医院将自筹资金结转基建账户时在大账中记入"其他应收款"科目，则丙医院将 2011 年 12 月 31 日基建账数据并入新账的会计分录如下：

借：固定资产（新）   500 000

  在建工程——基建工程（待核销基建支出）（新）

              252 000

    ——基建工程（转出投资）（新） 338 000

    ——基建工程（建筑安装工程投资）（新）

              410 000

    ——基建工程（设备投资）（新） 650 000

    ——基建工程（待摊投资）（新）

              322 544.64

  银行存款（新）   4 087 101.33

  财政应返还额度（新）   900 000

在建工程——基建工程（预付工程款）（新）235 000

其他应收款（新）　　　　　　　　　　200 790.12

贷：待冲基金（新）　　　　　　　　　275 523.98

待冲基金（新）　　　　　　　　　　100 000

其他应收款（新）　　　　　　　　　200 000

待冲基金（新）　　　　　　　　　3 000 000

待冲基金（新）　　　　　　　　　1 000 000

其他应收款（新）　　　　　　　　1 000 000

长期借款（新）　　　　　　　　　1 000 000

应付账款（新）　　　　　　　　　1 000 000

其他应付款（新）　　　　　　　　319 912.11

第六节　编制新账科目期初余额表

医院应当根据原账科目余额转入新账的金额并经追溯调整、基建并账后的金额作为新账各会计科目的期初余额，并据此编制新账各会计科目期初余额表。医院可以通过集中编制 T 字账户等方法，说明新账科目期初余额的计算过程以及新账科目余额与原账科目余额的对照关系，并作为编制新账科目期初余额表的依据。

【例 8 – 15】根据【例 8 – 7】至【例 8 – 14】的资料，编制丙医院新账各会计科目期初余额 T 字账户如下：

1. 资产类会计科目

库存现金

借　方		贷　方	
原会计科目余额转入：	75		
新会计科目余额：	75		

银行存款

借　　　方		贷　　　方
原会计科目余额转入：	530 152 622	
基建并账转入：	4 087 101.33	
新会计科目余额：	534 239 723.33	

零余额账户用款额度

借　　　方		贷　　　方
原会计科目余额转入：	0	
新会计科目余额：	0	

其他货币资金

借　　　方		贷　　　方
原会计科目余额转入：	600 000	
新会计科目余额：	600 000	

短期投资

借　　　方		贷　　　方
原"对外投资"科目余额转入：	1 000 000	
新会计科目余额：	1 000 000	

财政应返还额度

借　　　方		贷　　　方
原会计科目余额转入：	9 328 100	
基建并账转入：	900 000	
新会计科目余额：	10 228 100	

应收在院病人医疗款

借　　　方		贷　　　方
原会计科目余额转入：	33 749 381	
新会计科目余额：	33 749 381	

应收医疗款

借　　方		贷　　方	
原会计科目余额转入：	135 951 044		
新会计科目余额：	135 951 044		

其他应收款

借　　方		贷　　方	
原会计科目余额转入：	10 134 275		
基建并账转入：	200 790.12	基建并账转出：	1 000 000
		基建并账转出：	200 000
新会计科目余额：	9 135 065.12		

坏账准备

借　　方		贷　　方	
		原会计科目余额转入：	8 685 021
追溯调整坏账准备转出：	1 293 598.04		
		新会计科目余额：	7 391 422.96

预付账款

借　　方		贷　　方	
原"其他应收款"科目转入：	38 700 255		
原"应付账款"科目转入：	900 000		
新会计科目余额：	39 600 255		

库存物资

借　　方		贷　　方	
原会计科目余额转入：	2 404 102	已领用的转入库存物资的固定资产成本摊销：	4 500 000
原"药品"科目转入：	24 176 954		
原"药品"科目转入：	813 851		
原"药品"科目转入：	2 674 845		
原"药品"科目转入：	58 456		
原"药品"科目转入：	9 344 305		
原"药品进销差价"科目转入：	−3 650 720		
原"药品进销差价"科目转入：	−203 463		
原"药品进销差价"科目转入：	−403 902		
原"药品进销差价"科目转入：	−14 614		
原"药品进销差价"科目转入：	−1 410 139		
原"固定资产"科目转入：	5 000 000		
新会计科目余额：	34 289 675		

在加工物资

借　方		贷　方
原会计科目余额转入：	127 265	
新会计科目余额：	127 265	

待摊费用

借　方		贷　方
原会计科目余额转入：	651 821	
新会计科目余额：	651 821	

长期投资——股权投资

借　方		贷　方
原"对外投资"科目转入：	5 335 000	
新会计科目余额：	5 335 000	

长期投资——债权投资

借　方		贷　方
原"对外投资"科目转入：	2 000 000	
追溯调整长期债权应计利息转入：	20 000	
新会计科目余额：	2 020 000	

固定资产

借　方		贷　方
原会计科目余额转入：	1 229 911 004	
基建并账转入：	500 000	
新会计科目余额：	1 230 411 004	

累计折旧

借　方	贷　方	
	追溯确认累计折旧转入：	617 500 000
	新会计科目余额：	617 500 000

在建工程

借　　方		贷　　方
原会计科目余额转入：	10 000	
基建并账转入：	252 000	
基建并账转入：	338 000	
基建并账转入：	410 000	
基建并账转入：	650 000	
基建并账转入：	322 544.64	
基建并账转入：	235 000	
新会计科目余额：	2 217 544.64	

固定资产清理

借　　方		贷　　方	
原转入清理的"固定资产"科目余额：		原转入清理的"固定基金"科目余额：	
	300 000		300 000
新会计科目余额：	0		

无形资产

借　　方		贷　　方
原会计科目余额调整转入：	2 000 000	
新会计科目余额：	2 000 000	

累计摊销

借　　方	贷　　方	
	原"无形资产"科目余额调整转入：	359 284
	新会计科目余额：	359 284

待处理财产损溢

借　　方		贷　　方
原会计科目余额转入：	0	
新会计科目余额：	0	

2. 负债类会计科目

短期借款

借　　方	贷　　方	
	原会计科目余额转入：	2 254 001
	新会计科目余额：	2 254 001

应缴款项

借　　方	贷　　方	
	原"应缴超收款"科目余额转入：	5 000 000
	新会计科目余额：	5 000 000

应付票据

借　　方	贷　　方	
	原"应付账款"科目转入：	300 000
	新会计科目余额：	300 000

应付账款

借　　方	贷　　方	
	原会计科目转入：	265 537 360
	基建并账转入：	1 000 000
	新会计科目余额：	266 537 360

预收医疗款

借　　方	贷　　方	
	原会计科目余额转入：	40 530 821
	新会计科目余额：	40 530 821

应付职工薪酬

借　　方	贷　　方	
	原"应付工资（离退休费）"科目余额转入：	65 781
	原"应付地方（部门）津贴补贴"科目余额转入：	51 000
	原"应付其他个人收入"科目余额转入：	38 590
	新会计科目余额：	155 371

应付福利费

借　　方	贷　　方
	原"专用基金 – 职工福利基金"中从成本费用中提取的职工福利费转入： 1 632 000
	新会计科目余额： 1 632 000

应付社会保障费

借　　方	贷　　方
	原会计科目余额转入： 650 669 原"其他应付款"科目转入： 53 060
	新会计科目余额： 703 729

应交税费

借　　方	贷　　方
	原"其他应付款"科目转入： 61 860.88
	新会计科目余额： 61 860.88

其他应付款

借　　方	贷　　方
	原会计科目余额转入： 20 035 373.12 基建并账转入： 319 912.11
	新会计科目余额： 20 355 285.23

预提费用

借　　方	贷　　方
	原会计科目余额转入： 9 365
	新会计科目余额： 9 365

长期借款

借　　方	贷　　方
	原会计科目余额转入： 1 300 000 基建并账转入： 1 000 000
	新会计科目余额： 2 300 000

长期应付款

借　　方	贷　　方
	原会计科目余额转入：　　2 500 000
	新会计科目余额：　　2 500 000

3. 净资产类会计科目

事业基金

借　　方	贷　　方
已领用的转入库存物资的固定资产成本摊销：　　4 500 000	原会计科目余额转入：　　189 633 944
结转原"专用基金——修购基金"科目借方余额：　　37 263 619	原"专用基金——其他基金"科目转入：　　173 385
追溯调整财政补助基本支出结转转出：　　500 000	原"固定基金"科目转入：　1 234 911 004
	补记长期债权投资利息转入：　　20 000
追溯确认"待冲基金"转出：　41 955 500	追溯调整"坏账准备"转入：　1 293 598.04
追溯确认"累计折旧"转出：　604 747 000	
冲销"开办费"转出：　　100 000	
	新会计科目余额：　　736 965 812.04

专用基金

借　　方	贷　　方
	原"专用基金——职工福利基金"科目余额转入：　　246 462 999
	原"专用基金——住房基金"科目余额转入：　　7 499 354
	新会计科目余额：　　253 962 353

待冲基金——待冲财政基金

借　　方	贷　　方
追溯计提"累计折旧"转出：　11 520 000	追溯确认固定资产待冲基金转入：37 545 500
	追溯确认无形资产待冲基金转入：　300 000
	基建并账转入：　　4 375 523.98
	新会计科目余额：　　30 701 023.98

待冲基金——待冲科教项目基金

借　方		贷　方	
追溯计提"累计折旧"转出：　1 233 000		追溯确认固定资产待冲基金转入：4 010 000	
		追溯确认无形资产待冲基金转入：　 100 000	
		新会计科目余额：　2 877 000	

财政补助结转（余）

借　方		贷　方	
		原会计科目余额转入：　 11 970 970	
		追溯调整财政补助基本支出结转转入：500 000	
		新会计科目余额：　 12 470 970	

科教项目结转（余）

借　方		贷　方	
		原"其他应付款"科目转入：　 25 077	
		原"专用基金——科教项目基金"科目转入：　 36 963 217	
		新会计科目余额：　 36 988 294	

本期结余

借　方		贷　方	
		原会计科目余额转入：　 0	
		新会计科目余额：　 0	

结余分配

借　方		贷　方	
		原会计科目余额转入：　 0	
		新会计科目余额：　 0	

　　根据上述 T 字账户，编制丙医院新账各会计科目期初余额表如表
8－7。

表 8-7

新账会计科目期初余额表

单位：元

序号	编号	名称	期初余额	序号	编号	名称	期初余额
一、资产类				二、负债类			
1	1001	库存现金	75.00	24	2001	短期借款	2 254 001.00
2	1002	银行存款	534 239 723.33	25	2101	应缴款项	5 000 000.00
3	1003	零余额账户用款额度	0.00	26	2201	应付票据	300 000.00
4	1004	其他货币资金	600 000.00	27	2202	预收账款	266 537 360.00
5	1101	短期投资	1 000 000.00	28	2203	预收医疗款	40 530 821.00
6	1201	财政应返还额度	10 228 100.00	29	2204	应付职工薪酬	155 371.00
7	1211	应收在院病人医疗款	33 749 381.00	30	2205	应付福利费	1 632 000.00
8	1212	应收医疗款	135 951 044.00	31	2206	应付社会保障费	703 729.00
9	1215	其他应收款	9 135 065.12	32	2207	应交税费	61 860.88
10	1221	坏账准备	(7 391 422.96)	33	2209	其他应付款	20 355 285.23
11	1231	预付账款	39 600 255.00	34	2301	预提费用	9 365.00
12	1301	库存物资	34 289 675.00	35	2401	长期借款	2 300 000.00
13	1302	在加工物资	127 265.00	36	2402	长期应付款	2 500 000.00
14	1401	待摊费用	651 821.00			负债合计	342 339 793.11

序号	编号	名　　称	期初余额	序号	编号	名　　称	期初余额
15	1501	长期投资	7 355 000.00	三、净资产类			
	150101	股权投资	5 335 000.00	37	3001	事业基金	736 965 812.04
	150102	债权投资	2 020 000.00	38	3101	专用基金	253 962 353.00
16	1601	固定资产	1 230 411 004.00	39	3201	待冲基金	33 578 023.98
17	1602	累计折旧	(617 500 000.00)		320101	待冲财政基金	30 701 023.98
18	1611	在建工程	2 217 544.64		320102	待冲科教项目基金	2 877 000.00
19	1621	固定资产清理	0.00	40	3301	财政补助结转（余）	12 470 970.00
20	1701	无形资产	2 000 000.00	41	3302	科教项目结转（余）	36 988 294.00
21	1702	累计摊销	(359 284.00)	42	3401	本期结余	0.00
22	1801	长期待摊费用	0.00	43	3501	结余分配	0.00
23	1901	待处理财产损溢	0.00			净资产合计	1 073 965 453.02
		资产合计	1 416 305 246.13			负债和净资产合计	1 416 305 246.13

第七节　编制执行新制度的期初资产负债表

医院应当根据新账各会计科目期初余额，按照新制度编制 2011 年 7 月 1 日或 2012 年 1 月 1 日期初资产负债表。

【例 8 - 16】根据【例 8 - 15】丙医院新账各会计科目期初余额表，编制丙医院 2012 年 1 月 1 日期初资产负债表如表 8 - 8：

表 8 - 8 　　　　　　　　　　　　　资产负债表

编制单位：丙医院 　　　　　　　　2012 年 1 月 1 日 　　　　　　　　会医 01 表　　单位：元

资　　　产	期末余额	年初余额	负债和净资产	期末余额	年初余额
流动资产：			流动负债：		
货币资金		534 839 798.33	短期借款		2 254 001
短期投资		1 000 000	应缴款项		5 000 000
财政应返还额度		10 228 100	应付票据		300 000
应收在院病人医疗款		33 749 381	应付账款		266 537 360
应收医疗款		135 951 044	预收医疗款		40 530 821
其他应收款		9 135 065.12	应付职工薪酬		155 371
减：坏账准备		7 391 422.96	应付福利费		1 632 000
预付账款		39 600 255	应付社会保障费		703 729
存货		34 416 940	应交税费		61 860.88
待摊费用		651 821	其他应付款		20 355 285.23
一年内到期的长期债权投资		0	预提费用		9 365
流动资产合计		792 180 981.49	一年内到期的长期负债		0
非流动资产：			流动负债合计		337 539 793.11
长期投资		7 355 000	非流动负债：		
固定资产		612 911 004	长期借款		2 300 000
固定资产原价		1 230 411 004	长期应付款		2 500 000
减：累计折旧		617 500 000	非流动负债合计		4 800 000
在建工程		2 217 544.64	负债合计		342 339 793.11
固定资产清理		0	净资产：		

资　产	期末余额	年初余额	负债和净资产	期末余额	年初余额
无形资产		1 640 716	事业基金		736 965 812.04
无形资产原价		2 000 000	专用基金		253 962 353
减：累计摊销		359 284	待冲基金		33 578 023.98
长期待摊费用		0	财政补助结转（余）		12 470 970
待处理财产损溢		0	科教项目结转（余）		36 988 294
非流动资产合计		624 124 264.64	本期结余		0
			未弥补亏损		0
			净资产合计		1 073 965 453.02
资产总计		1 416 305 246.13	负债和净资产总计		1 416 305 246.13

第八节　执行新制度后会计报表新旧衔接要求

一、自 2011 年 7 月 1 日起执行新制度的医院对 2011 年度会计报表的编制

（一）2011 年 7 ~ 12 月会计报表

1. 医院在编制 2011 年 7 ~ 12 月的月末资产负债表时，不要求填列"年初余额"栏，如表 8 - 9。

表 8 - 9　　　　　　　　　　资产负债表

会医 01 表

编制单位：某医院　　　　　2011 年 8 月 31 日　　　　　单位：元

资产	期末余额	年初余额	负债和净资产	期末余额	年初余额
流动资产：			流动负债：		
货币资金		×	短期借款		×
短期投资		×	应缴款项		×
财政应返还额度		×	应付票据		×
应收在院病人医疗款		×	应付账款		×
应收医疗款		×	预收医疗款		×

资产	期末余额	年初余额	负债和净资产	期末余额	年初余额
其他应收款		×	应付职工薪酬		×
减：坏账准备		×	应付福利费		×
预付账款		×	应付社会保障费		×
存货		×	应交税费		×
待摊费用		×	其他应付款		×
一年内到期的长期债权投资		×	预提费用		×
流动资产合计		×	一年内到期的长期负债		×
非流动资产：			流动负债合计		×
长期投资		×	非流动负债：		
固定资产		×	长期借款		×
固定资产原价		×	长期应付款		×
减：累计折旧		×	非流动负债合计		×
在建工程		×	负债合计		×
固定资产清理		×	净资产：		
无形资产		×	事业基金		×
无形资产原价		×	专用基金		×
减：累计摊销		×	待冲基金		×
长期待摊费用		×	财政补助结转（余）		×
待处理财产损溢		×	科教项目结转（余）		×
非流动资产合计		×	本期结余		×
			未弥补亏损		×
			净资产合计		×
资产总计		×	负债和净资产总计		×

2. 医院在编制 2011 年 7～12 月份的月度收入费用总表、医疗收入费用明细表时，应在表中"本月数"栏之前增加"1～6 月"栏，该栏数据根据 2011 年 1～6 月份原账中收支数据按新制度收支分类口径进行调整后的数据填列（不改变原账中收支计量口径）。表中"本月数"栏按新制度规定的填列口径填列 7～12 月各月份的数据。表中"本年累计数"栏按照表中"1～6 月"栏数据加上 7～12 月按新制度

口径计算的数据填列。表 8 – 10 以收入费用总表为例提供了相关表样。

表 8 –10 　　　　　　　　　　　收入费用总表

会医 02 表

编制单位：某医院　　　　　　　2011 年 8 月　　　　　　　　　单位：元

项　　目	1～6 月	本月数	本年累计数（1～8 月）
一、医疗收入			
加：财政基本补助收入			
减：医疗业务成本			
减：管理费用			
二、医疗结余			
加：其他收入			
减：其他支出			
三、本期结余			
减：财政基本补助结转			
四、结转入结余分配			
加：年初未弥补亏损			
加：事业基金弥补亏损			
减：提取职工福利基金			
转入事业基金			
年末未弥补亏损			
五、本期财政项目补助结转（余）：			
财政项目补助收入			
减：财政项目补助支出			
六、本期科教项目结转（余）：			
科教项目收入			
减：科教项目支出			

（二）2011 年度会计报表

医院应编制的 2011 年度会计报表包括资产负债表、收入费用总表和医疗收入费用明细表，不要求编制该年度现金流量表和财政补助收支情况表。

在编制2011年年末资产负债表时，不要求填列"年初余额"栏。

在编制2011年度收入费用总表和医疗收入费用明细表时，不要求填列上年比较数，但应在"本年累计数"栏之前增加"1～6月"栏，该栏数据的填列方法同上述2011年7～12月份报表的编制。表8－11以收入费用总表为例提供了相关表样。

表8－11　　　　　　　　　　　收入费用总表

会医02表

编制单位：某医院　　　　　2011年　　　　　单位：元

项　　　目	上年数	1～6月	本年累计数（1～12月）
一、医疗收入	×		
加：财政基本补助收入	×		
减：医疗业务成本	×		
减：管理费用	×		
二、医疗结余	×		
加：其他收入	×		
减：其他支出	×		
三、本期结余	×		
减：财政基本补助结转	×		
四、结转入结余分配	×		
加：年初未弥补亏损	×		
加：事业基金弥补亏损	×		
减：提取职工福利基金	×		
转入事业基金	×		
年末未弥补亏损	×		
五、本期财政项目补助结转（余）：	×		
财政项目补助收入	×		
减：财政项目补助支出	×		
六、本期科教项目结转（余）：	×		
科教项目收入	×		
减：科教项目支出	×		

二、所有医院 2012 年度会计报表的编制

医院应当按照新制度规定编制 2012 年的月度、季度、年度会计报表。在编制 2012 年度收入费用总表、医疗收入费用明细表、财政补助收支情况表时，不要求填列上年比较数。